12-47

3980

ELISABETH BROOKE

Von Salbei, Klee und Löwenzahn

ELISABETH BROOKE

Von Salbei, Klee und Löwenzahn

Praktisches Kräuterwissen für Frauen

Deutsch von Giovanni Bandini
und Ditte König

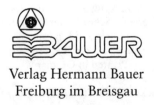

Verlag Hermann Bauer
Freiburg im Breisgau

Die Deutsche Bibliothek – CIP-Einheitsaufnahme

Brooke, Elisabeth:
Von Salbei, Klee und Löwenzahn : praktisches Kräuterwissen für Frauen / Elisabeth Brooke.
Dt. von Giovanni Bandini und Ditte König. –
2. Aufl. – Freiburg im Breisgau : Bauer, 1996
 Einheitssacht.: A woman's book of herbs ⟨dt.⟩
ISBN 3-7626-0508-4

Die englische Originalausgabe erschien 1992 bei
The Women's Press, Ltd., London, unter dem Titel
A Woman's Book of Herbs
© 1992 by Elisabeth Brooke

Mit 38 Zeichnungen

2. Auflage 1996
ISBN 3-7626-0508-4
© für die deutsche Ausgabe 1996 by
Verlag Hermann Bauer KG, Freiburg im Breisgau
Alle Rechte der deutschen Ausgabe vorbehalten
Umschlag: Jung Systemhaus, Lahnau
Satz: Fotosetzerei G. Scheydecker, Freiburg im Breisgau
Druck und Bindung:
Freiburger Graphische Betriebe, Freiburg im Breisgau
Printed in Germany

Gedruckt auf chlorfrei gebleichtem Papier

Für meine Mutter

Hinweis

Die in diesem Buch beschriebenen Rezepte und Methoden sind mit Sorgfalt zusammengestellt und lange erprobt. Dennoch übernehmen weder die Autorin noch der Verlag dafür eine Verantwortung. Bei länger andauernden Erkrankungen ist in jedem Fall das Hinzuziehen eines Facharztes oder Heilpraktikers ratsam.

Inhalt

DANKSAGUNG 11

ERSTER TEIL
Einführung 15

ZWEITER TEIL
Das Herbarium 35
1. Sonnenkräuter 43
   Kamille 45 · Ringelblume 49 · Rosmarin 57 · Tausendgüldenkraut 61 · Wacholder 65
2. Mondkräuter 71
   Klettenlabkraut 73 · Vogelmiere 77
3. Merkurkräuter 81
   Echter Alant 83 · Baldrian 89 · Fenchel 95 · Lavendel 99 · Süßholz 105
4. Venuskräuter 111
   Echter Beifuß 113 · Eisenkraut 121 · Frauenmantel 129 · Huflattich 135 · Poleiminze 141 · Schlüsselblume 145 · Schwarzer Holunder 151 · Thymian 159
5. Marskräuter 165
   Bärentraube 167 · Große Brennessel 175 · Hopfen 181 · Ingwer 187 · Mönchspfeffer 191 · Weißdorn 197 · Wermut 203
6. Jupiterkräuter 207
   Linde 209 · Löwenzahn 213 · Mädesüß 219 · Melisse 225 · Rotklee 231 · Salbei 237 · Ysop 245
7. Saturnkräuter 251
   Ackerschachtelhalm 253 · Beinwell 257 · Hirtentäschel 263 · Königskerze 267

DRITTER TEIL
Praktische Informationen 271
   Schluß 289
   Glossar 291
   Bezugsquellen für Heilkräuter 293
   Bibliographie 295
   Register 299

Danksagung

Die Arbeit an diesem Buch hat mir deutlich gezeigt, wie wenig ich ohne die Hilfe und den Zuspruch von Freunden und Kollegen beiderlei Geschlechts hätte erreichen können. Die Idee kam von einer Pflanze: danke dir, Lobelie! Fiona Friedenberg sagte, wenn *ich* das Buch nicht schriebe, würde sie es tun. Ich habe es geschrieben, Fiona! Susan Marionchild lehrte mich übersinnliche Techniken, die mich zu meiner esoterischen Arbeit mit Pflanzen führten. Allen Frauen, die an meinen esoterischen Kräuter-Workshops teilgenommmen und mir geholfen haben, meine Theorien zu entwickeln und praktisch zu erproben, sowie meinen Klientinnen, die die Heilmittel ausprobiert und mich so viel gelehrt haben, meinen innigen Dank.

Mein ganz besonderer Dank gilt aber auch den wundervollen, inspirierten Frauen in meinem Leben – für ihren Tee, ihre warmen Mahlzeiten und ihre Liebe. Euch allen von ganzem Herzen danke!

Die Verfasserin bedankt sich für die Erlaubnis, aus folgenden Werken zu zitieren:

Starhawk: *Der Hexenkult als Ur-Religion der Großen Göttin. Magische Übungen, Rituale und Anrufungen.* Aus dem Amerikanischen von Ulla Schuler. Verlag Hermann Bauer, Freiburg 1988.

Marian Woodman: *The Owl Was A Baker's Daughter: Obesity, Anorexia Nervosa and the Repressed Feminine.* Inner City Books, Toronto 1980.

BAUM-KALENDER

(Aus *The White Goddess* von Robert Graves, S. 168–214)

Der Baum-Kalender galt als ein Überrest der Druidenreligion und wurde jahrhundertelang mündlich überliefert. Er wurde auch zu Weissagungszwecken verwendet. Die dreizehn Konsonanten (und ebenso die fünf Vokale) des altirischen Alphabets wurden nach jeweils einem Baum oder einem Strauch benannt, dessen (keltischer) Name mit dem betreffenden Buchstaben anfängt.

Die Aussagen in der rechten Spalte stammen aus dem *Lied von Amergin*, das von dem Oberbarden der milesischen Invasoren gesungen worden sein soll, als er – der Sage nach im Jahre 1268 v. Chr. – den Fuß erstmals auf irischen Boden setzte (siehe *The White Goddess*, S. 215–217).

Zeitraum	Baum	Buchst.	Name	Spruch
24. Dez. – 20. Jan.	*Birke*	B	Beth	Ich bin ein Hirsch mit sieben Enden
21. Jan. – 17. Feb.	*Eberesche*	L	Luis	Ich bin eine weite Flut auf einer Ebene
18. Feb. – 17. März	*Esche*	N	Nion	Ich bin ein Wind über den tiefen Wassern
18. März – 14. April	*Erle*	F	Fearn	Ich bin eine funkelnde Träne der Sonne
15. April – 12. Mai	*Weide*	S	Saille	Ich bin ein Falke auf einer Klippe
13. Mai – 9. Juni	*Weißdorn*	H	Uath	Ich bin schön unter den Blumen
10. Juni – 7. Juli	*Eiche*	D	Duir	Ich bin ein Gott, der den Kopf mit Rauch entflammt
8. Juli – 4. Aug.	*Stechpalme*	T	Tinne	Ich bin ein kämpfender Speer
5. Aug. – 1. Sep.	*Haselstrauch*	C	Coll	Ich bin ein Lachs in einem Gumpen
2. Sep. – 29. Sep.	*Weinrebe*	M	Muin	Ich bin ein Hügel von Dichtung
30. Sep. – 27. Okt.	*Efeu*	G	Gort	Ich bin ein wilder Eber

28. Okt. – 24. Nov.	*Schilf*	Ng Ngetal	Ich bin ein bedrohliches Geräusch
25. Nov. – 22. Dez.	*Holunder*	R Ruis	Ich bin eine Welle des Meeres

Die dreizehn Konsonanten entsprechen der Anzahl von Vollmonden in einem Jahr. Die Zahl Dreizehn ist den Hexen heilig.

Erster Teil

Einführung

Einführung

Dieses Buch ist als eine Lobpreisung der Heilpflanzen und der weiblichen Heiler gedacht. Ich hoffe, daß es sowohl poetisch als auch praktisch ausgefallen ist. Es kann als eine Geschichte des europäischen Pflanzenlebens und als das im Laufe der Jahrhunderte angesammelte kollektive Gedächtnis der Europäer gelesen werden. Ebenso kann es aber auch als eine mystische Reise mitgefühlt und erlebt werden.

Das Buch kann praktizierenden Hexen und Zauberern planetarische oder Wicca-Entsprechungen liefern, und es kann allgemein als praktisches Handbuch für die Verwendung von Kräutern zur Heilung von Psyche, Körper und Geist dienen. Das Pflanzenreich ist ein absolut entscheidender Faktor unseres Überlebens auf diesem Planeten. Pflanzen liefern uns den Sauerstoff, den wir atmen, Nahrung, Kleidung, Obdach und sogar das Papier, aus dem dieses (und jedes andere) Buch hergestellt ist. Doch obwohl wir in so hohem Maße von den Pflanzen abhängig sind, wissen wir – abgesehen von ihren rein materiellen Eigenschaften und Wirkungen – äußerst wenig über sie.

In den dreißiger Jahren leistete der britische Mediziner und Homöopath Dr. Edward Bach Pionierarbeit auf dem Gebiet der subtileren Eigenschaften von Pflanzen und entwickelte auf der Grundlage von 38 von ihm ausgewählten Wildpflanzenessenzen die sogenannte Bachsche Blütentherapie zur Behandlung von Gemütsleiden.[1] Mit diesem Buch hoffe ich, seine Arbeit in ein weiteres Stadium zu führen und um meine persönliche »Note« zu erweitern.

In der heutigen Welt ist die Idee, daß Pflanzen uns etwas lehren könnten, in Vergessenheit geraten, aber in älteren Zeiten wußten die

---

[1] Dr. Edward Bach erkannte, daß viele der physischen Krankheiten, die er als Arzt behandelte, emotionale Ursachen hatten. Seine Heilmittel werden in Philip Chancellor, *Das Handbuch der Bach-Blüten* und Götz Blome, *Das neue Bach-Blüten-Buch*, ausführlich besprochen.

Menschen, daß bestimmte Gewächse magische Eigenschaften besitzen, und pflanzten, wenn sie beispielsweise Mut brauchten, Borretsch in ihrem Garten oder hielten ein Lorbeerbäumchen vor dem Haus, um ihr Hab und Gut vor Einbrechern zu schützen. Die Tatsache, daß die spezifische Natur vieler Pflanzen in ganz unterschiedlichen Ländern und Kulturkreisen bekannt war und in sehr ähnlichen Begriffen beschrieben wurde, ist ein deutliches Indiz dafür, daß die Pflanzen eine eigene innere Weisheit oder Bedeutung besitzen, die sich jedem Menschen, der sich im richtigen Geist um Belehrung an sie wendet, von selbst erschließt.

Ich kam auf einer Reihe verschiedener Wege dazu, dieses Buch zu schreiben. Zunächst einmal wurde ich stark durch die Frauen in meiner Familie beeinflußt, meine Mutter und meine Großmutter, die beide große Pflanzenliebhaberinnen waren und deren Häuser stets von Schnittblumen und Setzlingen überquollen und deren Gärten im Frühling und Sommer ein farbenprächtiges Blütenmeer waren. Ich erinnere mich, daß ich schon als ganz kleines Mädchen im Garten meiner Großmutter abgefallene Rosenblütenblätter sammelte und mir – ohne zu wissen, was ich eigentlich tat – improvisierte Potpourrivasen damit füllte. Jahre später erfuhr ich, daß die Rose von Venus in der Waage regiert wird – die beide eine zentrale Rolle in meinem Geburtshoroskop spielen. Schon als Kind wußte ich also intuitiv, was gut für mich war.

Als Erwachsene erkannte ich, daß ich mit Menschen arbeiten und mit Pflanzen zu tun haben wollte. Ich studierte Kräuterheilkunde, doch nach vier Jahren hatte ich mich zwar durch ganze botanische Bibliotheken hindurchgearbeitet, aber kaum eine Pflanze in natura gesehen. Nach der Abschlußprüfung begriff ich, daß ich weitersuchen mußte, um das Wissen erlangen zu können, nach dem ich wirklich strebte. Ich widmete mich esoterischeren Gebieten: Wicca, Astrologie, Tarot, Heilen. Ich entwickelte übersinnliche Fähigkeiten und begann, intuitiv mit Pflanzen zu arbeiten, und zu meiner großen Freude entdeckte ich, daß sich in jeder von ihnen eine Fülle von Informationen verbirgt.

Als ich anfing, anderen Frauen diese Fähigkeiten und Kenntnisse mitzuteilen, stellte sich heraus, daß die Pflanzen etwas wie eine gemeinsame Quelle der Weisheit darstellen. Die Frauen – es sind mittlerweile zu viele, als daß ich sie alle namentlich nennen könnte – verließen diese Workshops mit dem Gefühl, ein tiefes Wissen von

Einführung

den Pflanzen, mit denen sie gearbeitet hatten, erworben zu haben, und dieses Bewußtsein erfüllte sie mit Kraft und Inspiration. Die meisten von uns Frauen haben nie vergessen, *wie* wir zu unserem Wissen gelangten: Wir überwanden den stumpfsinnigen Prozeß des »Paukens« und lernten durch unmittelbare Erfahrung. Dies schenkte uns ein wirkliches Verständnis des Heil-Potentials des Pflanzenreiches – eines Potentials, das wir bis dahin auf die Anwendung einiger weniger allgemein bekannter Kräuter zur Linderung leichter Beschwerden reduziert hatten.

Bisweilen waren die Botschaften, die wir von den Pflanzen empfingen, sehr konkret und nachdrücklich. Eines unserer ersten Treffen fand am 31. Oktober statt, zum keltischen Fest Samhain [ausgesprochen »ßauen«, A. d. Ü.] – der Zeit des Jahres, da die Schleier, die die Welt der Lebenden vom Reich der Toten trennen, dünner als gewöhnlich sind. Aus diesem Grund beschloß ich, mit Zauberpflanzen – wie Stechapfel und Kappen-Helmkraut – zu arbeiten, um zu sehen, was passieren würde.

Ich wußte, daß es wichtig war, für die Verbreitung dieses Wissens zu sorgen, und daß ich versuchen mußte, einiges davon für die breitere Öffentlichkeit niederzuschreiben. Mehrere Jahre lang blieb es unglücklicherweise bei dieser bloßen Absicht: Mein phlegmatisches Temperament schob die Verwirklichung der Idee immer wieder hinaus, aber zuletzt klopfte mein Gewissen so lautstark an, daß ich mich seinen Forderungen nicht länger verschließen konnte.

Die Arbeit an diesem Buch hat mich zu Dingen, Menschen und Orten geführt, die ich mir nie vorgestellt hätte. Ich habe mir eine neue Sprache angeeignet und einen vollständigen neuen Zweig der Astrologie kennengelernt. Durch die Entdeckung der sogenannten Decumbitur-Methode – der Verwendung der Astrologie zu diagnostischen Zwecken – wurde es mir möglich, die europäischen Traditionen der Kräuterheilkunde, von denen ich instinktiv wußte, daß es sie gegeben hatte, aber von denen niemand mehr etwas Bestimmtes zu wissen schien, Stück für Stück freizulegen.

Durch Zufall kam ich mit einer Gruppe von Astrologen in Kontakt, die diese Überlieferungen am Leben erhalten haben, und unter ihren wachsamen Augen gelang es mir, wenn auch mit einiger Mühe, meine Fähigkeiten insoweit zu entwickeln und zu verbessern, daß ich sie in meine Arbeit und meinen Alltag integrieren konnte. Dies wiederum führte mich dazu, Culpeper im Original zu lesen, und einen Sommer lang studierte ich alle seine erhaltenen Werke.[2] Anhand dieser Quellen war ich imstande, mir nach und nach eine Vorstellung von der traditionellen europäischen Kräuterheilkunde zu verschaffen.

Im folgenden sollen die für die Kräuterheilkunde relevanten Grundlehren der europäischen medizinischen Astrologie kurz abgehandelt werden.

Es gibt vier *humores* oder Temperamente (zugleich bedeutet das Wort die diese bestimmenden »Körpersäfte«): cholerisch, phlegmatisch, sanguinisch und melancholisch. Diese stehen zu den vier Elementen in Beziehung: Feuer, Wasser, Luft und Erde. Die vier Temperamente stellen vier verschiedene körperlich-emotional-mentale »Idealtypen« dar. Kein Mensch ist ein reiner Typus: Zumeist sind wir eine Mischung aus zwei, bisweilen auch drei *humores* (Körpersäften und Temperamenten), von denen jeweils einer überwiegt. Kraft der ihnen eigentümlichen planetarischen Eigenschaft Wärme, Kälte, Feuchtigkeit oder Trockenheit kompensieren Kräuter etwaige Störungen im Verhältnis der Körpersäfte. Wenn jemand beispielsweise zuviel Feuer hat, kann dieses durch Anwendung kalter und feuchter Kräuterpräparate gekühlt werden. Oder aber das Feuerelement kann mit Hilfe warmer und trockener Kräuter ausgeglichen und das cholerische Temperament dadurch normalisiert werden. Langzeittherapien bedienen sich in der Regel der letztgenannten Methode. Wird auf diese Weise Gleiches mit Gleichem behandelt, so spricht man von »sympathischer Behandlung«, während die therapeutische Anwendung *gegensätzlich* wirkender Mittel »antipathische Behandlung« heißt.

Bisweilen scheinen Kräuter die Eigenschaften eines anderen Planeten zu besitzen als die ihres eigentlichen Regenten, was zu einiger Verwirrung führen kann. Die Kräuter der Venus beispielsweise sind größtenteils warm und trocken, während man eigentlich von ihnen erwarten würde, daß sie wie der sie beherrschende Planet kalt und feucht sind. Analog dazu sind viele Merkurkräuter nicht, wie zu

---

[2] Nicholas Culpeper war ein Kräuterarzt und Astrologe, der in den 50er Jahren des 17. Jahrhunderts in und um London praktizierte. Er war ein Mann des Volkes und trat für die Rechte der Laienheiler ein. Die damalige Ärztekammer *(College of Physicians)* versuchte, ihn zu diskreditieren, doch ohne Erfolg.

Einführung

erwarten wäre, kalt und trocken, sondern warm und trocken. Woran liegt das? Der Grund dafür ist darin zu suchen, daß die Mehrzahl der Venus- und Merkurkräuter durch Antipathie helfen – in dem Sinne, daß sie den Kälte-Krankheiten entgegenwirken, die typischerweise Gebärmutter und Nervensystem befallen.

Als Verkörperung der Kraft des *Feuers* ist die cholerische Frau enthusiastisch, energiegeladen, intuitiv und leidenschaftlich. Cholerische Frauen sind Initiatorinnen, »Macherinnen«, Künstlerinnen, Visionärinnen. Feurige Temperamente finden die normale, alltägliche Welt unverständlich und langweilig. Sie müssen sich oft den Vorwurf gefallen lassen, sie seien egozentrisch und theatralisch, und neigen mehr als jeder andere Typ dazu, das Leben zu mythologisieren, für irgendeine »gute Sache« zu kämpfen, die Dramen des Lebens voll auszuspielen, spirituelle und philosophische Ziele anzustreben. Stürmisch und enthusiastisch, haben sie die Tendenz, über vorsichtigere und nachdenklichere Menschen rücksichtslos hinwegzugehen, deren Bedenken in den Wind zu schlagen, deren Befürchtungen zu verlachen – nur um schon bald feststellen zu müssen, daß ihr Mangel an Voraussicht sie wieder einmal in Schwierigkeiten gebracht hat. Berüchtigt wegen ihres reizbaren Charakters und ihrer Unduldsamkeit, befindet sich die cholerische Frau oft in Konflikt mit der Gesellschaft, kämpft gegen Windmühlenflügel, stellt den Status quo in Frage. Selbständigkeit, Durchsetzungskraft und Extrovertiertheit sind Eigenschaften, die bei Frauen in unserer Gesellschaft nicht gerade gefördert werden. Trotz all seiner Wildheit wird Feuer leicht gelöscht – vor allem durch Wasser oder Erde. Feurige Menschen müssen lernen, ihre große Energie und Erregtheit zu mäßigen und sensibler, einfühlsamer und rücksichtsvoller zu werden.

Wasser ist flüssig, anpassungsfähig, stark und tief. Phlegmatikerinnen *fühlen*. Ihr Seelenleben ist von alles überragender Bedeutung. Oft umgeben sie sich mit einer großen Familie oder einer ganzen Sippe, um das Gefühl der Geborgenheit und Zugehörigkeit, die diese schenkt, erleben zu können. Sensibel und einfühlsam gegenüber anderen, verlieren sie bisweilen das Bewußtsein ihrer Identität oder fühlen sich von anderen manipuliert und beherrscht. Häufig übersinnlich begabt, sind phlegmatische Frauen gute Zuhörerinnen und üben oft Heilberufe aus. Aufgrund ihrer großen Sensibilität sind sie furchtsam und schüchtern, trauen sich nicht, sich durchzusetzen, und neigen dazu, anderen immer und in allem den Vortritt zu lassen. Sie neigen leicht zu Verwirrung und Orientierungslosigkeit. Phlegmatikerinnen müssen lernen, weniger einfühlsam zu sein und ihre Bedürfnisse und Wünsche direkter zu äußern. Ihre Angst vor jeder Konfrontation und ihre Abneigung davor, Forderungen zu stellen, bringt ihnen bisweilen den Vorwurf der Unaufrichtigkeit oder gar der Verschlagenheit ein. Ihre Emotionalität und ihr starkes Familienbewußtsein stehen in unserer durchrationalisierten und erfolgsorientierten Gesellschaft nicht gerade hoch im Kurs. Phlegmatische Frauen sind oft fürsorglich, mütterlich, und ihre Sorge gilt weit weniger ihren eigenen Wünschen als den Bedürfnissen der Unterprivilegierten und Leidenden.

Das zentrale Interesse der sanguinischen Frau sind Ideen und Kommunikation – die Herstellung von Beziehungen zwischen Menschen, Orten und Begriffen. Der sanguinische Typ paßt am besten in unsere Kultur mit ihrer Überbetonung des Rationalen und Rationellen, des »Leichtgewichtigen«, der Schnelligkeit und des Optimismus. Die lebhaften *Luft*-Frauen haben in der Regel eine eindrucksvolle Liste von Freund(inn)en, auch wenn diese Freundschaften einer Phlegmatikerin oder Melancholikerin oft oberflächlich erscheinen können. Die Geschwindigkeit und Energie, mit der sie sich zwischen Menschen, Situationen, Beziehungen und Orten bewegen, ist absolut verblüffend. Von seiner Umgebung häufig der Unnahbarkeit, bisweilen geradezu der Kälte bezichtigt, hat der luftige Typ eine starke Abneigung gegen Gefühlsäußerungen, ja empfindet sie oft als zutiefst bedrohlich. Dieser Menschentyp mag es, wenn Dinge und Situationen logisch und vorausberechenbar sind, und auf Emotionen und deren Ausdruck trifft dies nun einmal selten zu. Sanguinische Frauen scheuen sich oft davor, sich gefühlsmäßig zu engagieren, oder aber sie »bewältigen« ihre Beziehungen dadurch, daß sie mehrere Liebhaber gleichzeitig haben, wobei ihnen ihre Fähigkeit gut zustatten kommt, ohne Gewissensbisse zu lügen oder den Partner zu hintergehen. Sie sind mehr an Idealbeziehungen interessiert als an der konkreten Realität emotionalen Engagements. Positiv, freundlich und offen, lieben Luft-Frauen Gruppen, Versammlungen, ja jede Form von Geselligkeit, und zwar besonders dann, wenn diese einem guten Zweck dient oder eine altruistische Zielsetzung hat. Was Luft-Menschen lernen müssen, ist, sich auch seelisch zu öffnen und tiefere emotionale Beziehungen einzugehen.

Einführung

Pessimismus ist die vorherrschende Gemütslage der Melancholikerin. Sie geht alles vorsichtig an, Schritt für Schritt, da sie außerstande ist, die cholerischen Risiken des Feuers auf sich zu nehmen oder einfach – wie die Sanguinikerin – »das Beste zu hoffen«. Die melancholische, *erd*hafte Frau erfüllt eine wichtige Funktion: Ihr Pessimismus wirkt der Flatterhaftigkeit von Feuer und Luft entgegen, trägt dazu bei, diesen Temperamenten vernünftige Grenzen zu setzen, ihre Ideen zu strukturieren und die Fundamente zu legen, die für die Verwirklichung jedes Vorhabens nötig sind. Melancholikerinnen sind oft diejenigen unter uns, die Flugblätter verteilen, Anrufe entgegennehmen, Verhandlungen führen, in Komitees arbeiten. Melancholikerinnen erledigen die langweiligeren, weniger glamourösen Routinearbeiten, für die ihren feurigen und luftigen Schwestern die Zeit fehlt.

Dies kann zu Ressentiments führen, und der Groll melancholischer Menschen ist ausdauernd und erbittert. Das für dieses Temperament charakteristische gute Gedächtnis – für sich genommen eine positive Eigenschaft – wird nicht selten dazu mißbraucht, über angeblich erlittenes Unrecht zu brüten, was eine Form selbstauferlegter psychischer Folter darstellt. Melancholikerinnen können so lange über eine gedankenlos hingeworfene Bemerkung grübeln, daß sie krank werden und in immer tiefere Depressionen versinken.

Angst ist ein beherrschender Gemütszustand dieses Temperaments, aber es ist eine andere Angst als die der Phlegmatikerin. Die Melancholikerin fürchtet sich vor allem davor, verspottet zu werden, unrecht zu haben oder sich lächerlich zu machen. Also übt sie sich in Selbstbeherrschung, legt sich aus Angst, eine falsche Bewegung zu machen, die saturnische Zwangsjacke an.

Melancholie ist das Temperament des »typischen Engländers« (beiderlei Geschlechts): stets auf Haltung bedacht, scheinbar durch nichts zu erschüttern, überaus korrekt und in zwischenmenschlichen Beziehungen von einer für Außenstehende kaum begreiflichen Unaufrichtigkeit und »Doppelzüngigkeit«. Andererseits hat die Melancholikerin oft überdurchschnittlich hohe Geistesgaben, deren richtige Anwendung die Lektion ist, die es für sie zu lernen gilt: gedankliche Fähigkeiten konstruktiv einzusetzen, Organisationstalent und Logik dazu zu benutzen, die unbeständigeren Temperamente zu zügeln und zu leiten. Die analytische Psychotherapie ist ideal für melancholische Menschen, da sie ihnen ein »logisches« Bezugssystem für die erschreckenden Emotionen liefert und ihnen damit hilft, diese zu verstehen und sich bis zu einem gewissen Grad von ihrer Herrschaft zu befreien.

Es gibt vier Funktionen: Anziehung (Feuer), Verdauung (Luft), Zurückhaltung (Erde) und Ausstoßung (Wasser). Anziehung äußert sich im »Hereinbringen« all dessen, was der Körper an Nahrung, Wasser, Luft und so weiter benötigt. Verdauung ist das Aufspalten und Assimilieren dieser Substanzen. Zurückhaltung ist deren Speicherung und Umsetzung. Und Ausstoßung ist der Vorgang des Ausscheidens aller Abfallstoffe aus dem Organismus.

Weiterhin gibt es vier »Reiche«: die Imagination oder Vorstellung (Feuer), das Gefühl (Wasser), das Denken (Erde) und die Urteilskraft (Luft). Die Imagination ist die Fähigkeit, die Zukunft intuitiv vorherzuwissen, das Gefühl die Fähigkeit, emotionale Beziehungen herzustellen, das Denken die Fähigkeit, rational zu analysieren, und die Urteilskraft die Fähigkeit, Probleme in einem größeren Kontext zu betrachten.

In diesem Buch habe ich mich durchweg auf das *traditionelle* System der medizinischen Astrologie gestützt, das lange vor der Entdeckung der sogenannten transsaturnischen Planeten – Uranus (entdeckt 1781), Neptun (1846) und Pluto (1930) – entwickelt wurde. Deswegen wird keine der im folgenden genannten Pflanzen von einem dieser Planeten regiert, noch spielen diese im Humoralsystem irgendeine Rolle. Moderne Astrologen haben versucht, diese Planeten im menschlichen Körper zu »lokalisieren«, aber mich läßt dies größtenteils unbefriedigt: Die Informationen wirken größtenteils spekulativ oder vermitteln kaum etwas Neues. Daher kann das in diesem Buch enthaltene Material sowie die Zuordnungen stellenweise im Widerspruch zur *zeitgenössischen* astrologischen Lehrmeinung stehen.

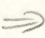

Die sieben Planeten (Sonne, Mond, Merkur, Venus, Mars, Jupiter und Saturn) besitzen jeweils spezifische, individuelle Eigenschaften. Darüber hinaus weisen sie auch gewisse gemeinsame Merkmale auf. Sonne und Mars sind warm und trocken und besitzen die Eigenschaften des Feuers: Aktivität, Intuition, Brennkraft und Energie. Sie stehen in Beziehung zum cholerischen Temperament und bezeichnen Krankheitssymptome wie Fieber, juckende Ausschläge, Brennen, stechende Schmerzen und jede Störung, bei der sich der Körper heiß und trocken anfühlt. Die Sonne regiert das Herz und die Lebenskraft des Körpers – das heißt, die Energie, mit der jeder

Mensch geboren wird –, außerdem den Blutkreislauf und das Sehvermögen. Mars regiert die Gallenblase, die roten Blutkörperchen, den Geruchssinn und die Muskulatur.

Venus und Mond sind kalt und feucht. Sie besitzen die Eigenschaften des Wassers: Empfänglichkeit, Gefühl, Kühlung und Mischbarkeit. Sie stehen in Beziehung zum phlegmatischen Temperament und verursachen Gesundheitsprobleme wie Katarrh, Ausfluß, Ansammlung von Flüssigkeit im Körper (Ödem), Menstruationsstörungen und jede Krankheit, bei der sich der Körper kalt und feucht anfühlt. Der Mond regiert Körperflüssigkeiten wie Lymphe, Tränen und Muttermilch sowie den Menstruationszyklus und den Uterus. Venus regiert die weiblichen Geschlechtsorgane, Gesichtsfarbe und Haare, die Nieren und die Blutgefäße.

Merkur und Saturn sind kalt und trocken und stehen in Beziehung zum Element Erde. Das Erdelement liefert Strukturen, ist von langsamer Bewegung, wahrnehmungsorientiert und kühlend. Saturn regiert die Knochen, die Ohren, die Zähne, die Milz und die Haut. Merkur regiert Gehirn und Nervensystem, die Reflexe, den Gesichtssinn, die Schilddrüse und die Atmung. Das melancholische Temperament steht im Zusammenhang mit Depressionen sowie allen Krankheiten, die mit Gehirn, Knochen, Hörvermögen, Nervensystem und Atmung in Beziehung stehen.

Jupiter repräsentiert das Element Luft sowie dessen Eigenschaften Ausdehnung, Leichtigkeit, Denken, Wärme und Feuchtigkeit. Sein Temperament ist sanguinisch und steht im Zusammenhang mit Störungen des Wachstums (wie gutartigen und sonstigen Geschwülsten) sowie der Aufnahme, Verdauung und Umsetzung von Nährstoffen. Jupiter regiert Leber, Fettzellen, Blutplasma, Hüftgelenke und Wachstum. Typische sanguinische Krankheiten sind Fettleibigkeit, Anorexie (Appetitlosigkeit, Magersucht), Leberleiden, gutartige Geschwülste und Krebs.

Jedes Heilkraut wird von einem bestimmten Planeten regiert und besitzt dessen Merkmale oder Kräfte. Jedes Kraut heilt die von seinem jeweiligen Planeten regierten Krankheiten. Venuskräuter beispielsweise werden häufig zur Behandlung von Menstruationsstörungen, Merkurkräuter bei Erkrankungen der Lunge angewendet. Die Kenntnis der Beziehung jedes Krauts zu seinem jeweiligen Planeten verschafft ein tieferes Verständnis der Natur der betreffenden Pflanze.

Das Sonnenzeichen oder (falls bekannt) das Mondzeichen der zu behandelnden Person zeigt an, welches der in diesem Buch vorgestellten Heilmittel jeweils das geeignetste ist.[3]

Das Wort *chakra* kommt aus dem Sanskrit und bedeutet »Rad«. Die Chakras sind im Ätherleib lokalisierte Energiezentren. Unter dem Ätherleib versteht man das Energiefeld, das den physischen Körper umgibt und dessen »feinstoffliche Matrix« darstellt. So können physische Krankheiten im Ätherleib oder in der Aura gesehen werden, noch bevor sie sich im Körper manifestieren. Die sieben Chakras sind Verbindungspunkte im Ätherleib, in denen sich unterschiedliche Arten von Energie sammeln und zum Ausdruck kommen. Kräuter wirken auf bestimmte einzelne Chakras, manche auch auf mehrere zugleich.

Die ersten drei Chakras befinden sich unterhalb des Zwerchfells.

Das unterste oder Wurzel-Chakra, am Steißbein lokalisiert, hat mit Selbsterhaltungsinstinkten, Sicherheit und Erdung zu tun. Viele Pflanzenwurzeln wirken über dieses Chakra, indem sie die Energie abwärts ziehen und dadurch die ganze Person stabilisieren und zentrieren. Zu solchen Pflanzen gehören etwa Beinwell, Süßholz, Wacholder und Bärentraube.

Der physische Ort des nächsten Chakras ist – bei uns Frauen – die Gebärmutter. Hier kommen die Energien der Fortpflanzung und der Sexualität zum Ausdruck. Nach chinesischer Auffassung befindet sich hier die Seele der Frau. Körperliche und emotionale Probleme im Zusammenhang mit Schwangerschaft, Fruchtbarkeit und Kreativität äußern sich in der Gebärmutter. Poleiminze und Frauenmantel wirken auf dieses Chakra.

Das Solarplexus-Chakra hat mit Kommunikation und dem Ausdruck »archaischer« Gefühle wie Angst, Wut, Leidenschaft und Verlangen zu tun. (Der Solarplexus, ein Geflecht von Nerven, liegt in der Magengrube, direkt unterhalb des Zwerchfells.) Viele unserer heutigen zwischenmenschlichen Beziehungen gehen von diesem Körperbereich aus. Typische Solarplexus-Kräuter sind etwa Kamille, Löwenzahn, Lavendel und Tausendgüldenkraut.

---

[3] Für die Zuordnung der einzelnen Tierkreiszeichen zu den verschiedenen Planeten siehe Lindsay River und Sally Gillespie: *Zeitknoten. Astrologie und weibliches Wissen*. Goldmann, München 1991.

Einführung

Diese ersten drei Chakras haben nach traditioneller Auffassung mit unserer instinktiven Natur zu tun, mit unseren Überlebensmechanismen, den »egoistischeren« Emotionen. Chakras können »offen« oder »geschlossen« sein. Die meisten Menschen heute leben eher aus den drei Zentren unterhalb des Zwerchfells.

Die vier Chakras oberhalb des Zwerchfells, das Herz-, Kehlkopf-, Stirn- und Scheitel-Chakra, bringen Energien von kollektiverer, integrierterer Qualität zum Ausdruck.

Die spezifische Funktion des Herz-Chakras ist Liebe – unpersönliche oder selbstlose Liebe. Wir bringen dann dieses Chakra zum Ausdruck, wenn wir die tieferen menschlichen Emotionen empfinden und äußern: Freude, Mitleid, Vertrauen. Zu den Mitteln, die auf das Herz-Chakra wirken, gehören Rosmarin, Melisse, Weißdorn und Lindenblüten.

Das Kehlkopf-Chakra ist für Selbstausdruck und Kreativität verantwortlich. Dieses Zentrum steht in einer besonders engen Beziehung zur Gebärmutter. Sexualität kann als rein instinktiver Fortpflanzungstrieb oder aber als die großartigste und intimste menschliche Erfahrung überhaupt zum Ausdruck gebracht werden. Die magische Arbeit mit der Sexualität beinhaltet das Emporziehen der Energien aus dem Schoß zum Kehlkopf-Chakra. Typische Pflanzen dieses Zentrums sind Salbei und Tausendgüldenkraut.

Das Chakra der Stirn, das »dritte Auge«, hat mit dem Sehvermögen zu tun, mit deutlichem (sinnlichem oder innerem) Erkennen, Hellsehen und Willenskraft. Durch die Meditation wird namentlich dieses Chakra geöffnet und entfaltet. Von hier aus kann Hexerei und andere magische Arbeit durchgeführt werden. Echter Beifuß ist das für solche Arbeit beste Kraut, das wir kennen.

Das siebte oder Scheitel-Chakra, auch »Tausendblättriger Lotos« genannt, stellt die Verbindung zu unserer Göttlichkeit her. Dies ist die Stelle, an der spirituelle Energien in die Aura einströmen. Das Scheitel-Chakra ist stets das letzte Zentrum des Ätherleibs, das sich öffnet. Spirituelle Menschen, wie der Buddha, Christus, Heilige und Mystiker, werden bekanntlich oft mit einem strahlenden Licht über dem Kopf abgebildet. Mädesüß intensiviert die Aktivität dieses Chakras. Unsere spirituelle Evolution kann als eine Reise durch diese sieben Brennpunkte betrachtet werden.

Dieses ist ein europäisches Kräuterbuch – einerseits deswegen, weil ich eine Europäerin bin (wenngleich mit starken gefühlsmäßigen Bindungen an den afrikanischen und asiatischen Kontinent), andererseits aber auch, weil ich der Meinung bin, es sei wichtig, unsere eigenen Überlieferungen den weiter entwickelten Systemen Nord- und Südamerikas, Afrikas, Indiens und des fernen Ostens zur Seite zu stellen: dies natürlich nicht etwa mit dem Ziel nachzuweisen, daß eine bestimmte Betrachtungsweise wertvoller oder interessanter ist als eine andere, sondern lediglich der Vollständigkeit halber. Ich bin davon überzeugt, daß eine (noch durchzuführende) vergleichende Untersuchung der unterschiedlichen Systeme zur Feststellung gemeinsamer Motive – das heißt, kulturübergreifender Theorien der Gesundheit und Krankheit – führen wird. In einzelnen Details werden diese Theorien – aufgrund jeweils unterschiedlicher klimatischer und kultureller Bedingungen – vermutlich voneinander abweichen. Da aber Krankheiten ein gemeinmenschliches Phänomen sind, werden sich mit hoher Wahrscheinlichkeit wesentliche grundsätzliche Übereinstimmungen erkennen lassen.

Die Astrologie beispielsweise spielt in der traditionellen indischen, chinesischen und amerikanischen Medizin eine gleichermaßen wichtige Rolle. Die einzelnen astrologischen Systeme mögen sich voneinander unterscheiden, doch hinsichtlich ihrer allgemeinen Prinzipien (und namentlich des Zusammenhangs zwischen den Bewegungen der Himmelskörper und der menschlichen Gesundheit) stimmen sie vollkommen miteinander überein. Die Lehre der Elemente – gleich ob drei, vier oder fünf an der Zahl – ist eine weitere kulturübergreifende Gemeinsamkeit.

Was mich seinerzeit als frischgebackene Kräuterheilerin verblüffte, war das scheinbare Fehlen einer spezifisch europäischen Tradition. Hatte es je eine gegeben? Und falls ja, was war aus ihr geworden? Warum war sie verschwunden? Diese Fragen führten mich zum Studium der Geschichte der Kräuterheilkunde und der Astrologie.

Ganz offensichtlich *hatte* es eine europäische Tradition der Kräuterheilkunde gegeben, und die letzten wichtigen Werke zu diesem Thema waren um die Mitte des 17. Jahrhunderts entstanden – wobei namentlich die Arbeiten Nicholas Culpepers zu erwähnen sind. Hatte es aber auch eine entsprechende *Frauen*tradition gegeben? Als ich *A History of Women in Medicine* von K. C. Hurd-Mead,

M. Lipinskas *Histoire des femmes medicinales* sowie Lindsay Rivers und Sally Gillespies *Zeitknoten* las, wurde mir klar, daß es in der Tat jahrtausendelang Heilerinnen und Ärztinnen gegeben hatte: angefangen bei den ägyptischen Königinnen des frühen 4. Jahrtausends v. Chr. über die griechischen und römischen Frauen – darunter Trotula, eine Kräuterkundige, die an der bedeutenden medizinischen Hochschule von Salerno praktizierte und lehrte – bis hin zu Hildegard von Bingen[4] und den französischen Ärztinnen des Mittelalters, die wegen ihrer Heilertätigkeit mit dem Kirchenbann belegt wurden[5]. Es hatte im Mittelmeerraum durchaus eine Zeit gegeben, da der Vorstellung, Frauen könnten den Heilerberuf ausüben, nichts Ungewöhnliches oder gar Anstößiges anhaftete. Und auch wenn viele von ihnen keine schriftlichen Zeugnisse ihrer Arbeit hinterlassen haben[6], geht aus zeitgenössischen Quellen zweifelsfrei hervor, *daß* sie existierten und daß ihre Praxen florierten. Was also bereitete dieser Tradition ein Ende?

Es war der Hexenwahn. Zwischen dem 14. und dem 16. Jahrhundert fand in Europa eine öffentliche Kampagne gegen Hexen statt, als deren Vorkämpferin zwar die katholische Kirche auftrat, die aber durchaus auch von weltlichen Kreisen, namentlich von den Anwälten und der Ärzteschaft, unterstützt und gefördert wurde. Im Jahre 1487 wurde der berüchtigte *Malleus maleficorum* oder

---

[4] Hildegard von Bingen (1098–1179), bekannt als die Sibylle vom Rhein, war Äbtissin des von ihr gegründeten Klosters Rupertsberg bei Bingen. Sie schrieb 14 Bücher, darunter zwei naturkundliche Werke mit dem Titel *De simplicis medicinae* und *Causae et curae*.

[5] Zum Beispiel die 1280 geborene Jacoba Felice, die 1322 der unbefugten Ausübung des Arztberufes angeklagt und unter Androhung der Exkommunikation dazu verurteilt wurde, ihre Tätigkeit einzustellen. Bei der Gerichtsverhandlung konnten ihr keinerlei Kunstfehler nachgewiesen werden. Ihr »Verbrechen« bestand lediglich darin, als Frau Kranke behandelt zu haben.

[6] Daß es heutzutage nur wenige von Frauen verfaßte medizinische Werke gibt, liegt zum einen daran, daß die meisten Frauen damals überhaupt nicht schreiben konnten – da ihnen jede Schulbildung verwehrt wurde –, zum anderen daran, daß viele solcher Werke, von deren einstiger Existenz man durchaus weiß, verlorengingen oder vernichtet wurden. Die meisten der von zeitgenössischen Autoren erwähnten Werke der Trotula etwa sind nicht mehr erhalten.

Hexenhammer veröffentlicht.[7] Europa war in Aufruhr. Nicht nur war Schätzungen zufolge ein Drittel der Bevölkerung der Pest zum Opfer gefallen, sondern auch die alte Gesellschaftsordnung brach mehr und mehr auseinander. Neue Allianzen wurden geschlossen, und die Reichen und Ehrgeizigen begannen, nach der Macht zu greifen.

Die reichste – und einflußreichste – Körperschaft war die katholische Kirche, die selbst von schweren inneren Unruhen erschüttert wurde. Es wütete ein unerbittlicher Kampf zwischen jenen Geistlichen, die an Armut und Weltentsagung glaubten, und denen, die vor allem an weltlicher Macht interessiert waren. Gleichzeitig revoltierten große Teile des Volkes gegen die strengen Gesetze der Kirche, und die »Hexe« bedeutete für die damalige Gesellschaftsordnung in etwa dasselbe wie bis vor kurzem der »Kommunist« für den kapitalistischen Westen. Von religiösem Fanatismus und dem Bedürfnis, einen Sündenbock für die sozialen und wirtschaftlichen Mißstände zu finden, angestachelt, nahmen organisierte Verfolgungen ihren Anfang. Diese wurden mit solch unerbittlicher Grausamkeit betrieben, daß Matilda Gages[8] Schätzung zufolge während der folgenden drei Jahrhunderte neun Millionen Hexen und Hexer in Europa getötet wurden. Bei der überwältigenden Mehrheit der Opfer handelte es sich natürlich um Hexen, also Frauen. Manche von ihnen waren wahrscheinlich vollkommen unschuldige ältere Frauen, ledige, »schwierige« Frauen[9], und viele von ihnen waren Heilerinnen, Kräuterweiblein und Hebammen.

Es wurde ein sehr ausgeklügeltes Verfahren entwickelt, mit dessen Hilfe es möglich sein sollte zu bestimmen, ob eine Frau eine

---

[7] Der *Hexenhammer* ist ein von zwei dominikanischen Inquisitoren, Heinrich Institoris und Jakob Sprenger, verfaßtes »Handbuch«, das den damaligen Richtern minutiös aufzeigte, wie Hexen – worunter schlicht jede Person verstanden werden konnte, die gegen die katholische Kirche opponierte – als solche erkannt, durch Folter zu Geständnissen gezwungen und anschließend ihrer »gerechten Strafe« zugeführt werden konnten. Das Machwerk läutete eine 250jährige Periode grausamsten Terrors ein.

[8] Siehe Mathilda Gage, *Woman, Church and State* (Erstaufl. 1893, neu aufgelegt von Arno Press, New York 1972).

[9] *Smeddum* war ein schottischer Ausdruck, mit dem sowohl Hexen als auch »aufsässige«, schwer zu kontrollierende Frauen bezeichnet wurden.

Hexe war, ob sie behext worden war oder die Hexerei ausübte. In allen Fällen lag das letzte Wort bei der Kirche, der weltlichen Jurisdiktion und der orthodoxen Ärzteschaft. Krankheiten, die männliche Ärzte nicht heilen konnten, wurden schlichtweg für Hexenwerk erklärt, und wenn jemand anders als ein männlicher Arzt eine solche Krankheit kurierte, dann konnte die Heilung nur durch teuflische Mittel bewerkstelligt worden sein – das heißt, mit Hilfe dessen, was die Kirche als die Kräfte des Bösen definierte.[10] Die Geburtshilfe wurde zum Brennpunkt einer wahren Welle männlicher Hysterie, und es hieß geradezu: »Niemand schadet der katholischen Kirche mehr als die Hebamme.«[11]

Wenn diese Frauen irgend etwas mit Heilen zu tun hatten, dann berücksichtigten sie bei ihrer Tätigkeit die zu ihrer Zeit gängigen medizinischen Theorien, insoweit diese dem zum größten Teil analphabetischen Volk bekannt waren. Empirische Kenntnisse wurden mündlich von der Mutter an die Tochter weitergegeben, und wenn schon nicht die komplexeren Regeln der Astrologie, so wurden bei den therapeutischen Maßnahmen doch mit Sicherheit die Mondphasen und die Jahreszeiten berücksichtigt. Die Säfte- und Temperamentenlehre – die, wie aus der zeitgenössischen Literatur hervorgeht, damals allgemein anerkannt war – fand bei der Arbeit der Heilerinnen ohne Zweifel gleichfalls Anwendung. Das Wissen der Frauen wurde nur selten schriftlich festgehalten und war daher für Außenseiter (das heißt, für Männer) nicht verfügbar. Dies hatte erhebliche Ressentiments und Neid zur Folge.

Jene Frauen waren *das*, was man heutzutage »Intuitive« nennen würde: Heilerinnen, Masseurinnen, Kräuterkundige. Sie arbeiteten mit der Natur, indem sie die Lebenskraft der Patienten sanft stimulierten und unterstützten, anstatt die Krankheit mit starken und oft tödlichen Präparaten anzugreifen. Sie bedienten sich der Heilkunde, um die für Frauen spezifischen Leiden zu lindern – sie wendeten anästhetisch wirkende Mittel an, um die Schmerzen der Menstruation und der Geburtswehen zu dämpfen. Dies aber stand in direktem Widerspruch zu den Lehren der Kirche, nach deren Auffassung

---

[10] Siehe *Hexenhammer*, Teil I, zweite Frage (»Ob der Dämon mit dem Hexer mitwirke«).
[11] Siehe Rev. Montague Summers: *Malleus Maleficarum*, Pushkin Press, 1928, S. 45–46.

Eva – und mit ihr alle Frauen – von Gott dazu verdammt worden war, unter Schmerzen zu gebären.

Die Tradition der »weiblichen Heilkunde« hatte schon seit ältesten Zeiten bestanden. Frauen hatten Aristokraten und Krieger behandelt, und sie waren auch Weise, Hebammen und Pflegerinnen gewesen. Aber seit dem 14. Jahrhundert wurde ihnen das Recht, an Universitäten zu studieren und den Arztberuf zu erlernen und auszuüben, immer strikter verwehrt. Gleichzeitig riskierten sie ihr Leben, wenn sie irgend etwas taten, was Kirche und weltliche Obrigkeit als Hexerei auslegen konnten. Unter anderem wurde die Astrologie für Hexerei erklärt – und in manchen Kreisen haftet ihr offenbar noch heute dieser Ruf an.[12] Kein Wunder also, wenn die Tradition der Kräuterheilkunde zusammen mit ihren Adepten »starb«.[13]

Der Kontakt zur Natur – das heißt, wie wir unsere natürliche Umwelt wahrnehmen, was wir für sie empfinden und wie wir mit ihr arbeiten – ist das, was uns am Leben erhält. Als Frauen sind wir durch die Gezeiten unserer eigenen Rhythmen mit dem Ebben und Fluten der Mondphasen und Jahreszeiten verbunden. Die Fähigkeit, uns wechselnden Gegebenheiten und Situationen anzupassen, ist uns angeboren. Unser Menstruationszyklus verlangt von uns, daß wir uns im Laufe eines kurzen lunaren Monats verändern, umstellen, unterschiedlichen Wirklichkeiten anpassen und unterschiedliche Erlebnisweisen akzeptieren. Wir sind auf eine stärkere, innigere, wesenhaftere Weise mit der Natur und ihren Rhythmen verbunden als die Männer.

---

[12] »Ich habe mit dem größten Erstaunen vom Versuch bestimmter Leute gelesen, ... die Uhr zurückzudrehen und unseren Beruf in die finsteren Zeiten des Aberglaubens, der Astrologie und der Alchemie zurückzuversetzen. Der erfolgreiche Kampf zur Befreiung der medizinischen Kräuterkunde von diesem Incubus der Finsternis ...« Dieses vielsagende Zitat stammt aus dem Dezemberheft (1988) von *Greenleaves*, der Zeitschrift des *National Institute of Medical Herbalists*. Der Verfasser des Artikels war F. F. Hyde, weiland Vorsitzender dieser Vereinigung.

[13] In Wirklichkeit sterben Kulturen jedoch nicht. Sie ziehen sich lediglich in den Untergrund zurück und leben dort – auch wenn man uns das Gegenteil einzureden versucht – im verborgenen weiter, bis sie gefahrlos wieder auftauchen können.

Einführung

Die Kräuter sind das Vermächtnis, das uns von unseren weisen Vormüttern hinterlassen wurde. Selbst in der verschmutztesten Großstadt gedeihen Pflanzen – sie wachsen am Straßenrand, sprießen aus den Fugen von Betonplatten oder Rissen im Asphalt. Ihre Zähigkeit ist ehrfurchtgebietend, und ihre Anpassungsfähigkeit sollte uns allen, die wir uns entfremdet und von unseren heutigen Lebensbedingungen eingeschüchtert fühlen, eine Lehre sein. Pflanzen schenken den toten Straßen unseres Landes Leben, sie öffnen unsere Herzen und heben unseren Geist empor. In Zeiten des Kummers kann der Anblick einer aufbrechenden Knospe Hoffnung auf glücklichere Tage schenken. Pflanzen sind unsere weisen Gefährten auf diesem Planeten, und sie können uns unendlich viel lehren.

ZWEITER TEIL

Das Herbarium

Die Kräuter sind im folgenden nach ihrer Zugehörigkeit zu einem bestimmten Planeten in sieben Gruppen eingeteilt. Dies erschien mir als die beste Möglichkeit, die Informationen so zu ordnen, daß zugleich die enge Beziehung zwischen Astrologie und Kräuterheilkunde erkennbar wird.

Wie du sehen wirst, besitzen alle von einem bestimmten Planeten beherrschten Kräuter eine Reihe gemeinsamer Eigenschaften – gleichzeitig aber können sie, abhängig von ihrem individuellen Temperament, ganz unterschiedliche Wirkungen zeitigen.

Die Pflanzen werden auf eine »dreidimensionalere« Weise behandelt, als es sonst in Kräuterbüchern der Fall ist. Dies bedeutet, daß zusätzlich zu ihren körperlichen Wirkungen und Anwendungsmöglichkeiten auch ihre emotionalen und magisch-rituellen Attribute – zumindest in groben Zügen – beschrieben werden. (Jene unter euch, die mit Dr. Edward Bachs Werk vertraut sind, werden von den emotionalen Aspekten der Kräuter nicht weiter überrascht sein.) Weiterhin habe ich die Entsprechungen zu den Energiezentren oder Chakras aufgelistet und, wo es angebracht erschien, übersinnliche oder paranormale und spirituelle Anwendungsmöglichkeiten angegeben.

Pflanzen wirken auf allen Ebenen der Persönlichkeit. Selbst wenn die Patientin sich keiner Beeinflussung ihres emotionalen oder feinstofflichen Körpers bewußt wird, finden entsprechende Veränderungen durchaus statt. Pflanzen transformieren den Menschen sowohl auf offenkundige als auch auf verborgene Weise.

Im Laufe der letzten zehn Jahre habe ich bei meinen esoterischen Pflanzen-Workshops immer wieder festgestellt, daß Pflanzen ein »Erinnerungsspeicher« sind. Die Teilnehmerinnen empfingen von einer Pflanze fast immer ähnliche, wenn nicht sogar identische Informationen, die sich lediglich in geringfügigen Nuancen unterschieden, abhängig vom jeweiligen Temperament der einzelnen Frau. Auf diese Weise mit Pflanzen zu arbeiten ermöglicht es uns, deren eigentliches Wesen zu verstehen und weit mehr zu erkennen, als eine trockene akademische Aufzählung materieller Eigenschaften und Wirkungen zu vermitteln vermag. Die empfangenen Informationen können vielfältiger Natur sein, und da die Pflanzen ebensosehr Individuen sind wie die Workshop-Teilnehmerinnen, werden immer bestimmte Pflanzen auf manche Frauen besonders gut ansprechen und ihnen ihre tiefsten Geheimnisse offenbaren, während andere mit der sie betrachtenden Frau nicht im Einklang sind und ihr sehr wenig verraten werden.

Pflanzen enthalten die Weisheit ihrer jeweiligen Kultur. Sie sind Lehrer. Indem wir uns medial auf sie einstimmen, können wir viel erfahren – und zwar sowohl über sie selbst als auch über die bestimmte Kultur, der sie angehören.

Visualisation für die intuitive Arbeit mit Pflanzen

Ich habe diese Visualisation immer wieder in meinen Workshops über magische Kräuterkunde verwendet, und ein Großteil der Informationen über die magischen und emotionalen Wirkungen der Pflanzen ist aus dieser Arbeit hervorgegangen. Der Zweck der folgenden Übung ist, tief in die »Aura« der Pflanze einzudringen, um dort Informationen zu finden und sich ihre Weisheit auf nicht-intellektuellem Wege zu erschließen.

Begib dich an einen ruhigen Ort, wo du ungefähr eine halbe Stunde lang ungestört bleiben kannst.

Setz dich bequem hin und atme ein paarmal tief ein und aus. Erlaube deinem Körper, sich zu entspannen, und laß nach und nach alle alltäglichen Gedanken und Sorgen los. Gestatte dir, mit dem ruhigen, stillen Raum in deinem Inneren in Berührung zu treten.

Öffne sanft die Augen und nimm die Pflanze, mit der du arbeiten willst, in die Hand. (Benutze, wenn irgend möglich, stets ein frisch gepflücktes Exemplar. Notfalls tun es getrocknete Kräuter zwar auch, aber sie wirken längst nicht so gut.)

Halte die Pflanze empor und betrachte sie aufmerksam, als sähest du sie zum erstenmal. Betrachte ihre Struktur, ihre Gestalt, die Anordnung ihrer Blätter und Blüten. Nimm alle Farben wahr, alle etwaigen Geruchseindrücke. Ohne zu denken, lasse es zu, daß Emp-

Das Herbarium

findungen und Gefühle in dir auftauchen und dir von der Pflanze erzählen. Zerkaue dann ein Stückchen von der Pflanze. Nimm ihren Geschmack wahr, achte darauf, wie sich dieser in deinem Mund anfühlt und ob irgendwelche körperlichen Empfindungen mit diesem Geschmack einhergehen. Laß dir Zeit – gehe ganz langsam vor und gestatte deinen physischen Sinnen, auf intuitive Weise Wissen zu sammeln.

Schließe dann die Augen und erlaube deinem Bewußtsein, tiefer in die Pflanze (die du weiterhin in der Hand hältst) einzudringen. Überlege dir, wie diese Pflanze wohl aussähe, wenn sie eine Person wäre, und lasse es zu, daß ein Bild dieser Pflanzen-»Fee« in dir Gestalt annimmt. Habe Geduld. Früher oder später wird sie erscheinen. Erlaube ihr, dich durch ihre Geheimnisse zu führen. Hier kann es sein, daß du allerlei Bilder siehst, körperliche und emotional Empfindungen wahrnimmst, Klänge und Geräusche hörst. Präge dir einfach ein, was dir begegnet, und ziehe zur nächsten Wahrnehmung weiter. Oftmals scheinen die Bilder, bevor sie mit der vollständigen Erfahrung in Verbindung gebracht worden sind, keinen Sinn zu geben: Versuche in diesem Stadium also nicht zu verstehen – *erfahre* nur. Die Fee wird dich möglicherweise an einen bestimmten Ort führen. Folge ihr, wenn es sich für dich richtig anfühlt.

Denke bitte daran: Solltest du bei einer beliebigen Art übersinnlicher/magischer Arbeit plötzlich Angst verspüren oder ganz einfach »genug haben«, kannst du jederzeit aufhören. *Du* entscheidest stets über deine Erfahrung.

Wenn du dich dazu bereit fühlst, kehre in das Zimmer, in deinen Körper und die »normale« Welt zurück und schreibe deine Erlebnisse auf. Anschließend kannst du die Verwendungsweisen der Pflanze nachschlagen und anhand dieser Informationen deine Erfahrung überprüfen.

Ich habe festgestellt, daß diese Übung sich am besten in der Gruppe durchführen läßt, so daß sich die Teilnehmerinnen über ihre Erlebnisse austauschen und ihre Aufzeichnungen vergleichen können.

Du kannst die Übung mehrmals wiederholen, um immer tiefere Einsichten in das Wesen der Pflanze zu gewinnen. Führe sie auch mit einer Reihe verschiedener Pflanzen durch, um deinen Wissensbereich zu erweitern.

Aus Platzgründen habe ich mich bei den esoterischen, d.h. den magischen, rituellen und emotionalen Anwendungen, auf die Vermittlung der in meinen Augen wichtigsten und relevantesten Informationen beschränkt.

Wie anderen Naturkräften auch müssen wir Pflanzen um ihrer Geheimnisse und ihrer Macht willen Achtung entgegenbringen und ihnen im richtigen Geiste begegnen.

Bei jeder Weissagungsmethode ist die seelisch-mentale Einstellung der Fragenden der zentrale Faktor, der über Erfolg oder Mißerfolg entscheidet.

Ich hoffe, daß dieses Buch dir einen Eindruck von den möglichen Nutzanwendungen der Pflanzen vermitteln wird sowie davon, wohin sie uns führen können – wenn wir unsere Vorurteile, unsere Angst vor dem Unbekannten hinter uns lassen.

Ein »Kraut« kann, so wie ich das Wort verwende, jeder Teil einer Pflanze sein: Wurzel, Stengel, Blatt, Blüte, Frucht oder Rinde – was immer zu medizinischen Zwecken verwendet wird. Die Brennessel ist ein Kraut, ebenso sind es Petersilie, Weißdornbeeren und Rotulmenrinde. Eine wissenschaftlichere Bezeichnung für ein Kraut wäre »pflanzliche Droge«.

Die in diesem Buch beschriebenen Kräuter können – außer wenn ausdrücklich vermerkt – bedenkenlos angewandt werden. Andererseits kann jede Frau ihren körperlichen/emotionalen Zustand am besten selbst beurteilen, und so empfehle ich dir, die angegebenen Rezepte mit Bedacht und Verantwortungsgefühl auszuprobieren. Auch Kräuter haben – wie jedes andere Heilmittel – ihre »Grenzen«, aber nach meiner Erfahrung treten bei Anwendung pflanzlicher Mittel weniger unerwünschte Nebenwirkungen auf als bei Einnahme konventioneller chemischer Präparate.

Die Medizin ist nicht von der Politik zu trennen, und die Pharmaindustrie ist ein gewaltiger Machtfaktor in unserer Gesellschaft – wie übrigens auch die Berufsverbände der Ärzte und Apotheker. Diese Tatsache müssen wir uns vor Augen halten, wenn wir von Gesundheitsbehörden oder Medien mit angeblich objektiven Informationen über die Gefährlichkeit von Giftpflanzen konfrontiert werden. Die Hysterie, mit der vor der toxischen Wirkung von Kräutern gewarnt wird, scheint mir eher mit jenen, die das so formulieren, zu tun zu haben als mit den Kräutern selbst.

Denke bitte stets daran, daß Selbstbehandlung für uns Frauen ein

Stück Selbstbefreiung ist. Ich sehe die Anwendung von Heilkräutern als einen revolutionären Akt an: Pflanzen wachsen überall – wir alle können uns ihrer bedienen und so unsere Abhängigkeit vom pharmazeutisch-medizinischen Establishment verringern.

1

SONNENKRÄUTER

☉

ELEMENT: Feuer

ORGAN: Herz

REICH: Imagination

TEMPERAMENT: cholerisch

FUNKTION: Anziehung

EIGENSCHAFTEN: warm und trocken

Sonnenkräuter unterstützen die Lebenskraft – die wesenhafte Energie des Körpers, die mit dem Qi oder Ch'i der chinesischen oder dem Prana der indischen Tradition verglichen werden kann. Wie Culpeper schreibt: »Achte das Herz, halte es in gutem Stand, denn die Sonne ist das Fundament des Lebens.«[1]

Die in diesem Buch behandelten Sonnenkräuter sind: Kamille, Ringelblume, Rosmarin, Tausendgüldenkraut und Wacholder.

---

[1] Nicholas Culpeper, *The English Physician. Enlarged*, S. 395.

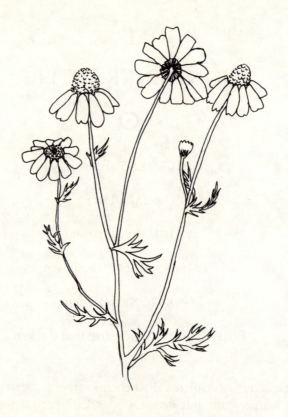

Kamille

Planetenherrscher: Sonne

Eigenschaften: warm und trocken

Sammelzeit: Juli und August

Verwendete Pflanzenteile: Blüten

Wissenschaftlicher Name: Matricaria chamomilla

Medizinische Anwendung: für die Verdauung und bei nervösen Störungen

Hauptwirkstoffe: ätherisches Öl, Bitterstoffe, Valeriansäure, Flavonoide, Gerbstoffe

KAMILLE

Wissenswertes

In der Sprache der Blumen bedeutet die Kamille Geduld angesichts von Widrigkeiten. Sie galt früher als das Kraut der Demut, weil sie, als eine Wiesenblume, um so schneller wächst, je mehr sie getreten wird.

Die Kamille war eines der neun heiligen Kräuter der Angelsachsen, die sie *maythen* nannten. Die Pflanze steht von alters her in enger Beziehung zu jungen Mädchen (englisch *maiden*) oder Nymphen, wie sie in der dianischen Tradition (d.h. der um die Göttin Diana zentrierten Hexenkunst) genannt werden.

Jungfrauen galten von jeher als mit besonderen magischen Kräften begabt. Ihre medialen, telepathischen und hellseherischen Fähigkeiten waren berühmt. Oft bedienten sich die älteren Priesterinnen ihrer, um in Kristallkugeln oder Wasser die Zukunft zu schauen. Bei Initiationsriten wurden sie auf ihren Gehorsam und ihre Furchtlosigkeit bei der Ausführung ihnen aufgetragener Aufgaben hin geprüft. Über die keltischen Initiationsriten ist nur wenig bekannt, es wird allerdings vermutet, daß die jungen Frauen einen Teil der Nacht allein in einem heiligen Hain verbringen mußten, um mit den Geistern des Ortes in Verbindung zu treten. Diese halfen ihnen dann, bestimmte magische Gegenstände, die die bereits Initiierten versteckt hatten, wiederzufinden. Anschließend mußten sie intuitiv die religiöse und magische Bedeutung dieser Objekte erkennen. Beltane (30. April) war das traditionelle Datum für solche Initiationen. Die jungen Frauen fasteten vor der Zeremonie, und während des Rituals trugen sie weiße Gewänder mit goldenen Ornamenten und Kränze von Frühlingsblumen im Haar. Beim anschließenden Fest wurden Honigküchlein gereicht, da Honig der Göttin heilig war. Vor dem Ritus wurden die Mädchen in Quellwasser gebadet, in dem Kamillenblüten schwammen.

Körper

Kamille ist ein gutes, vielseitiges, sanftes Heilmittel für das Nervensystem und für den Verdauungsapparat. Sie ist bei jeder Form von Verdauungsstörung zu empfehlen, die durch nervöse Anspannung oder Angst verursacht worden ist (oder sein könnte): Magen- und Zwölffingerdarmgeschwüre, Sodbrennen, Blähungen, Durchfall, Verstopfung und Reizkolon *(Colon irritabile)*. Da sie einen Bitterstoff enthält, regt sie die Absonderung von Verdauungssäften und die Nährstoffaufnahme an. Sie ist ein sanftes, aber wirkungsvolles Heilmittel und kann auch bei Säuglingen, Kleinkindern und älteren Personen gefahrlos angewandt werden.

Da sie das Nervensystem entspannt, hilft Kamille bei Kopfschmerzen, Angstzuständen, Schlaflosigkeit, Herzklopfen und allgemeiner Nervosität. In Frankreich wird sie Kindern, die zu Alpträumen neigen, gegeben, damit sie weniger ängstlich werden. Kamillentee ist für zahnende Babys sehr zu empfehlen. Im Saugfläschchen gegeben oder sanft auf das Zahnfleisch gerieben, stillt er rasch den Schmerz. Kamille hat eine gute anästhetische (schmerzlindernde) Wirkung und kann bei Zahnschmerzen, Ohrenschmerzen, Neuralgien sowie entzündeten Wunden und Schwellungen angewandt werden. Da sie dieselbe Temperatur wie das Blut hat – das heißt, eine neutrale, weder erhitzende noch abkühlende Wirkung auf den Organismus ausübt –, trägt Kamille zur Verringerung von Hitze und Entzündungen bei, indem sie die Körpertemperatur normalisiert. Durch ihr ätherisches Öl ist sie ein starkes Antiseptikum und kann daher bei jeder Art von Infektion angewandt werden. Es heißt, die keimtötende Wirkung von Kamille sei 120mal stärker als die von Meerwasser.

Kamille wirkt wohltuend auf die Gebärmutter und ist bei Menstruationskrämpfen, prämenstruellem Spannungssyndrom (siehe Fußnote Seite 52) und zur Linderung der Wehenschmerzen zu empfehlen.

Kamille hilft bis zu einem gewissen Grad auch bei Allergien, namentlich bei Heuschnupfen und Asthma. Als ein Feuerkraut kann sie zur Austrocknung der durch eine Pollenallergie verursachten Schleimabsonderung und bei einem akuten Asthmaanfall zur Entkrampfung der Atemwege beitragen. Sie lindert weiterhin alle durch Luftverschmutzung bedingten Reizungen der Nasenschleimhaut.

Kamille

Dieses Kraut ist ein ausgezeichnetes Mittel für die Haut und wird vielfach gegen Unreinheiten und zur Straffung des Gewebes angewendet.

Für ein entspannendes Bad
Gib eine Handvoll Kamillenblüten in einen Musselinbeutel und befestige diesen unter dem Warmwasserhahn. Laß dann die Wanne vollaufen. Leg dich ins heiße Wasser und atme die aufsteigenden Dämpfe tief ein. Eine etwas teurere Alternative besteht darin, Kamillenessenz (ätherisches Öl) zu kaufen und davon zehn Tropfen in das heiße Badewasser zu geben. Achte darauf, daß keine Seife ins Wasser gelangt, da diese die Wirkung des ätherischen Öls neutralisiert. Für Säuglinge und Kinder genügen zwei bis fünf Tropfen.

Für eine Dampf-Inhalation
Gieße kochendes Wasser in eine große glasierte Keramikschüssel und gib fünf Tropfen des ätherischen Öls oder wahlweise einen konzentrierten Absud hinein. Bedecke deinen Kopf und die Schüssel mit einem Handtuch und atme den aufsteigenden Dampf so lange wie möglich ein. Gut bei Asthmaanfällen und Heuschnupfen.

WARNUNG: Kamille kann bei leichteren Formen von Asthma helfen, sollte aber bei schwereren Fällen unter keinen Umständen als Ersatz für chemische Antiasthmatika oder ärztliche Behandlung angewandt werden.

Emotionen

Kamille wirkt auf das Solarplexus-Chakra. Sie ist sehr gut für Kinder und Erwachsene, die zu Jähzorn neigen und die aus Angst resultierende Wut und ein Bedürfnis nach Selbstschutz zum Ausdruck bringen. Sie ist wie geschaffen für reizbare, überempfindliche und launische Menschen. Kamille beruhigt, entspannt und zentriert und schenkt ein allgemeines Gefühl des Wohlbefindens, der Kräftigung und der Geborgenheit. Sie eignet sich daher für Menschen, die sich emotional ausgehungert, ungeliebt und mißachtet fühlen. Kamille hilft grundsätzlich, Blockierungen aufzuweichen, Angststarre zu lösen oder Trägheit aufzuwärmen, und ermöglicht allgemein Bewegung.

Das Chakra des Solarplexus ist diejenige Stelle, durch die wir Energie von anderen in uns aufnehmen. Manchmal können wir spüren, daß unsere Energie herausgesogen wird oder daß jemand uns »attackiert«. Dies ist der »angreifenden« Person meist überhaupt nicht bewußt. Es kann sich bei ihr um einen von Natur aus sehr anstrengenden oder emotional bedürftigen Menschen handeln, der die Energie derer, mit denen er in Berührung kommt, automatisch und ohne es zu wollen aufsaugt. Nun gibt es viele, deren Selbstgefühl oder Selbsterhaltungstrieb nur schwach ausgebildet ist, und bei ihnen kann es vorkommen, daß sie sich all ihrer Energie berauben lassen und anschließend – scheinbar völlig grundlos – unter Kopfschmerzen, Depressionen, Erschöpfung und Rastlosigkeit leiden. Als Tee eingenommen, als Öl eingerieben oder als Räucherwerk verbrannt, kann Kamille uns helfen, wann immer wir das Bedürfnis nach emotionaler Nahrung oder Zuwendung verspüren, den Solarplexus zu verschließen, und uns dadurch davor bewahren, unwillkürlich Menschen oder Orte »leerzusaugen«. In akuten Fällen gib ein paar Tropfen ätherisches Öl auf einen gelben Seidenschal und binde dir diesen in Höhe des Sonnengeflechts um den Körper.

Magie und Ritual

Kamille ist ein Bestandteil vieler Liebeszauber. Wenn eine Frau sich Haar und Gesicht mit Kamillenwasser wäscht, dann zieht sie, wie es heißt, ihren Geliebten unwiderstehlich an. Ein volkstümlicher englischer Name der Kamille ist *love apples*, »Liebesäpfel«. Zur Steigerung der Leidenschaft besprenge die Bettlaken mit ein wenig Tee oder Blütenwasser.

Früher hängte man Säuglingen und Kleinkindern ein Sträußchen Kamille über das Bettchen, um sie zu beschützen und gegen Krankheiten zu feien.

Verbrenne Kamille im Zimmer eines sterbenden Menschen, um ihm den Übergang in die andere Welt zu erleichtern und seine etwaige Angst vor dem Loslassen zu vertreiben.

Kamille ist besonders für Mädchen und junge Frauen gut geeignet und kann zu ihrer Stärkung bei jeder rituellen Arbeit angewandt werden.

RINGELBLUME

Wissenswertes

Die Ringelblume hat ihren lateinischen Namen *Calendula* von den Kalenden, dem ersten Tag des altrömischen Monats. Früher glaubte man, sie blühe an diesem Tag.
Die Ringelblume war als Zauberpflanze bekannt. Die spanischen Hexenmeister trugen sie angeblich als Talisman. Traditionell wurde sie gepflückt, wenn die Sonne in das Zeichen der Jungfrau trat, und die Pflückerin mußte einen in ein Lorbeerblatt eingewickelten Wolfszahn bei sich tragen.
In Mexiko gilt sie als eine Blume des Todes, und man glaubt, sie sei aus dem Blut der von den spanischen Eroberern erschlagenen Indianer entsprungen.
Heinrich VIII. soll Ringelblume, mit Sauerampfer, Wiesenknopf, Frauenminze und Löwenmäulchen vermischt, benutzt haben, um sich vor der Pest zu schützen.
Früher hieß es, wer Ringelblumen trägt, könne sehen, wer ihm etwas gestohlen hat.
Xochiquetzal soll dem Aztekenvolk die Kunst des Spinnens und Webens, des Malens und Bildhauerns sowie des Musizierens mit Flöte und Trommel gebracht haben. Sie war die aztekische Liebesgöttin, die Schutzherrin der Ehe und der Huren, des Spinnens und Webens, des Tanzes und der Veränderung, der Magie und der Kunst. Ihre Symbole waren die Taube und die Ringelblume. Wie es heißt, schätzte Xochiquetzal besonders Frauen, die allein lebten (frauen-zentrierte Frauen), denn sie lehrte sie die Kraft und Schönheit ihrer eigenen Sinnlichkeit, und die weibliche Geschlechtslust soll ihre größte Freude gewesen sein. Xochiquetzal lehrte ihr Volk die Botschaft der Ringelblume, dieses Blüten-Buchs der Lebenszyklen, das sich vom Samen zum blättrigen Stengel, vom Stengel zur Knospe, von der Knospe zur sich der Sonne öffnenden Blüte und von der Blüte zu den vertrocknenden Blütenblättern entwickelt, die der Schoß für die Samen sind – womit sich der Kreislauf

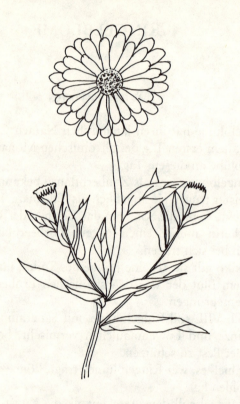

Ringelblume

Planetenherrscher: Sonne
Eigenschaften: warm und trocken

Sammelzeit: August

Verwendete Pflanzenteile: Blüten

Wissenschaftlicher Name: Calendula officinalis

Medizinische Anwendung: für die Leber, das Blut, bei gynäkologischen Beschwerden und bakteriellen Erkrankungen

Hauptwirkstoffe: Bitterstoffe, Saponine, Sterine, Schleim, Milchsaft

Ringelblume

schließt. Auf diese Weise erfuhren die Azteken vom Fluß des unendlichen Lebens und der wechselseitigen Verbundenheit aller Dinge. Xochiquetzal galt als die Göttin des Totenlandes, und am Tag der Toten wurden ihrem Standbild Blütenblätter der Ringelblume als Opfer dargebracht.

Körper

Ringelblume ist ein wirkungsvolles Lebermittel und ist daher bei jeder Krankheit, die dieses Organ befällt – oder von dessen Fehlfunktion ausgelöst wird –, wärmstens zu empfehlen. Verwende sie bei Gelbsucht, Hepatitis und Leberzirrhose. Da sie die Verdauung anregt, ist sie auch ein ausgezeichnetes Mittel gegen Appetitlosigkeit, schlechte Verdauung (eine häufige Ursache von Fußgeruch), gegen Verstopfung, Blähungen und Magengeschwüre. Sie unterstützt wirkungsvoll die Geweberegeneration und fördert namentlich die Heilung von Verletzungen des Verdauungstrakts, wie Geschwüren, Kolitis (Dickdarmentzündung) und Divertikulitis.

Da sie blutreinigend wirkt, verwende ich Ringelblume gern bei chronischen Ekzemen, Furunkeln, Pickeln und Pubertätsakne – und stets mit hervorragendem Ergebnis. Sie wirkt weiterhin auf das Lymphsystem und wird deswegen bei geschwollenen Lymphknoten, Mandelentzündung, chronischen Halsschmerzen und zur Steigerung der natürlichen Abwehrkräfte angewandt. Verwende sie bei jeder Art von Virus- oder Pilzinfektion.

In *Herbal Medicine* (S. 29) berichtet Dian Buchman, daß der Lazarettarzt Dr. P. Holye während des Ersten Weltkriegs Wunden ausschließlich mit Ringelblume behandelte und daß er wegen des guten Zustands seiner Patienten und wegen seiner Heilerfolge belobigt wurde. Sie schreibt auch über Frau Dr. Dorothy Shephard, die während des Zweiten Weltkriegs im zerbombten London zur Reinigung von Wunden Ringelblumentinktur benutzte und feststellte, daß dieses Mittel Infektionen besser als jedes andere Antiseptikum verhinderte.

Auch tiefe Schnittwunden können mit Ringelblume behandelt werden.

Die Ringelblume hat eine besondere Affinität zum Geschlechtsapparat und wird bei unregelmäßiger Menstruation, zur Behandlung chronischer Candidamykose und anderer Infektionen der Vagina sowie zur Heilung von Wunden im Genitalbereich angewendet, wie sie etwa durch Abtreibungen, Fehlgeburten und chirurgische Eingriffe (z. B. Entfernung von Zysten) verursacht worden sind. Sie ist auch als Wundheilmittel nach traumatischen Geburten oder Kaiserschnitt zu empfehlen. Ringelblume ist eines der Kräuter, die ich zur Behandlung jeder Erkrankung des Gebärmutterhalses verwende, so bei Entzündungen, Schmierinfektionen und Erosionen. (Bei Schmierinfektionen ist es allerdings am besten, wenn du eine Herbalistin aufsuchst. Siehe auch *Unser Körper – unser Leben*, herausgegeben vom Boston Women's Health Book Collective.)

Ringelblume kann Schwangeren bedenkenlos verabreicht werden. Bei vielen Fällen von prämenstrueller Bewußtheit (PMB)[2] kann Ringelblume zur Linderung typischer Symptome wie Reizbarkeit, Harnverhaltung, Ausschläge und Candidamykosis beitragen, indem sie die Funktion der Leber aktiviert und den Abbau der Hormone beschleunigt. PMB kann zwar auch von einer abnorm gesteigerten Hormonproduktion verursacht sein, aber nach meinen Beobachtungen rührt sie häufiger daher, daß die Leber die Hormone nicht abbaut, wodurch sie länger und in einer höheren Konzentration als normal im Blut verbleiben und die Symptome hervorrufen. In solchen Fällen wird eine Anwendung von Ringelblume für die Dauer von zwei Menstruationszyklen das Problem beheben.

Ringelblume ist das beste Mittel gegen Krampfadern und kann sowohl innerlich wie äußerlich als Adstringens (»zusammenziehendes« Mittel) angewendet werden. Es hilft, die natürliche Spannkraft der Blutgefäße wiederherzustellen, und fördert den Kreislauf.

Verwende Ringelblume bei Augeninfektionen. Als ein Sonnenkraut ist es ein hervorragendes Mittel gegen Bindehautentzündung, und als Augenspülung verwendet beseitigt es die Infektion ohne Zuhilfenahme von Antibiotika.

---

[2] Ich verwende lieber den Ausdruck »prämenstruelle Bewußtheit« als das gebräuchlichere »prämenstruelles Spannungssyndrom«, weil letzteres unangenehme und unangebrachte Assoziationen von Krankheit und Handlungsunfähigkeit hervorruft. Die Tage unmittelbar vor der Monatsblutung sind eine Zeit des Wandels, des Andersseins, der Bewußtheit, der intuitiven Wahrnehmung einer anderen Welt und einer anderen Zeitdimension.

Rezepte

Ringelblumensalbe
500 ml Ringelblumenöl (zur Herstellung siehe »Praktische Informationen«, Seite 282 f.)
40 g Kakaobutter
40 g Bienenwachs
Erhitze das Öl behutsam, so daß es nicht kocht. Gib die Kakaobutter und das Bienenwachs hinzu. Sobald alles geschmolzen ist, nimm den Topf vom Herd und rühre, bis die Mixtur abgekühlt und eingedickt ist. Zum Aufbewahren in Einmachgläser oder Gläser mit Schraubverschluß füllen. Bei sehr warmer Witterung in den Kühlschrank stellen.
Verwende die Salbe bei Wunden und Hautabschürfungen, bei Fußpilz sowie bei Verbrennungen, sobald die innere Hitze nachgelassen hat.

Ringelblumenspülung
80 ml (8 Teelöffel) Rosenwasser
10 ml (1 Teelöffel) Ringelblumentinktur
10 ml (1 Teelöffel) Beinwelltinktur
Verrühre die Zutaten und schüttle ausgiebig. (Die Mixtur hält sich unbegrenzt lange.)
Dosierung: 10 ml (1 Teelöffel) auf 1 Tasse warmes Wasser zur äußerlichen Anwendung bei Candidamykose, Harnblasenentzündung (Zystitis) usw.

Augenspülung und Hautlotion
50 ml (5 Teelöffel) Rosenwasser
40 ml (4 Teelöffel) Hamamelis
10 ml (1 Teelöffel) Ringelblumentinktur
Verrühre die Zutaten.
Tränke ein Wattebäuschchen mit der Flüssigkeit und betupfe damit rote, entzündete Augen oder Pickel und Furunkel – die Giftstoffe werden durch die Lotion herausgezogen.

Ringelblumensirup
Fülle einen großen Keramiktopf mit Ringelblumenköpfen und gieße angewärmten reinen Honig darüber, bis die Blüten vollstän-

dig bedeckt sind. Laß das Ganze sechs Wochen lang an einem warmen Ort stehen. Abseihen. Äußerlich gegen entzündete Wunden – Honig ist ein wirkungsvolles Antiseptikum – und innerlich für Kinder mit ansteckenden Krankheiten wie Windpocken.
Dosierung: dreimal täglich 10 ml (1 Teelöffel) in einer Tasse warmem Wasser.

Emotionen

Es heißt, Ringelblume tröste und stärke Herz und Geist. Sie wird Menschen verabreicht, die zu Nervosität und Ängstlichkeit neigen, schwache seelische und/oder körperliche Abwehrkräfte haben und das chronische Bedürfnis nach Schutz und Sicherheit verspüren. Sie wird mit Schocks und Traumata sowie dem Ausdruck heftiger Emotionen, vor allem Zorn, in Verbindung gebracht. Als ein Sonnenkraut wird Ringelblume zur Mäßigung der Exzesse des Mars angewendet – d. h. des Jähzorns, der Ungeduld und der aufgestauten Energie. Sie hilft gegen »Hitzköpfigkeit« und ihr typisches Symptom – stechende Kopfschmerzen – sowie gegen Unbesonnenheit, Intoleranz und Leichtsinn. Sie hat eine »glättende« Wirkung und lindert Reizbarkeit.

Kaufe dir ein paar Ringelblumen und schlage sie in ein weißes Tuch ein. Trage sie ständig bei dir. Wenn du dich schutzbedürftig fühlst, nimm diesen »Medizinbeutel« in die Hand und spüre, wie die warme solare Energie durch deinen ganzen Körper strömt.

Magie und Ritual

Es herrscht zuviel Mars-Energie in der heutigen Welt, und die Ringelblume kann uns helfen, sie auszubalancieren. Es gibt Aggressivität, die sich in der Welt ausdrückt, und Aggressivität, die wir gegen uns selbst richten. Durch Kunstdünger und chemische Zusätze vergiftete Speisen essen, rauchen und Alkohol trinken sind eine der häufigsten Methoden, wie wir unsere Frustrationen gegen uns selbst richten. Der Körper ist der Tempel, in dem wir wohnen. Wir können ihn dadurch reinigen, daß wir zweimal im Jahr fasten und regelmäßig Ringelblumentee trinken. Iß weniger und ernähre dich vernünftig! Wir sollten versuchen, alle Giftstoffe, wie schädliche Kosmetika und Chemikalien, aus unserem Leben zu verbannen. Wir müssen wieder mit den lebenspendenden Sonnenkräften in Verbindung treten – müssen wieder mit der Natur leben und miteinander daran arbeiten, unsere besinnungslose Fahrt in den Untergang zu stoppen. Die Sonne wird jeden Tag wiedergeboren: *Wir* können eine neue Lebensweise gebären, eine neue Welt.

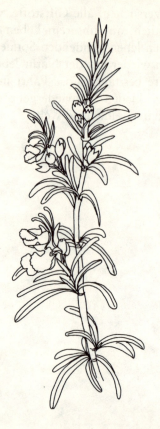

Rosmarin

Planetenherrscher: Sonne

Eigenschaften: warm und trocken

Sammelzeit: Mai bis September

Verwendete Pflanzenteile: Blätter und Blüten

Wissenschaftlicher Name: Rosmarinus officinalis

Medizinische Anwendung: für das Herz, die Verdauung und bei nervösen Störungen

Hauptwirkstoffe: ätherisches Öl, Gerbstoffe, Harze, Kampfer

ROSMARIN

Wissenswertes

Im alten Griechenland pflegten sich Schüler und Studenten Rosmarinzweige in die Haare zu flechten, um ihre Gedächtnisleistung zu steigern.
Zur Zeit des Schwarzen Todes wurde dieses Kraut zum Schutz gegen Ansteckung in den Häusern verbrannt und in den Kirchen als preisgünstiger Weihrauchersatz verwendet. Bei Beerdigungen trugen die Trauernden ein Zweiglein Rosmarin bei sich, um sich vor Ansteckung durch den Leichnam zu schützen, und warfen es anschließend in das Grab, um die weitere Ausbreitung der Krankheit zu verhindern. Gleichfalls zum Schutz gegen Infektionen wurde in Krankenzimmern und Hospitälern Rosmarin mit Wacholderbeeren verbrannt.
Rosmarin war ein Fruchtbarkeitssymbol und fand als solches bei Hochzeitsfeiern Verwendung. In Spanien und Italien glaubte man, er schütze die Person, die ihn am Körper trägt, vor magischen Einflüssen. Unter das Bett gestreut, sollte Rosmarin vor Alpträumen bewahren. Die arabischen Ärzte streuten Neugeborenen pulverisierten Rosmarin auf den Nabel als ein adstringierendes Antiseptikum.
Rosmarin war ein Zauber gegen Schlangenbisse und Insektenstiche. Die nadelähnlichen Blätter und die Blüten wurden in einen kleinen Beutel gefüllt und Kindern um den Hals gehängt.
Früher hieß es, wo Rosmarin im Garten blüht, führt im Haus die Frau das Regiment, und so meinte man, daß die Männer heimlich die Pflanzen beschädigten, um der Verspottung als Pantoffelhelden zu entgehen.

Körper

Rosmarin stimuliert das Nervensystem und ist als warmes und trockenes Kraut immer dann von Nutzen, wenn der Körper kalt und träge ist und einer Aufmunterung und »Entschleimung« bedarf.

(Schleim oder Phlegma ist einer der vier Körpersäfte und vier Temperamente). Wende ihn bei Depressionen, Lethargie, Benommenheit, Gedächtnis- und Konzentrationsschwäche und kältebedingter Migräne an sowie bei jeder Krankheit, die mit einem Überschuß an Schleim einhergeht. Rosmarin verbessert die Durchblutung des Gehirns und fördert dadurch die Konzentration und die Aufmerksamkeit. Er ist ein nützlicher und wirkungsvoller Stimulans, wenn aus gesundheitlichen Gründen auf Koffein verzichtet werden muß.

WARNUNG: In der Regel wird davon abgeraten, während der Schwangerschaft Zubereitungen aus Rosmarinblättern einzunehmen. Wende dich in Zweifelsfällen an eine erfahrene Herbalistin.

Als ein Sonnenkraut wirkt Rosmarin tonisierend auf das Herz, läßt es kräftiger schlagen und verbessert dadurch den Kreislauf. Er ist daher besonders Menschen zu empfehlen, die chronisch an kalten Händen oder Füßen, Frostbeulen, Durchblutungsstörungen und zu niedrigem Blutdruck leiden. Rosmarin fördert die Verdauung und die Funktion der Leber und ist besonders bei Blähungen, Koliken, Verdauungsstörungen und Völlegefühl zu empfehlen. Er hilft, fette und schwere Speisen zu verdauen.

Rosmarin wirkt der Entstehung von Arteriosklerose (»Arterienverkalkung«) entgegen und kann auch zu deren Linderung oder Heilung beitragen.

Rezepte

Tee gegen Arteriosklerose
Mische zu gleichen Teilen Rosmarin, Lavendel, Minze und Schafgarbe.
Dosierung: zweimal täglich eine Tasse vor den Mahlzeiten.

Königin-von-Ungarn-Wasser
150 g Rosmarinblüten
1¼ l Weißwein
Die Blüten einen Monat lang im Wein ziehen lassen. Abseihen.
Bei Lähmungserscheinungen auf die betroffene Körperregion auftragen.

Rosmarin

Die Königin von Ungarn soll sich mit Hilfe dieser Lotion selbst von ihrer Paralyse geheilt haben.

Rosmarinöl
120 ml Sonnenblumenöl
100 Tropfen Rosmarinöl (ätherisches Öl)
Massiere Patienten, die durch einen Infarkt Lähmungen davongetragen haben, das Öl täglich in die betroffenen Gliedmaßen ein. Setze die Behandlung wenigstens sechs Monate lang fort. Bei regelmäßiger Anwendung kann sich eine gewisse Besserung einstellen. (Das Rezept stammt von einer mit mir befreundeten Aromatherapeutin. Sie behauptet, sie habe mit dieser Behandlung schon gute Erfolge erzielt.)

Rosmarinwein
1 Flasche Weißwein
1 Handvoll frische (oder 2 Eßlöffel getrocknete) Rosmarinblätter
2 Eßlöffel getrocknete Borretschblätter
Die Kräuter zwei Wochen lang im Wein ziehen lassen. Trinke davon ein kleines Glas, wann immer du dich niedergeschlagen oder deprimiert fühlst.

Emotionen

Rosmarin wirkt auf das Herz-Chakra und übt allgemein eine reinigende Wirkung auf die Aura aus, wobei er namentlich dunkle, eifersüchtige Gedanken verscheucht. Er öffnet das Herz und läßt die Wärme der Mittagssonne herein, so daß Trauer, Zorn, Haß und Bitterkeit hinwegschmelzen. Er läßt Liebe und Freude ins Herz strömen. Er ist vor allem Menschen zu empfehlen, die durch die Grausamkeit anderer gelitten haben – wie sexuell mißbrauchte Kinder, mißhandelte Frauen und enttäuschte oder betrogene Liebende.

Er ist für Menschen mit hohen Idealen, Menschen, die viel von sich und anderen erwarten und oft enttäuscht werden. Wenn solche Enttäuschungen zu Verbitterung führen, umgibt sich das Herz mit der Zeit mit einem Schutzwall aus Empfindungslosigkeit. Derart verhärtete Menschen sind mitunter imstande, anderen die grausamsten Dinge anzutun, weil sie das Gefühl haben, jeder sollte so leiden, wie sie gelitten haben. Sie können vollkommen von ihren Gefühlen abgeschnitten sein und sich als Ersatz dafür in ihre Arbeit stürzen. Sie sind gelegentlich in Heil- und Pflegeberufen anzutreffen, wo sie ihre Bitterkeit an anderen auslassen.

Umgekehrt hilft Rosmarin auch jenen, die zu offenherzig sind und aufgrund fehlender Menschenkenntnis oder einer zu großen Vertrauensseligkeit immer wieder »an die Falschen geraten«, welche sich dann lediglich in ihrem Licht sonnen und ihnen alle Energie rauben. Auch solche Menschen findet man in Pflegeberufen, doch sie riskieren dort, »auszubrennen« und all ihre Kraftreserven einzubüßen. Was sie brauchen, um für sich selbst und für andere den größten Nutzen aus ihrer Tätigkeit zu ziehen, ist zum Ausgleich ihrer Selbstlosigkeit ein stärkeres Bewußtsein ihres Eigenwertes und etwas mehr Scharfblick.

Gönne dir von Zeit zu Zeit ein zehn- bis fünfzehnminütiges Rosmarinbad: Hänge dazu einen Baumwollbeutel mit einem Eßlöffel der Pflanzendroge unter den Warmwasserhahn oder gib fünf Tropfen ätherisches Öl in das Badewasser.

Magie und Ritual

Zur Regulierung des Herz-Chakras

Verbrenne Rosmarin als Räuchermittel. Konzentriere deine Aufmerksamkeit auf eine Stelle zwischen deinen Schulterblättern und lasse es zu, daß ein Bild vom Herz-Chakra in dir Gestalt annimmt. Halte dieses Bild in deinem Bewußtsein fest und laß goldenes Sonnenlicht es durchströmen, es wärmen und kräftigen. Mache dir bewußt, wie du dieses Chakra öffnen und schließen kannst, und übe das ein paarmal – spüre, wie es sich anfühlt, ganz offen, halb offen und völlig geschlossen zu sein. Achte darauf, ob dir dies irgendwelche Schwierigkeiten bereitet oder irgendwelche bestimmten Empfindungen in dir aufsteigen läßt. Führe diese Übung einen Monat lang täglich durch. Halte in deinem Tagebuch fest, wie du dich fühlst und welche Wirkung diese Meditation auf dein Gefühlsleben ausübt.

Tausendgüldenkraut

Wissenswertes

Der wissenschaftliche Name *Centaurium* soll auf den Zentauren Chiron verweisen, von dem berichtet wurde, er habe eine mit dem Blut der Hydra vergiftete Wunde geheilt. Die Römer nannten diese Pflanze *fel terrae*, »Galle der Erde«, was auf ihre Bitterkeit anspielt. In den südlichen Grafschaften Englands war sie als »der Mittelpunkt der Sonne« bekannt.

Die angelsächsischen Kräuterkundigen verschrieben Tausendgüldenkraut bei Schlangenbissen und zur Behandlung von intermittierendem Fieber, weswegen es auch als als *feverwort* (»Fieberwurz«) bezeichnet wurde.

Körper

Tausendgüldenkraut reinigt den cholerischen Organismus und regt durch seine Bitterkeit die Absonderung von Galle in Leber und Gallenblase an. Es kann daher zur Behandlung aller Leiden und Beschwerden angewendet werden, die diese Organe betreffen oder von einer Störung derselben herrühren: Gallensteine, Gelbsucht, Hepatitis, Übelkeit, Appetitlosigkeit, träge Verdauung, Verdauungsstörungen und alle Arten von Parasiten. Es hilft bei intermittierendem (d. h. im Tagesverlauf um mehr als ein Grad schwankendem) Fieber, postviralem Syndrom und Viruskrankheiten. Es befreit den Organismus von Flüssigkeitsansammlungen, die durch Funktionsstörungen der Leber verursacht werden (hepatogenes Ödem).

Bei Gicht, Rheumatismus und Muskelkrämpfen zur Entschlakkung des Blutes anwenden. Tausendgüldenkraut hilft bei verspäteter Menstruation sowie bei allen Arten von Gebärmutterschmerzen einschließlich Nachgeburtswehen und Krämpfen. Es hat eine allgemein sedierende (das Nervensystem beruhigende) Wirkung. Als ein starker Blutreiniger ist Tausendgüldenkraut bei Ausschlägen,

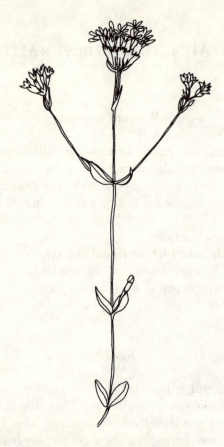

Tausendgüldenkraut

Planetenherrscher: Sonne

Eigenschaften: warm und trocken

Sammelzeit: Juli

Verwendete Pflanzenteile: oberirdische

Wissenschaftlicher Name: Centaurium erythraea

Medizinische Anwendung: für die Leber und das Blut

Hauptwirkstoffe: Bitterstoffe, Valeriansäure, Harz, ätherisches Öl

Ekzemen und Furunkeln sehr zu empfehlen. Als ein Sonnenkraut ist es wohltuend für die Augen, und zwar sowohl bei Entzündungen als auch bei allgemeiner Funktionsschwäche. Tausendgüldenkraut stärkt das Herz und die Lebenskraft.

Tausendgüldenkraut wird in der Bachblüten-Therapie verwendet und namentlich schüchternen und ängstlichen Menschen empfohlen, die stets das Bedürfnis haben, »es anderen recht zu machen«. Aufgrund ihrer Fügsamkeit geraten solche Menschen leicht unter den Einfluß energischerer Charaktere. Sie haben eine Neigung zum Märtyrertum und zu masochistischen Beziehungen.

Rezept

Trotulas Rezept gegen ausbleibende Periode
5 g Myrrhe
5 g Tausendgüldenkraut
5 g Salbei
Die Zutaten fein zerstoßen. 2,5 g der Mixtur in einen Absud aus Brennessel rühren.
Dosierung: in reichlichen Mengen trinken.

Emotionen

Tausendgüldenkraut wirkt auf das Solarplexus- und das Kehlkopf-Chakra. Es steht in Beziehung zur Fähigkeit, seinem Zorn Ausdruck zu verleihen, seinem gerechten Zorn, dem Gefühl: »Dafür bin ich mir zu schade.« Es verleiht tapfere Entschlossenheit – den unbeugsamen Willen, sich nicht zum Fußabtreter machen zu lassen, für seine Rechte einzustehen und zu kämpfen. Es ist nicht direkt der Kriegeraspekt, eher die Wildheit der Tigerin, die ihre Jungen verteidigt.

Trinke direkt nach dem Aufstehen einen Absud von Tausendgüldenkraut, damit du den Tag mutig angehen kannst.

Tausendgüldenkraut ist »wässerigen« Frauen zu empfehlen, die sich allzuleicht aufopfern, selbst wenn keinerlei Veranlassung dazu besteht. Es gibt viele Dinge, für die es sich lohnt einzutreten, aber dies erfordert Mut. Den Mut zur Unpopularität, den Mut, sich der

Ungerechtigkeit, der Engstirnigkeit, der Ignoranz zu widersetzen. Ein Mensch, der in dieser Weise aktiv wird, steht oft allein: Die Stimme des Widerspruchs ist unpopulär, selbst wenn sie etwas ausspricht, was viele bereits als wahr erkannt haben. Wir sind durch unsere geschlechtsspezifische Erziehung und unsere Kultur dazu konditioniert worden, nicht aufzumucken, und das macht es uns um so schwerer, mutig Stellung zu beziehen. Aber nur so werden Herzen und Köpfe verändert – es sind gerade die alltäglichen »Heldentaten«, die das Denken der Menschen beeinflussen.

Magie und Ritual

Tausendgüldenkraut gehört zum Element Feuer: Es steht für Initiation und Intuition. Es wird als Tee vor Beginn einer langen Reise getrunken oder bevor Mut- und Kraftproben in Angriff genommen werden: Initiationsrituale in der Wildnis, in der Einöde oder in den Bergen, wo die Initiandin ihre Angst überwinden und lernen muß, mit den Elementen eins zu sein. Don Juan beschreibt in Castanedas Büchern[3] solche Rituale, und ihre Schauplätze sind typisch für das Tausendgüldenkraut: magisch, unwirtlich, urtümlich, unbegreiflich. Die walisischen Berge und das schottische Hochland haben eine solche Atmosphäre und Zauberkraft und waren Schauplatz vieler Initiationsriten der keltischen Einwohner Britanniens.

Tausendgüldenkraut ist eine Pflanze des Mittsommers und der Johannisfeuer, um die man sich einst versammelte, um sich Geschichten von Tapferkeit und Mut zu erzählen, von Schlachten und Siegen der Vorzeit.

---

[3] Don Juan, ein Weiser vom Stamm der Yaqui, führte Carlos Castaneda in die schamanischen Traditionen der mexikanischen Indianer ein. Er wird in Castanedas Büchern ausführlich beschrieben, so etwa in *Die Lehren des Don Juan* (1973) und *Eine andere Wirklichkeit* (1975).

WACHOLDER

Körper

Wacholder ist ein hervorragendes »unspezifisches Antidot«, also ein Mittel, das jedem in den Organismus gelangten Gift oder Krankheitserreger entgegenwirkt. Er ist ein starkes Diuretikum, das überschüssige Flüssigkeit aus dem Körper entfernt und den Harnfluß verstärkt. Er ist ein wirkungsvolles Antiseptikum und eignet sich namentlich zur Behandlung von Infektionen der Harnwege. Auch gegen Nierensteine und Nierensand kann er mit gutem Erfolg angewendet werden. Wacholder ist eine in der Tiefe wirkende Heilpflanze, die die Energie der Lebenskraft drastisch steigert und – etwa nach einer langen Krankheit oder Depression – zur Wiederherstellung der Vitalität beiträgt.

Als Sonnenkraut wirkt er sowohl der Ängstlichkeit der Phlegmatiker als auch der Depressivität der Melancholiker entgegen. Er ist ein ausgezeichnetes Mittel gegen Blähungen und Koliken, und zwar insbesondere dann, wenn die Beeren frühmorgens auf leeren Magen gegessen werden (täglich zehn bis zwölf Stück).

Wacholder stimuliert die Gehirntätigkeit und soll das Sehvermögen verbessern, indem er den Sehnerv kräftigt.

Da er das Blut sehr wirkungsvoll entschlackt, wird Wacholder gern gegen Arthritis und Rheumatismus angewandt, insbesondere, wenn das Leiden durch kalte Witterung verursacht worden ist.

Die Beeren können auch zur Heilung von chronischen Hauterkrankungen beitragen, so namentlich von Psoriasis (Schuppenflechte) und chronischen Ekzemen.

WARNUNG: Wacholder hat eine sehr starke Wirkung und ist daher für extrem geschwächte und entkräftete Menschen nicht zu empfehlen. Vor Anwendung dieses Mittels sollte die Energie wieder etwas aufgebaut werden. *Wacholder darf Schwangeren, Kleinkindern oder Gebrechlichen unter keinen Umständen verabreicht werden!* Nach dreiwöchiger Anwendung für drei

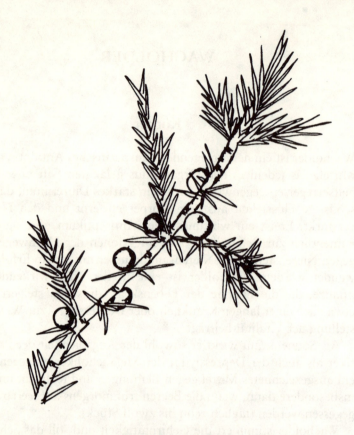

Wacholder

Planetenherrscher: Sonne

Eigenschaften: warm und trocken

Sammelzeit: Herbst und Winter

Verwendete Pflanzenteile: Beeren

Wissenschaftlicher Name: Juniperus communis

Medizinische Anwendung:
für die Nieren und das Blut

Hauptwirkstoffe: Bitterstoffe, Gerbstoffe,
ätherisches Öl, Flavonoide, Harze

Wochen unterbrechen, dann für weitere drei Wochen fortsetzen, ehe die Behandlung abgeschlossen wird. Wacholder darf bei schweren Nierenleiden und Bluthochdruck nicht angewandt werden.

Rezepte

Wacholderöl
2 Tassen Wacholderbeeren
2 Tassen kaltgepreßtes Öl (z. B. Olivenöl)
Die Beeren über Nacht in Wasser einweichen lassen und dann 30 Minuten lang im Öl simmern. Abseihen.
Zum Auftragen auf juckende Wunden, bei Rückenschmerzen, schmerzenden Gelenken und Abschürfungen.

WARNUNG: Nur zur äußerlichen Anwendung!

Gegen Blähungen und Sodbrennen
Wie folgt zerkauen und schlucken:
4 Beeren am ersten Tag
5 Beeren am zweiten Tag
6 Beeren am dritten Tag
7 Beeren am vierten Tag
und so weiter, bis zehn Beeren täglich eingenommen werden. Dann die Tagesdosis graduell wieder bis fünf Beeren herabsetzen.

Nierentonikum
450 g frische Löwenzahnblätter und -wurzeln
450 g frische grüne Pfirsichbaumblätter
450 g Petersilienblätter und -wurzeln
450 g Erdbeerranken
Zerstampfen und in 11 Liter Wasser geben. Zum Kochen bringen. Dann
100 g pulverisierte Wacholderbeeren
450 g Zucker
hineinrühren. Gären lassen, dann abseihen und zu späterer Verwendung in Flaschen abfüllen.
Dosierung: 4mal täglich ein halbes Weinglas (1 dl).

Bei Gebärmuttervorfall (nach Trotula)
Gib in ein Vollbad je 10 g der folgenden Kräuter: Echter Beifuß, Wacholder, Flohkraut, Kampfer und Wermut. Setz dich so hinein, daß dir das Wasser bis zu den Brustwarzen reicht. Täglich wiederholen. Wenn die Gebärmutter sich wieder zurückgezogen hat, vermische je 10 g der folgenden pulverisierten Zutaten – Poleiminze, Galgantwurzel, Indische Narde und Muskatellerweinbeeren – mit Pfefferminzöl. Binde die Mixtur in einem Stück Musselin zu einer Kugel zusammen und führe diese wie einen Tampon ein. Leg dir einen Verband an, um den Tampon am Herausrutschen zu hindern, und bleibe mehrere Tage lang ruhig liegen.

WARNUNG: Nur unter Aufsicht einer heilkräuterkundigen Naturheilerin anwenden. Nicht zur Selbstbehandlung gedacht!

Emotionen

Wacholder steht in Beziehung zum Wurzel-Chakra, dem Sitz der schlummernden Kundalini oder »Schlangenkraft«. Wenn ein bestimmter Grad der Entwicklung erreicht ist, dann, so heißt es, erwacht die Schlange und schießt empor durch die anderen Chakras, wobei sie deren »Schutzhäute« durchstößt und die gesamte Energie des Ätherleibs transformiert. Wacholder wird bei Menschen angewandt, die auf der materiellen Ebene blockiert sind. In der Regel handelt es sich dabei um Erd-Typen, das heißt um Menschen, in deren Geburtshoroskop Stier, Jungfrau oder Steinbock eine zentrale Rolle spielen. Wacholder wird auch von Menschen benutzt, die nach einer spirituelleren Lebensweise streben, die sich dem Feuer zuwenden wollen. Das Wurzel-Chakra repräsentiert das Leben als bloßes Überleben. Es beherrscht all jene, die aus Angst, Haß oder Zorn außerstande sind, sich auf subtilere Formen emotionalen Ausdrucks hinzuentwickeln. Wacholder gestattet uns eine größere emotionale Losgelöstheit, ermöglicht es uns, Zwänge oder Ressentiments, Zorn und Gewalt hinter uns zu lassen. Als eine Feuerpflanze kann Wacholder auch dabei helfen, wässerige Typen »trockenzulegen« – also jene Menschen, die sich in einem Meer von Emotionen verlieren und außerstande sind, zu handeln oder Anstöße zu geben. Feuer zentriert und richtet aus. Es energisiert den Willen und schenkt den Mut, der wässerigen Typen bisweilen mangelt.

Verbrenne drei Monate lang bei Neu- und Vollmond jeweils fünf Wacholderbeeren auf glühender Räucherkohle. Beobachte dich während dieser Zeit und notiere alle Veränderungen, die sich in deinem spirituellen Leben bemerkbar machen.

Magie und Ritual

Kyphi (Räucherwerk)
Weiche Rosinen drei Tage und drei Nächte lang in Wein ein und vermische sie anschließend mit Wacholderbeeren, Akaziengummi, Henna und Kalmuswurzel.

Vermische die Zutaten und laß sie 24 Stunden lang ruhen. Zerstoße dann die Mixtur in einem Mörser und vermische sie anschließend zu gleichen Teilen mit der folgenden Mixtur, die du zuvor gleichfalls im Mörser zerstoßen hast: Mastix, Pfefferminze, Lorbeerblätter, Hibiskus, Zimt, Galgantwurzel, Iriswurzel und Sandelholz.

Vermische alles gründlich und gib pulverisierte Myrrhe sowie – als Bindemittel – Honig hinzu. Breite alles zum Trocknen auf Backpapier aus. Auf glühender Räucherkohle verbrennen.

Um mehr spirituelle Energie in dein Leben zu bringen
Bei Neumond beginnend, verbrenne jeden Abend, sobald der Abendstern aufgegangen ist, etwas von diesem Räucherwerk. Während es verbrennt, meditiere über das Feuer des Lebens, kraft dessen das Universum entstanden ist und unsere Welt sich unaufhörlich bewegt und entfaltet. Stell dir vor, wie dieser Lichtfunken die Energie entfacht, die du in der Geborgenheit deines Wurzel-Chakras verwahrst. Während du meditierst, lasse es zu, daß ein symbolisches Bild deiner Spiritualität in deinem Bewußtsein entsteht. Dieses Bild oder Symbol wird dir Einsichten in die Weise gewähren, wie deine Spiritualität in dein tägliches Leben integriert werden könnte. Laß dich von deinem eigenen spirituellen Feuer inspirieren und ermutigen.

2

MONDKRÄUTER

☽

ELEMENT: Wasser

ORGANE: Brüste und Magen

REICH: Gefühl

TEMPERAMENT: phlegmatisch

FUNKTION: Ausstoßung

EIGENSCHAFTEN: kalt und feucht

Mondkräuter sind weit seltener als die Pflanzen der Sonne. Die Eigenschaften »Kälte« und »Feuchtigkeit« sind beim Mond viel stärker ausgeprägt als bei der Venus, weswegen seine Kräuter häufig sogar lebensfeindlich sind. Einige der stärksten Gifte und Narkotika sind Mondkräuter, so beispielsweise Mohn und Bilsenkraut. Sie sind insofern Gifte, als sie den Körper so stark abkühlen, daß die Lebensfunktionen nicht mehr aufrechterhalten werden können.

Mondkräuter sind von phlegmatischem Temperament, und durch ihre Kälte und Feuchtigkeit stärken sie die ausstoßende Funktion des Körpers.

Die in diesem Buch behandelten Mondkräuter sind Klettenlabkraut und Vogelmiere.

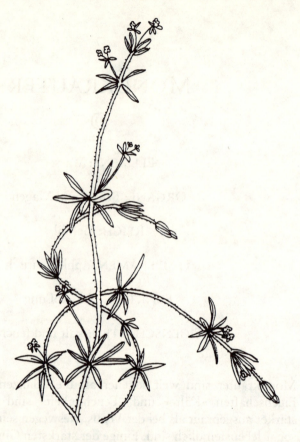

Klettenlabkraut

Planetenherrscher: Mond

Eigenschaften: warm und trocken

Sammelzeit: den ganzen Sommer über

Verwendete Pflanzenteile: oberirdische

Wissenschaftlicher Name: Galium aparine

Medizinische Anwendung:
für den lymphatischen Apparat

Hauptwirkstoffe: Kieselerde, Gerbstoffe, Glykoside

KLETTENLABKRAUT

Wissenswertes

Andere Namen sind Klebriges Labkraut, Klimmendes Labkraut und Klebkraut. Die Bezeichnung »Labkraut« rührt daher, daß die Pflanze Labferment enthält – einen Stoff, der Milch zum Gerinnen bringt –, weswegen sie früher oft zur Käsebereitung verwendet wurde. Die gerösteten Samen sind ein hervorragender Kaffee-Ersatz.

Körper

Klettenlabkraut ist eine äußerst wichtige Heilpflanze, und jede Frau, die sich ernsthaft mit Naturheilkunde befaßt, sollte es in ihrem Kräuterschrank haben. Klettenlabkraut ist *das* Heilmittel für den lymphatischen Apparat, und da dieser die Funktion des Immunsystems und den Wasserhaushalt des Körpers mitbestimmt, kann es bei vielen Krankheiten, namentlich solchen mit chronischem Verlauf, angewandt werden. Wir leben in einer vielfach verschmutzten Umwelt und essen oft wertlose Kost. Indem wir uns mit unserer Nahrung zudem hunderterlei chemische Zusatzstoffe und Pestizide einverleiben, treiben wir unser Immunsystem bis an die Grenze seiner Leistungsfähigkeit, und wenn wir unter Streß stehen oder geschwächt sind, sind wir ganz besonders anfällig für Viren und Mikroorganismen.

Klettenlabkraut reinigt die Lymphgefäße und stärkt und stimuliert unser Immunsystem, wodurch wir mit jeder Art von Infektion leichter fertig werden können. Klettenlabkraut ist ein Heilmittel gegen langwierige Virusinfektionen, gegen die extreme Mattigkeit, die wir nach einer schweren Krankheit, nach jeder längeren Einnahme von Corticosteroiden, Antidepressiva oder ähnlich starken Präparaten verspüren. Es dauert ein paar Wochen, bis es seine volle Wirkung entfaltet, aber bei längerer Anwendung schenkt es Kraft und

Widerstandsfähigkeit und beseitigt die negativen Folgen der Infektion oder der zuvor eingenommenen Arzneien.

Klettenlabkraut kann auch zur Behandlung spezifischer Störungen des Lymphsystems, wie Mumps oder Lymphdrüsenentzündungen, angewandt werden. Die Lymphgefäße transportieren eine Menge Flüssigkeit, und diese kann sich, bei entsprechender Veranlagung, zu Ödemen stauen oder aber zu Zellulitis führen. Eine wenigstens einmonatige Behandlung mit Klettenlabkraut trägt dazu bei, einen Teil der angesammelten Flüssigkeit abzuleiten und dadurch den Organismus zu entlasten.

Klettenlabkraut ist außerdem ein Diuretikum, also ein harntreibendes Mittel. Aus diesem Grund empfiehlt es sich auch zur Behandlung von Nierensteinen, Harnblasen- und Harnröhrenentzündung. Bei Männern läßt es sich auch gegen Prostataentzündung anwenden. Zumal in Verbindung mit Löwenzahn und Mädesüß ist es ein hervorragendes Mittel gegen Kinderkrankheiten wie Masern und Windpocken. (Daß es gegen Mumps hilft, habe ich bereits erwähnt.)

Äußerlich, in Form einer Salbe angewandt, eignet es sich durch seine tiefenreinigende Wirkung auch hervorragend zur Behandlung von Hautleiden wie Psoriasis (Schuppenflechte) und Ekzemen und lindert häufig die Symptome von Pubertätsakne. Das im Klettenlabkraut enthaltene Siliziumdioxyd – die Kieselerde, ein auch in Gräsern enthaltenes Mineral –, übt namentlich auf die Schleimhäute eine heilsame Wirkung aus, so daß die Pflanze auch bei Entzündungen der Lippen und Mundhöhle, des Darms, der Blase und der Vagina angewandt werden kann.

Rezept

Ein Frühlingstonikum
Nimm je 5 g Klettenlabkraut, Löwenzahnwurzel und Wermut. Zerkleinere die (frischen) Pflanzen und gib sie in 600 ml Wasser. 15 Minuten stehen lassen, dann im Wasserbad bis kurz vor dem Siedepunkt erhitzen. Abseihen.
Dosierung: eine Woche lang dreimal täglich ein kleines Glas.
Führe diese Kur zu Frühlingsanfang durch, um den Organismus nach der kohlenhydratreichen Ernährung des Winters zu reinigen

und um ihn auf den Wechsel in die neue Jahreszeit vorzubereiten, der nicht selten Krankheiten mit sich bringt.

WARNUNG: Dieses Tonikum sollte während der Schwangerschaft nicht eingenommen werden.

Emotionen

Klettenlabkraut ist wie ein stilles Meer in der Dämmerung, der Zeit zwischen Nacht und Tag, Dunkelheit und Licht. Es ist dieser warme, geschützte Ort, wo die Natur alle Dramen des Tages einzuhüllen, zu bergen und aufzuheben scheint, ohne jedoch die Geheimnisse der Nacht schon vorausahnen zu lassen. Es ist ein Ort des »Dazwischen« und repräsentiert auf der emotionalen Ebene die Zeit der Ruhe nach und vor dem Handeln, die Lücke, die »schwangere« Pause, bevor das Leben von neuem beginnt. Es schenkt ein Gefühl des Friedens, der Ruhe und Stille, das die ganze Psyche umhüllt – aber es ist kein schläfriger Frieden, kein erschöpftes Sichausruhen, sondern einfach der Raum zwischen zwei Atemzügen, die innere Stille, die wir in der Geschäftigkeit des Alltags so oft überhören.

Klettenlabkraut ist für Menschen, denen eine lange Reise bevorsteht – der Eintritt in eine neue Lebensphase – eine Veränderung – eine Zeit des Kräftesammelns und des Verarbeitens und Verstehens jüngst gemachter Erfahrungen. Gib diese Pflanze denen, die einen Veränderungsprozeß durchmachen, die »unterwegs« sind, aber eine kurze Ruhepause benötigen. Gänzlich ungeeignet ist Klettenlabkraut hingegen für Frauen, die zum Stillstand neigen, die dazu tendieren, da »steckenzubleiben«, wo sie sich gerade befinden.

Trinke vor jeder längeren Reise an drei aufeinanderfolgenden Abenden Tee aus Klettenlabkraut und bitte um Träume, die dir unterwegs helfen können.

Magie und Ritual

Klettenlabkraut-Ritual
Klettenlabkraut steht in Beziehung zum Herbstäquinoktium (21. September) und zu Festen, zu denen Frauen sich versammeln, um gemeinsam zu trommeln und zu tanzen und das Herannahen der Zeit der Einkehr, des Winters, zu feiern. Jede Frau tanzt ihren eigenen heiligen Tanz des Sommers, tanzt all die Feuerenergie und Inspiration, die er ihr geschenkt hat, und durch den Rhythmus ihres Körpers zieht sie die Energie einwärts, um sie für die kalte Zeit des Winters zu speichern.

Die Trommelmusik ist eine Botschaft für andere Frauen, die zur gleichen Zeit anderswo feiern, und ein rhythmischer Sammelpunkt für die wilde Feuerenergie. Das Fest ist ein Lebewohl dem Licht und ein Willkommensgruß für die dunkle Seite der Natur. Die Frauen knüpfen Girlanden aus den letzten Blumen des Sommers und schmücken sich damit zum Tanz. Nachdem jede Frau ihren Tanz beendet hat, wirft sie ihre Girlande ins Feuer und sagt dazu:

Die Sommersonne stirbt.
Der Winter kommt heran.
Bringe ein die Dunkelheit des Winters.

VOGELMIERE

Wissenswertes

Die Pflanze wird auch Vogelsternmiere, Vogelkraut, Mäusedarm oder Hühnerdarm genannt.
Es heißt, es gebe keine Region der Erde, wo die Vogelmiere *nicht* anzutreffen sei. Zumindest hat sie sich als Kulturfolger in allen gemäßigten und den arktischen Zonen ausgebreitet.
In der Schweiz ißt man Vogelmiere, um das Herz zu stärken, und gibt sie Rekonvaleszenten, damit sie wieder zu Kräften kommen. Früher wurde Vogelmiere vielfach als Salat oder wie Spinat zubereitet gegessen: Roh galt sie als Augentonikum, gekocht als blutbildend.

Körper

Aufgrund ihrer kühlenden Wirkung, wird Vogelmiere gegen Ekzeme, Furunkel, Schweißbläschen, Nesselfieber und jede andere »warme« und juckende Hautirritation angewandt: Sie gleicht so die Einflüsse von Mars und Sonne aus, indem sie die Hitze und Trockenheit dieser zwei Planeten mildert. Vogelmiere kühlt übermäßige Wärme der Leber. Sie wird gegen Entzündungen oder Funktionsschwäche von Darm, Magen und Lunge und gegen jede Art von innerer Entzündung angewandt. Sie beruhigt und kühlt und ist namentlich bei Kolitis und anderen Störungen des Darms zu empfehlen.
Vogelmiere besitzt eine besondere Affinität zur Lunge und hilft daher besonders bei Bronchitis, Brustfellentzündung, Husten, Schnupfen und Heiserkeit. Sie findet auch bei der Behandlung von Rheuma Verwendung, und zwar sowohl äußerlich, in Form einer Salbe, als auch innerlich.
Das Kraut hilft gegen Blutvergiftung und Krätze und reinigt den ganzen Organismus.
Ein Absud aus der frischen Pflanze wurde früher gegen Fettleibigkeit und Krämpfe eingenommen.

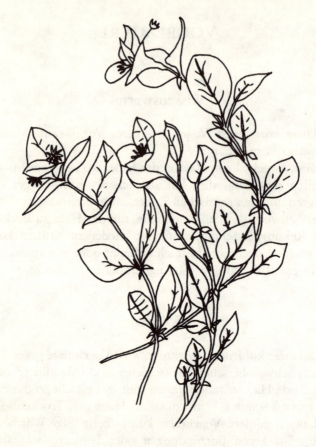

Vogelmiere

Planetenherrscher: Mond

Eigenschaften: kalt und feucht

Sammelzeit: Juni bis August

Verwendete Pflanzenteile: oberirdische

Wissenschaftlicher Name: Stellaria media

Medizinische Anwendung: für Haut und Lunge

Hauptwirkstoffe: Saponine, Kupfer und Zinn

Wende Vogelmierencreme oder -lotion zur Symptombehandlung von juckenden Ausschlägen oder Schuppenflechte an, zur Heilung von Verbrennungen und Geschwüren, sowie um Furunkel zu ziehen. Vogelmiere zieht und absorbiert Gifte aller Art.

Rezepte

Vogelmierencreme
50 g Vogelmiere
500 ml Oliven- oder Sonnenblumenöl
Zwei Monate lang ziehen lassen. Gib dann 50 g Kakaobutter und 50 g gelbes Bienenwachs hinzu und erhitze, bis alles geschmolzen ist. Laß die Mixtur dann unter ständigem Rühren langsam abkühlen, bis sie die Konsistenz einer geschmeidigen Creme hat. Nur zur äußerlichen Anwendung.

Vogelmierenwasser, gegen Verstopfung
Gib 3 Eßlöffel getrocknete oder 2 Handvoll frische Vogelmiere in 1,2 Liter Wasser. Erhitzen und auf die halbe Flüssigkeitsmenge einkochen lassen.
Dosierung: alle drei Stunden eine Tasse der warmen Flüssigkeit, bis der Stuhldrang eintritt.

Emotionen

Als ein Wasserkraut ist Vogelmiere besonders für magere, trockene und spröde Menschen geeignet, denen die Geschmeidigkeit, Anpassungsfähigkeit, Barmherzigkeit und Empfänglichkeit des Wassers mangelt. Solche Menschen sind sehr oft selbstgenügsam, beherrscht und wenig spontan und können von den erweichenden Eigenschaften der Vogelmiere nur profitieren.

Trinke zwei Wochen lang jeden Morgen eine Tasse Vogelmierentee. Wenn du das Bedürfnis verspürst, die Behandlung fortzusetzen, lege eine Pause von zwei Wochen ein und fang dann wieder an.

Nicht zu empfehlen ist Vogelmiere für Menschen mit einer ausgeprägten wässerigen Natur, also für Phlegmatiker, die eher eine Festigung ihrer Grenzen benötigen als deren Auflösung.

Magie und Ritual

Ritual zum Eintritt in die Lebensphase der Weisheit
Der dritte Aspekt der Göttin ist die Alte, die Greisin. Nach der zweiten Saturnrückkehr (zwischen dem 56. und dem 60. Lebensjahr kehrt Saturn erneut auf seine Radixstellung zurück) tritt die Frau in die Phase der Weisheit ein und kann eine Alte genannt werden. Die Alten erfüllen eine wichtige Funktion: Sie sind die Hüterinnen des alten Wissens, die Philosophinnen, Wahrsagerinnen und Großmütter.

Saturn ist die Lehrerin, die Weise, die Herrin der Zeit. Sie lehrt uns während unserer ganzen Mädchenzeit und Mutterschaft, und wenn sie zum zweitenmal zurückkehrt, beginnen wir, die dunkleren Mysterien des Lebens zu begreifen. Sie ist Hekate, die Göttin der Wildnis und die Königin der Nacht. Ihre Farbe ist Violett.

Feiere dieses neue Lebensstadium mit anderen Alten zusammen. Schmück den Raum mit violetten und weißen Blumen. Jede Frau bringt der »neuen Alten« ein Geschenk mit – etwas, was die Zeit symbolisiert: Fossilien, Kristalle, violette Blumen oder Früchte. Bringt der neuen Alten einen Trinkspruch aus – singt, tanzt, freut euch und feiert!

3

MERKURKRÄUTER

☿

ELEMENT: Erde

ORGANE: Lunge und Nervensystem

REICH: Denken

TEMPERAMENT: melancholisch

FUNKTION: Zurückhaltung

EIGENSCHAFTEN: kalt und trocken

Die Kräuter des Merkur wirken auf das Nervensystem und die Lunge, die beide von diesem Planeten beherrscht werden. Sie erden, stabilisieren und sedieren. Da sie melancholische Heilmittel sind, haben Merkurkräuter im allgemeinen eine leicht dämpfende Wirkung, die sich bei akuter Ängstlichkeit, wenn das Nervensystem überreizt ist, als nützlich erweisen kann. Aus demselben Grund aber sind sie bei Frauen, die zu Depressionen neigen, nur mit Vorsicht anzuwenden.

Die in diesem Buch behandelten Merkurkräuter sind Echter Alant, Baldrian, Fenchel, Lavendel und Süßholz.

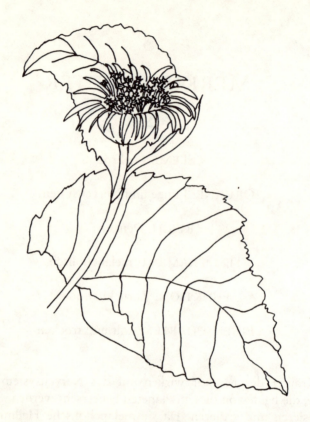

Echter Alant

Planetenherrscher: Merkur

Eigenschaften: warm und trocken

Sammelzeit: November bis März

Verwendete Pflanzenteile: Wurzel (im zweiten Jahr und vorzugsweise frisch)

Wissenschaftlicher Name: Inula helenium

Medizinische Anwendung: für die Lunge

Hauptwirkstoffe: ätherisches Öl, Bitterstoffe, Triterpene, Schleim, Inulin

ECHTER ALANT

Wissenswertes

Der zweite Bestandteil des wissenschaftlichen Namens *Helenium* soll auf Helena verweisen: Die Pflanze soll aus ihren Tränen entstanden sein, die zu Boden fielen, als sie von Paris entführt wurde.

Sowohl Hippokrates[1] als auch Galen empfahlen die Pflanze wegen ihres wohltuenden Effekts auf die Gebärmutter, den Harnapparat und die Lunge.

In Dänemark wird der Alant »Elfen-Ampfer« genannt.

Echter Alant ist ein in mittelalterlichen Herbarien häufig erwähntes Kraut. Die walisischen Ärzte des 13. Jahrhunderts nannten ihn *marchalan*.

Ein lateinischer Spruch lautet: *enula campana / reddit praecordia sana* (»Alant hält die Lebenskraft gesund«).

Körper

Wenngleich ein Merkurkraut, ist Alant sehr warm und trocken und muß also mit Bedacht verwendet werden, wenn er kein Fieber verursachen soll. Er ist bei chronischem Katarrh und ähnlichen phlegmatischen Leiden, akutem Bronchialasthma, Keuchhusten und Bronchitis mit starker Schleimproduktion angezeigt.

Alant wärmt und kräftigt das Lungengewebe. Er ist ein stark wirkendes Expektorans, das bei hartnäckigem Husten – namentlich nervösen Ursprungs (Merkur regiert ja das Nervensystem) – hervor-

---

[1] Hippokrates wurde um 460 v. Chr. auf der griechischen Insel Kos geboren und starb um 370 v. Chr. in Larissa. Er war ein berühmter Arzt, der die Medizin zu einer eigenständigen Wissenschaft erhob. Seine Lehren sind im sogenannten *Corpus Hippocraticum* zusammengefaßt. Er gilt auch als der Verfasser des nach ihm benannten »Hippokratischen Eides«, der bis in die Neuzeit gültig geblieben ist.

ragende Dienste leistet. Alant entgiftet die Lunge und fördert die Heilung aller Gewebe. Verwende ihn in kleinen Dosen in Verbindung mit reizlindernden Mitteln zur Behandlung chronischer Lungenleiden wie Pneumokoniose (Staublunge) und Emphysem.

Echter Alant lindert Entzündungen und bekämpft Infektionskrankheiten. Er ist schweißtreibend und wirkt dadurch fiebersenkend.

WARNUNG: Aufgrund seiner Wärme sollte Alant cholerischen und sanguinischen Personen – wenn überhaupt – nur in sehr kleinen Dosen verabreicht werden.

Rezepte

Alantwein
Setze 75 g der Wurzel mit 1 Liter Rotwein an und lasse das Ganze zehn Tage stehen. Während der Zeit wiederholt schütteln. Abseihen und nach Geschmack mit Honig süßen.
Dosierung: zweimal täglich ein kleines Glas als Appetitanreger. Die Mixtur wirkt auch als Magentonikum und Hustenmittel.

Alantsirup (nach Culpeper)[2]
»Die frischen Wurzeln des Echten Alants – mit Zucker konserviert oder zu einem Konfekt oder Sirup verarbeitet – wärmen den kalten, windigen Magen und die Seitenstiche, die von der Milz verursacht worden sind, und lindern Husten, Kurzatmigkeit und Lungenpfeifen.«

Bronchitistee
Vermische Alantwurzel, Thymian, Brennessel und Lungenkraut zu gleichen Teilen.
Dosierung: täglich zwei- bis dreimal 1 Teelöffel der Kräutermischung mit ½ Tasse kochendem Wasser überbrüht.

---

[2] In den Rezepten läßt sich Zucker natürlich weitgehend durch Honig ersetzen. Die angegebene Menge muß wegen des im Honig enthaltenen Wasseranteils dann jedoch verringert werden.

Emotionen

Alant steht mit dem Stirn-Chakra und der Ausübung des »höheren Denkens« in Verbindung. Er ist für Intellektuelle von Nutzen, für Menschen, die »im Kopf leben« und infolgedessen von ihrem physischen Körper abgeschnitten sind. Solche Menschen haben in der Regel einen mageren, knochigen, kraftlosen Körper und sind oft emotional erstarrt.

Alant hilft, blockiertes Material freizusetzen, und ermöglicht es dem Menschen, emotional wieder aufzuatmen, sich ein wenig zu entspannen und seinen Gefühlen mehr zu vertrauen.

Nimm täglich 5 Tropfen der Tinktur ein, solange du das Bedürfnis danach verspürst.

Magie und Ritual

Das Stirn-Chakra steht mit Hellsichtigkeit in Beziehung, mit der Fähigkeit, klar zu sehen, den Geist als ein Werkzeug zu benutzen, Gedankenformen zu erschaffen. Wie der Solarplexus bewirkt es Ereignisse durch die Kraft des Willens, aber nicht – wie jenes – des emotionalen, sondern des spirituellen Willens. Daher ist die Energie des Stirn-Chakras neutral, unbeteiligt und emotionslos.

Meditation über die Klarheit
Wenn der Mond in einem Luft- oder einem Erdzeichen steht, begib dich spät abends an einen ruhigen Ort, wo du wenigstens 15 Minuten lang ungestört bleiben kannst. Entzünde drei Kerzen: eine weiße, eine blaue und eine gelbe. Streue getrockneten Alant auf glühende Räucherkohle und warte, bis der Rauch sich ausgebreitet hat. Schließe die Augen und richte deine Aufmerksamkeit auf die Stelle zwischen deinen Augenbrauen. Atme ein paarmal tief durch und werde dir dessen bewußt, daß ein Lichtstrahl von diesem »dritten Auge« ausgeht. Der Lichtstrahl erfaßt nach und nach alle Bereiche deines Lebens, die der Klärung bedürfen. Laß alle Bilder und Gefühle ungehindert aufsteigen, ohne sie zu analysieren und ohne irgend etwas abzulehnen.

Laß dir soviel Zeit, wie du möchtest, erforsche alles gründlich, und wenn du dich bereit fühlst, kehre langsam in das Zimmer zurück. Schreibe deine Erfahrungen nieder. Vielleicht wird es sich als nötig erweisen, diese Meditation mehrmals, über einen Zeitraum von mehreren Wochen, zu wiederholen, bis du dir über alles Klarheit verschafft hast.

Der Wille

Es gibt drei Arten von Willen: den starken, den geschickten und den transpersonalen Willen. Bestens vertraut ist uns der starke Wille, jene Selbstüberwindung, die es uns schon als Kinder kostete, etwas Unangenehmes zu tun, weil es »unseren Charakter bildet«. Der geschickte Wille ist etwas, was uns allen not tut, was wir alle in uns entwickeln sollten: Es ist der taktisch kluge Wille, der Wille der meisterhaften Kriegerin, die sich die Kraft oder das Ungestüm ihres Gegners zunutze macht, um ihn zu überwinden, die gelassen in ihrem eigenen Zentrum ruht, bereit, sich je nach Bedarf in die eine oder andere Richtung zu bewegen, und die Kräfte der Natur für die jeweils anstehende Aufgabe manipuliert. Der transpersonale Wille hat etwas mit den Gesetzen des Karmas zu tun, mit dem Willen der Göttin – mit jeglicher Kraft, die die Seele in ihrer jeweiligen Inkarnation leitet und bestimmt.

Eine Frau kann sich dafür entscheiden, im Einklang mit dem transpersonalen Willen – was immer das für sie bedeuten mag – zu leben. Oder sie kann sich dafür entscheiden, ihr Gefühl für das, was recht wäre, zu mißachten und sich von ihren persönlichen Wünschen leiten zu lassen – und damit für den Rest ihres Lebens auf der Stelle zu treten. (Vgl. Roberto Assagioli, *Die Schulung des Willens* und Piero Ferrucci, *Werde, was du bist*.)

Die Verbindung zum transpersonalen Willen herstellen
Begib dich an einen ruhigen Ort, wo du wenigstens 45 Minuten lang ungestört sein wirst. Nimm eine bequeme Sitzhaltung ein und entspanne deinen Körper. Atme dazu ein paarmal tief durch und blase alle Verspannungen, die sich im Laufe des Tages in dir aufgebaut haben, kraftvoll aus dir heraus. Schließe die Augen und stell dir vor, du befändest dich auf einer sonnenbeschienenen Wiese. Schau dich um: Sieh die Pflanzen, die überall sprießen, spüre die Wärme der Sonne auf deiner Haut, höre das Summen und Zirpen der Insekten, das Zwitschern der Vögel. *Sei* wirklich auf dieser Wiese.

Echter Alant

Lauf ein bißchen herum und erkunde deine Umgebung. Schon bald wirst du einen Pfad entdecken, der von der Wiese wegführt. Folge ihm: Er führt dich einen Berghang hinauf. Während du gemächlich wanderst, sieh dich um und bewundere die Landschaft. Je höher du steigst, desto klarer wird die Luft. Je mehr du dich dem Gipfel näherst, desto deutlicher wird dir die Stille bewußt, die magische Atmosphäre, die dich umgibt.

Endlich erreichst du den Gipfel. Dort erwartet dich ein Tor, und sobald du es durchschreitest, erblickst du einen Brunnen. Geh darauf zu und achte dabei weiter auf deine Umgebung. Du bemerkst einen Lichtstrahl, der von der Sonne in das Wasser des Brunnens hinabscheint. Auf diesem Strahl gleitet ein Symbol deines transpersonalen Willens heran: Es kann sich dabei um einen Menschen handeln, um ein Tier, eine Pflanze, ein lebloses Ding oder sogar um ein Geräusch oder eine Farbe. Was immer dieses Symbol sei, gestatte ihm, näher zu kommen: Es hat eine Botschaft für dich, eine Botschaft, die deinen transpersonalen Willen betrifft. Stelle ihm Fragen oder lausche dem, was es dir mitzuteilen hat. Laß dir soviel Zeit, wie du brauchst ...

Wenn du das Gefühl hast, genug erfahren zu haben, verabschiede dich von deinem Symbol. Bevor du weggehst, wirst du ein Geschenk erhalten, etwas, was dich an diese Begegnung erinnern soll. Steige jetzt langsam wieder den Berg hinab, kehre zur Wiese zurück. Wenn du bereit bist, öffne die Augen und schreibe alles nieder, was dir widerfahren ist.

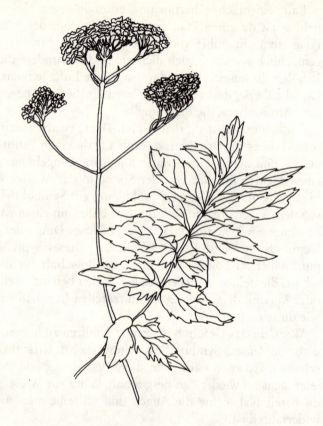

Baldrian

Planetenherrscher: Merkur

Eigenschaften: warm und feucht

Sammelzeit: November bis März

Verwendete Pflanzenteile: Wurzel

Wissenschaftlicher Name: Valeriana officinalis

Medizinische Anwendung: gegen nervöse Störungen

Hauptwirkstoffe: ätherisches Öl mit verschiedenen Monoterpenen sowie Sesquiterpenen, darunter Valerensäure und Valerenal; geringe Mengen an Alkaloiden

BALDRIAN

Wissenswertes

Der wissenschaftliche Name *Valeriana* ist vom lateinischen Verb *valere*, »stark« oder »gesund sein«, abgeleitet.

Früher schrieb man Baldrian die Kraft zu, Liebe zu erwecken, und verwendete das Kraut daher bei verschiedenen Liebeszaubern. Es hieß, wenn eine Frau Baldrian am Körper trüge, würde es ihr nie an Liebhabern fehlen. (Dies erscheint verwunderlich, wenn man an den strengen Geruch der Pflanze denkt!)

Weiterhin schrieb man der Pflanze die Wirkung zu, denjenigen, der sie am Körper trug, vor Blitz und vor Behexung zu schützen.

Man glaubt, der Rattenfänger von Hameln habe größere Mengen Baldrian bei sich gehabt, und es sei dessen Geruch gewesen, der die Ratten veranlaßte, ihm aus der Stadt zu folgen. Tatsache ist jedenfalls, daß sowohl Ratten als auch Katzen ganz versessen auf Baldrian sind – also halte deine Vorräte unter Verschluß, andernfalls wird sich deine Mieze daran gütlich tun! Es sind Fälle bekannt, in denen Katzen die Tüten aufgerissen und sogar Gläser geöffnet haben, die Baldrian enthielten. Ein Hexenname dieser Pflanze ist »Katzenpfote« (nicht mit dem Katzenpfötchen, *Antennaria dioica*, zu verwechseln, A. d. Ü.).

Die amerikanischen Ureinwohner verwendeten Baldrian zur Behandlung von Epilepsie und massierten damit gelähmte Gliedmaßen.

Als ein auf die höheren Nervenzentren wirkendes Sedativum wurde Baldrian im Zweiten Weltkrieg zur Behandlung von Bombenneurosen verwendet. Früher galt Baldrianöl als Heilmittel gegen Cholera, und Culpeper empfahl die Wurzel gegen die Pest.

Körper

Baldrian gehört zu den stärkeren Heilmitteln für das Nervensystem. Als ein Merkurkraut wirkt er sedierend, außerdem hypnotisch, antispasmodisch (Krämpfe der glatten Muskulatur lösend), schmerzstillend und narkotisch. Verwende ihn bei jeder chronischen oder akuten Erkrankung, die eine Entspannung des gesamten Organismus erforderlich macht: chronischen Angstzuständen, chronischer Schlaflosigkeit, Migräne, Anfällen von Panik, Herzklopfen, Krämpfen, Petit mal (»kleinem epileptischen Anfall«) und Schwindel. Zu empfehlen ist er weiterhin Frauen, die eine beliebige suchtbildende Substanz absetzen wollen, namentlich Tranquilizer und Barbiturate, Alkohol und harte Drogen. Durch eine sorgfältige Dosierung können durch Baldrian die zwangsläufig auftretenden Entzugserscheinungen auf ein Mindestmaß reduziert werden.

WARNUNG: Bei fortgesetzter Einnahme von Baldrian kann es zu einer physischen Abhängigkeit kommen. Bei Überschreitung der empfohlenen therapeutischen Dosis werden außerdem folgende Symptome beobachtet: Kopfschmerzen, psychische Erregung, Halluzinationen, Schwindel, motorische Unruhe und Krämpfe.

Verwende Baldrian gegen heftige Schmerzen, wie bei Rheumatismus und Arthritis, Neuralgien und Gürtelrose. In warmem Wasser eingenommen hilft er bei Dysmenorrhö (Menstruation mit kolikartigen Unterleibsschmerzen), Anfällen von Panik während der Entbindung, nach einer Fehlgeburt und jedem Schock, Trauma oder Unfall. Bei starken Schmerzen besteht die weitaus beste Verfahrensweise darin, deren *Ursache* herauszufinden und zu behandeln, worauf die Schmerzen von selbst verschwinden. Dies ist indes nicht immer möglich, da manche Schmerzzustände sehr plötzlich und qualvoll auftreten und nur langsam auf die Therapie ansprechen, so daß sich eine zusätzliche Symptombehandlung als notwendig erweist. In solchen Fällen kann durch vernünftige Verwendung von Baldrian der Schmerz vorübergehend gelindert werden, während parallel dazu die verursachende Störung auf ganzheitlichere Weise behandelt wird.

Rezepte

Gegen Reizhusten
15 g Baldrian
15 g Rosinen
15 g Anissamen
15 g Süßholz
Abkochen und die Flüssigkeit, mit Honig gesüßt, in kleinen Schlucken trinken.

Bei Schock
Fünf bis sieben Tropfen Baldriantinktur in einer Tasse warmem Wasser einnehmen.

Einreibemittel gegen Neuralgie
Acht bis zwölf Tropfen Baldriantinktur mit 100 g kaltgepreßtem Öl vermischen.

Emotionen

Baldrian hilft, mit der Angst zu arbeiten, die Kreativität und Selbstausdruck blockiert. Er ist für Menschen, die von Angst überwältigt werden und völlig handlungsunfähig sind – die möglicherweise versuchen, mit Hilfe von Psychopharmaka mit ihrer Panik fertig zu werden. Gewöhnlich sind solche Ängste psychogen – bestehen also nur in der Einbildung und haben keinen konkreten äußeren Anlaß: Es sind »objektlose« Ängste und weniger die Furcht vor Tigern oder Straßenräubern. Ist sie aber erst einmal in solch einen panischen Zustand geraten, kann eine Person leicht zu einem regelrechten »Angstmagneten« werden, der alle nur möglichen Befürchtungen an sich zieht: Sie wird zu einem hilflosen Spielball ihrer Ängste, verliert immer mehr von ihrem Eigenmachtsgefühl und ihrem Mut, bis sie nicht mehr imstande ist, eine Grenze zu ziehen zwischen ihren eigenen Emotionen und dem, was sie aus der Atmosphäre aufnimmt.

Wenn nichts dagegen unternommen wird, kann dieser Zustand zu einem totalen Selbstverlust und damit zum Wahnsinn führen. Nicht selten versucht der Betroffene, seine Gefühle mit Hilfe von Alkohol, Tranquilizern, Barbituraten und/oder Kohlenhydraten zu erden – und das mag zu Beginn auch einen gewissen Erfolg zeitigen, führt letztlich aber zu einer noch stärkeren Desorientiertheit und Angst, wodurch das Problem nur noch schlimmer wird.

Kleine Gaben von Baldrian beruhigen den emotionalen Körper. Baldrian schenkt Mut und Widerstandskraft und hilft, Denken und Fühlen ins Gleichgewicht zu bringen und miteinander zu harmonisieren. Mit der Zeit kann er dazu beitragen, daß ein Teil der persönlichen Energie vom Solarplexus zum Herzen aufsteigt und die Emotionen eine höhere, feinere Qualität annehmen.

WARNUNG: Da sich bei fortgesetzter Verwendung eine Baldriansucht entwickeln kann, sollte das Heilmittel nur in kleinen Dosen und in kurzen »Schüben« eingenommen werden – drei Tage lang ja, drei Tage lang nicht usw. –, um der Entstehung einer Abhängigkeit vorzubeugen.

Indem er hilft, die Licht- und Schattenaspekte der Psyche auszugleichen, kann Baldrian die Schrecken des Unbewußten vermindern – die Angst vor Geistern, Spuk, paranormalen Phänomenen und der Dunkelheit. Er ermöglicht es der Person, ein wahreres Spiegelbild ihrer selbst zu sehen: Licht und Schatten, Erkennen und Aussöhnen, Akzeptieren und Integrieren. Verwende Baldrian gegen Angst vor der Dunkelheit, Angst vor bösen Mächten und Dämonen sowie gegen objektlose Angst.

Fülle einen kleinen Baumwollbeutel mit Baldrian, und lege ihn jeden Abend vor dem Einschlafen unter dein Kopfkissen.

Magie und Ritual

Trinke Baldrian als Vorbereitung auf jedes magische Werk – wenn du dich tief in dein Inneres versenken möchtest, um Reinkarnationsarbeit zu leisten, mit magischen Spiegeln oder Kristallkugeln zu arbeiten, oder bevor du ein Hekate-Ritual des dunklen Mondes beginnst. Als Samhain-Kraut hilft Baldrian der Hexe, tief in Mysterien einzudringen, ihre normalen Grenzen zu überschreiten und mit der Angst vor Selbstverlust und Selbstauflösung fertig zu werden. Die Pflanze wird bei der Arbeit am eigenen dunklen Aspekt – dem Schatten oder der »Greisin« – verwendet. Baldrian ermöglicht jedes

Werk, das der Abwehr böser Kräfte dient. Er hilft, den Styx zu überqueren, den Fluß, der die Lebenden von den Toten trennt.

Reinkarnationsarbeit
Begib dich nachts an einen sicheren Ort, wo du wenigstens 30 Minuten lang keine Störungen zu befürchten brauchst, und nimm dort Baldrian ein. Leg dich dann bequem hin und entspanne dich. Ziehe deine ganze Aufmerksamkeit in das Hier und Jetzt und atme ein paarmal tief ein und aus. Spüre, wie du langsam emporschwebst: Sieh deinen Körper, der ausgestreckt unter dir liegt, und lasse es zu, daß du immer höher steigst – durch die Zimmerdecke, durch das Dach, durch die Wolken, immer höher und höher, bis in den Weltraum. Verweile dort eine Zeitlang im Kreis der Sterne, inmitten der Unendlichkeit des Raums.

Dann laß dich wieder sanft hinabschweben, immer tiefer und tiefer auf die Erde zu, und wenn du gelandet bist, befindest du dich in einer anderen Zeit und an einem anderen Ort. Erforsche diesen Ort in aller Ruhe, im sicheren Bewußtsein dessen, daß du jederzeit in deine Gegenwart zurückkehren kannst – daß es nur von deiner Entscheidung abhängt. Nach zehn bis fünfzehn Minuten schwebe langsam wieder in den Weltraum zurück. Verweile dort ein paar Minuten, um dich von dieser Erfahrung (im wertfreien Sinne) zu »reinigen«, und kehre dann langsam in dein Zimmer und deinen Körper zurück.

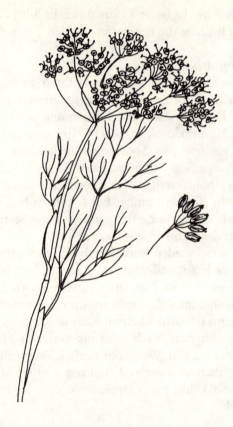

Fenchel

Planetenherrscher: Merkur

Eigenschaften: warm und trocken

Sammelzeit: Herbst

Verwendete Pflanzenteile: Samen

Wissenschaftlicher Name: Foeniculum vulgare

Medizinische Anwendung:
für den Verdauungsapparat

Hauptwirkstoffe: ätherisches Öl mit Anethol
und Fenchon

FENCHEL

Wissenswertes

Der amerikanische Dichter Longfellow schrieb über die Kräfte der Pflanze:

Über den niedern Kräutern ragt
der Fenchel hoch mit seinen gelben Blüten,
und er besaß in längst vergangnen Zeiten
die wunderbare Kraft,
Blindheit zu heilen.

Fenchel steht in Beziehung zur Milch und zur Laktation (Milchabsonderung aus der Brustdrüse). Die Kuh war eine sehr weit verbreitete Manifestation der Großen Mutter: die weiße, milchspendende, erhaltende, nährende Allmutter. Im alten Ägypten wurde sie als Hathor verehrt, aus deren Euter die Milchstraße floß und aus deren Schoß täglich die Sonne geboren wurde. Verschiedene Mythen aus aller Welt erklären, das Weltall sei aus der Milch einer Kuh zu Form geronnen. Aus Indien etwa kennen wir einen Schöpfungsmythus, dem zufolge das Universum von Göttern und Dämonen aus dem uranfänglichen Milchozean gequirlt wurde. Die ägyptische Göttin wurde in ihrem Aspekt als Ernährerin mit einem Kuhkopf mit Hörnern und zwei Brüsten dargestellt. Sie gab jedem Ägypter einen geheimen Seelennamen *(ren)* und wurde *Renenet* genannt, die »Herrin des doppelten Kornspeichers«, deren Nährkraft unerschöpflich war.

Körper

Merkur in der Jungfrau steht in Opposition zu den Fischen, und so neutralisiert Fenchel das phlegmatische Temperament. Durch seine Wärme und Trockenheit treibt er Kälte und Feuchtigkeit aus. Er wirkt Blähungen entgegen und hilft, überschüssige Luft aus dem Körper auszustoßen.

Ein Tee aus Fenchelsamen, in den letzten Tagen der Schwangerschaft und während der Stillzeit getrunken, steigert die Milchproduktion und wirkt sich über die Milch auch auf den Säugling positiv aus, indem er Blähungen vermindert und durch diese bedingte Leibschmerzen lindert. Durch sein ätherisches Öl stimuliert Fenchel die Verdauung und beugt dem Völlegefühl vor, das sich nach schweren Mahlzeiten einstellen kann. Er regt außerdem den Appetit an. Laut Culpeper hilft er, »Stauungen der Leber, der Milz und der Galle zu öffnen und dadurch die schmerzhaften windigen Schwellungen der Milz zu verringern«.

Fenchel ist auch ein Lungenheilmittel. Er beruhigt harten Reizhusten und trägt dazu bei, die Atemwege von Schleim zu befreien. Er ist daher bei Bronchitis, Asthma und jeder anderen Krankheit zu empfehlen, die eine vermehrte Schleimproduktion in der Lunge bedingt.

Der Saft der Pflanze wird in der Volksmedizin seit langem zur Behandlung von Erkrankungen der Bindehaut und der Augenlider verwendet: In die Augen getröpfelt, beseitigt er alle Trübungen und Entzündungen.

Rezepte

Beruhigende Augenspülung
Vermische Augentrost, Kamille und Fenchel zu gleichen Teilen miteinander. 1½ Teelöffel der Kräutermischung mit 1 Tasse heißen Wassers übergießen und bedeckt stehen lassen. Abseihen und nach vollständiger Abkühlung als Spülung verwenden oder als Kompresse auftragen.

Trotulas Rezept gegen Menstruationsschmerzen
Setze Wacholderbeeren, Petersilie, Fenchel, Bergfenchel, Liebstöckel und Echte Katzenminze mit Wein an. Erhitze die Mixtur und trinke sie warm.

Emotionen

Fenchel nährt und kräftigt wie Muttermilch. Er hat bei weichen, fügsamen, stillen Menschen eine beruhigende und tröstende Wirkung. Verängstigten Frauen und solchen, die lange Zeit nach Liebe und Zuwendung gehungert haben, hilft er, sich zu öffnen. Er ist wie geschaffen für Mager- und für Eßsüchtige, für diejenigen unter uns, die außerstande sind, selbst für ihr leibliches und seelisches Wohlergehen zu sorgen, und ständig nach einer »Mutterfigur« suchen, die dies für sie tut. Das Kraut hilft, die Angst vor der Sinnlichkeit zu verlieren, und öffnet für die Freuden des Körpers. Aus diesem Grund ist Fenchel ausgezeichnet für junge Mütter geeignet, da er ihnen hilft, ein emotionales Band zum Kind aufzubauen, und ein wechselseitiges (physisch-emotionales) Nähren ermöglicht.

Trinke den Tee, wann immer du das Bedürfnis nach Genährtwerden verspürst.

Magie und Ritual

Feier zur Geburt eines Kindes
Veranstaltet bei der ersten sich bietenden Gelegenheit – aber nicht später als 40 Tage nach der Geburt – ein Treffen von Müttern und Kindern. Jede Frau sollte der frischgebackenen Mutter etwas mitbringen, vorzugsweise etwas Handgemachtes oder süß Duftendes, auf jeden Fall aber nichts Praktisches – etwas, womit sie sich schmücken kann.

Traditionell bekamen Frauen nach der Entbindung Fenchel geschenkt – Sträuße, die sie über der Wiege aufhängen konnten, um die Fliegen vom Baby fernzuhalten, und aus denen ein Tee zubereitet wurde, der die Milchproduktion anregte. Grün ist die Farbe des Herzens, der Fruchtbarkeit und der Geburt.

Heißt die junge Mutter in ihrem neuen Lebensstadium willkommen!

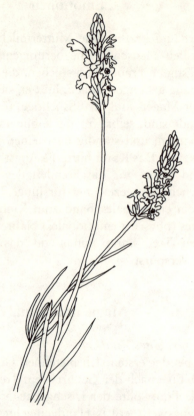

Lavendel

Planetenherrscher: Merkur

Eigenschaften: warm und trocken

Sammelzeit: Juni bis August

Verwendete Pflanzenteile: Blüten

Wissenschaftlicher Name: Lavandula angustifolia *oder* officinalis

Medizinische Anwendung: gegen nervöse Störungen

Hauptwirkstoffe: ätherisches Öl mit Linalylazetat und weiteren Terpenen, Gerbstoffe

LAVENDEL

Wissenswertes

Der Name kommt aus dem italienischen *lavanda*, was wiederum vom Verb *lavare*, »waschen« abgeleitet ist: Die Pflanze ist also nach ihrer Verwendung als duftende Badeessenz benannt.

Lavendel stand mit Hekate, Medea und Circe in Beziehung und wurde dazu verwendet, den bösen Blick abzuwehren.

Die Hexen nennen die Pflanze »Elfenblatt«.

Lavendel galt als eine der Zutaten des sogenannten »Vier-Diebe-Essigs«, mit dem sich Grabräuber während der großen Pestepidemien vor Ansteckung schützten.

Früher glaubte man, daß Lavendel, zusammen mit Rosmarin am Körper getragen, die Keuschheit schützte.

Körper

Als ein Kraut des Merkur in den Zwillingen ist Lavendel ein Heilmittel für das Nervensystem. Er ist so stark wie Baldrian, ohne jedoch dessen negative Nebenwirkungen und potentiell suchtbildende Eigenschaften zu besitzen. Verwende Lavendel bei Schlaflosigkeit, die durch körperliche Anspannung oder psychische Überaktivität verursacht ist, wie sie namentlich bei intellektuell arbeitenden Frauen vorkommt, denen es nicht selten schwerfällt, am Ende des Tages »abzuschalten«. Ebenso angezeigt ist das Kraut aber auch für Menschen, deren Geist während des Tages nicht genügend beansprucht wird und deswegen nachts noch »wach« ist. Trinke eine halbe Stunde vor dem Schlafengehen eine Tasse Lavendeltee oder reibe dir etwas ätherisches Öl auf die Schläfen und gib ein paar Tropfen davon auf dein Kissen, unmittelbar bevor du dich ins Bett legst.

WARNUNG: Lavendel kann dazu verwendet werden, den Entzug von suchtbildenden Mitteln zu erleichtern. Es ist allerdings äußerst wichtig, daß Psychopharmaka, wie z. B. Valium, nach längerer Anwendung nicht von einem Tag auf den anderen abgesetzt werden, da dies zu schweren Entzugserscheinungen führen kann, vor denen auch Lavendel nicht zu schützen vermag. Statt dessen sollte die Tagesdosis graduell herabgesetzt werden – und auch dies unter ärztlicher Aufsicht.

Lavendel ist eines der besten Heilmittel gegen Migräne – und zwar sowohl zur Bekämpfung akuter Anfälle als auch zur Langzeitbehandlung. Bei Anfällen laß ein heißes Bad einlaufen und gib 15 bis 20 Tropfen Lavendelöl hinein. Bleibe 15 bis 20 Minuten still in der Wanne liegen und achte darauf, daß das Wasser heiß bleibt. Dann lege dich in einem verdunkelten Zimmer nieder. Wahrscheinlich wirst du einschlafen, und wenn du wieder aufwachst, wird der Schmerz vergangen sein.

Lavendel ist auch bei Schwindelgefühl und Ohnmacht, Reise- und Seekrankheit hilfreich. Nimm das Kraut in Form von Tinktur ein oder inhaliere Lavendelwasser von einem Taschentuch.

Lavendel regt die Verdauung an. Er wirkt auf die Leber, indem er die durch Blutandrang verursachte Trägheit dieses Organs beseitigt. Er stärkt außerdem den Magen und wirkt nach schweren Mahlzeiten Völlegefühl, Blähungen und Verdauungsstörungen entgegen.

Lavendel senkt den Blutdruck und hilft bei Herzklopfen und Hitzewallungen.

Das Kraut ist ein starkes Antiseptikum und kann sowohl innerlich als auch äußerlich gegen Infektionen und Parasitenbefall angewandt werden. Er reinigt das Blut, befreit es von Toxinen und hilft gegen Gifte und Insektenstiche. Lavendel kann bei Mandelentzündung und Angina als Gurgelmittel sowie bei Zahnfleischentzündung, Geschwüren in der Mundhöhle und Zahnschmerzen als Mundspülung verwendet werden.

Verbrennungen können mit dem – verdünnten – ätherischen Öl behandelt werden: 1 Teil Lavendel auf 10 Teile Mandel- oder Olivenöl.

WARNUNG: Insulinabhängige Diabetikerinnen dürfen Lavendel nicht benutzen.

Lavendel 101

Rezept

Gegen Migräne
Vermische Rosmarin und Lavendel zu gleichen Teilen. Brühe daraus einen Tee und trinke ihn wenigstens vier Wochen lang täglich. Dies wird die Blutversorgung des Gehirns wieder normalisieren und die Symptome beseitigen.

Emotionen

Lavendel ist ein Kraut des Solarplexus, des im Oberbauch gelegenen und somit für die Assimilation äußerer Reize verantwortlichen Zentrums. Der Solarplexus ist wie eine Satellitenantenne: Wenn er nicht richtig justiert ist, empfängt er wahllos alle Schwingungen, Gefühle und Emotionen, die sich in der Atmosphäre befinden, und reagiert auf diese Sinneseindrücke auf instinktive Weise – d. h. buchstäblich »aus dem Bauch heraus«.

Die meisten Menschen funktionieren vornehmlich von diesem Chakra aus, und viele von ihnen sind ihm in gewissem Sinne auf Gedeih und Verderb ausgeliefert, da sie – solange sich Stirn- und Herzzentrum nicht auch einschalten – ausschließlich von ihren Wünschen und Begierden regiert werden und außerstande sind, ihre Reaktionen durch objektive und uneigennützige Urteile zu modifizieren. Es heißt, die menschliche Rasse sei gegenwärtig dabei, ihren Bewußtseinsschwerpunkt vom Solarplexus- zum Herz-Chakra emporzuheben und dadurch weniger egozentrisch und eher gruppenorientiert zu werden. (Siehe Alice Bailey, *Die Seele und ihr Mechanismus.*)

Lavendel wirkt wie ein Filter für den Solarplexus: Er sperrt einige der ankommenden Reize aus, wodurch es der Frau möglich wird, selbst zu entscheiden, welches sensorische Material sie in sich hereinlassen möchte. Durch entsprechende Bewußtheit ist es möglich, dieses Chakra zum Schutz zeitweise zu verschließen und nur solche Impulse aufzunehmen, die für uns gesund und förderlich sind.

Je mehr nun eine Frau auf ihre Umwelt eingestimmt ist, desto deutlicher wird ihr bewußt, wie sehr Gewalt, Habgier und Häßlichkeit ihr inneres Gleichgewicht stören. Das Ziel ist allerdings nicht, zu einem überempfindlichen Treibhauspflänzchen zu werden, das in der rauhen Wirklichkeit nicht existieren kann, sondern zu einem unterscheidungsfähigen Menschen, der sich frei dafür entscheidet, sich auf die gröberen, grausameren Aspekte des Lebens *nicht* einzulassen.

Gib fünf Tropfen des ätherischen Öls in eine Wanne heißen Wassers und bleibe eine Zeitlang darin liegen – atme den aufsteigenden Duft ein und laß das Gefühl los, von dem du dich befreien möchtest.

Magie und Ritual

Die Hexen pflegten trockene Lavendelblüten in die Mittsommerfeuer zu werfen, um Visionen und Inspiration zu empfangen. Den Rauch brennenden Lavendels einzuatmen versetzt in einen Trancezustand: Es verleiht der inneren Arbeit Klarheit und Zusammenhang und ist ein ausgezeichnetes Hilfsmittel, wenn es darum geht, das Denken auf eine bestimmte Aufgabe zu konzentrieren. Es hilft, in der Vorstellung Bilder des angestrebten Zieles zu entwerfen, und ist allgemein bei jeder Art von Imaginationsarbeit von Nutzen.

Lavendelritual
Lavendel, während der Sommermonate gesammelt und zur Verwendung im folgenden Frühjahr getrocknet, ist ein Kraut des Frühlingsäquinoktiums – des frühen Morgens, des Neumondes – und repräsentiert die ersten Sonnenstrahlen, die das Ende des Winters ankündigen, den Anfang von Reisen, den Beginn neuer Unternehmungen, Meditationen am frühen Morgen, wenn die Welt noch still und neu ist: eine frische Verheißung des kommenden Tages und zugleich ein Nachklingen der Geheimnisse der Nacht.

Die Pflanze ist subtil, zart, schwärmerisch, merkurisch und ihrem Wesen nach verheißungsvoller Anfang, Potential, noch ungeborene Ideen, noch zu knüpfende Netze, zu spinnende Zauber. Verwende Lavendel, wenn du etwas Neues beginnst, verwende ihn zu Neumondritualen, zu Anfang jeder Unternehmung – insbesondere dann, wenn diese mit einer Reise über Wasser zu tun hat oder mit Ideen und Nicht-Greifbarem.

Heiße den Frühling mit Lavendelfeuern willkommen oder indem du geweihte Räume und magisches Werkzeug mit Lavendelwasser reinigst. Desgleichen heiße eine neue Seele in der Welt mit Lavendelwasser und einem Lavendelbeutel willkommen, den du in die Wiege legst, um Ungeziefer und böse Einflüsse fernzuhalten. Und segne die Mutter in diesem ihrem neuen Aspekt des Frauseins, während sie ein rituelles Lavendelbad nimmt.

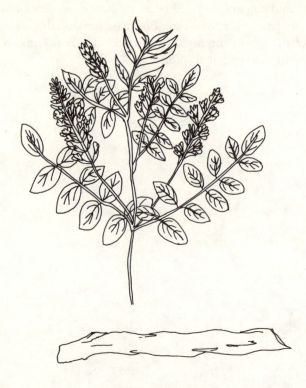

Süßholz

Planetenherrscher: Merkur

Eigenschaften: warm und feucht

Sammelzeit: Herbst

Verwendete Pflanzenteile: Wurzel

Wissenschaftlicher Name: Glycyrrhiza glabra

Medizinische Anwendung: für die Lunge und die Nebennieren, gegen Entzündungen

Hauptwirkstoffe: Schleim, Flavonoide und Isoflavonoide, Triterpensaponine (darunter Glycyrrhizin), Cumarinderivate, Bitterstoffe, östrogenartige Substanzen

SÜSSHOLZ

Wissenswertes

Der erste Bestandteil des wissenschaftlichen Namens bedeutet auf griechisch soviel wie »Süßwurzel«.
Im Altertum wurde den skythischen Kriegern nachgesagt, sie könnten zehn Tage lang ohne Essen und Trinken auskommen, indem sie Süßholzwurzel kauten.
Hildegard von Bingen empfahl Süßholz zur Reinigung der Lunge und gegen Heiserkeit.

Körper

Süßholz wirkt antiphlogistisch (entzündungshemmend) und antirheumatisch. Es hat eine steroidartige Wirkung und wird bei chronischen Entzündungen wie Arthritis, Asthma, Magengeschwüren und Addison-Krankheit angewandt. Süßholz verringert den Säuregehalt des Magensaftes und überzieht die Schleimhäute des Verdauungstrakts und der Atemwege mit einer schützenden Schleimschicht, die die Heilung ermöglicht. Süßholz wirkt auf die Leber und erhöht namentlich die Ausscheidung von Galle. Es entspannt die glatte Muskulatur des Verdauungs- und des Atmungsapparates und wirkt dadurch krampflösend.
Süßholz wirkt fiebersenkend und verringert den Cholesterinspiegel im Blut.

WARNUNG: Es ist die Vermutung geäußert worden, daß Süßholz den Blutdruck erhöhen kann. Wenn du also in der Vergangenheit schon Probleme mit deinem Blutdruck gehabt hast, verwende die Wurzel sparsam und mit Bedacht.

Süßholz ist ein Hauptbestandteil der meisten natürlichen Hustenpräparate und wird außerdem zum Süßen bitterer Mixturen verwendet. Es beruhigt trockenen Reizhusten.

Süßholz wird bisweilen als die weibliche Entsprechung zum Ginseng bezeichnet. Wie dieser intensiviert es die Wirkung chemischer Substanzen im Organismus: der Vitamine, Mineralstoffe, Hormone und jedes – natürlichen und synthetischen – Heilmittels. Sowohl Ginseng als auch Süßholz wirken auf die Nebenniere, wodurch sie die körperliche Leistungsfähigkeit erhöhen, das Immunsystem stimulieren und dem Organismus helfen, mit Belastungen und Streß besser fertig zu werden. Ginseng wirkt stimulierend, während Süßholz einen harmonisierenden Effekt hat.

Die Wurzel ist eine besonders nützliche Ergänzung zu jeder Hormontherapie, sei es bei ausbleibender Menstruation, zur Behandlung hormoneller Störungen in der Pubertät und den Wechseljahren, von Unfruchtbarkeit oder nach einer Fehlgeburt. Sie schenkt der Frau eine größere Ausdauer und stärkt ihre Lebenskraft, wodurch sie mit den Belastungen, die solche gesundheitlichen Probleme nach sich ziehen, besser fertig werden kann.

WARNUNG: Über einen längeren Zeitraum eingenommen, kann Süßholz zu Kaliummangel (Hypokaliämie) führen. Um dem entgegenzuwirken, nimm Löwenzahnblätter (als Salat, Gemüse oder Tee) zu dir.

Rezepte

Hustensirup
1 Teelöffel Leinsamen
25 g Süßholzwurzel
100 g Rosinen
100 g brauner Zucker
1 Eßlöffel Essig
Die ersten vier Zutaten mit 2 Litern Wasser ansetzen und bei geringer Wärmezufuhr auf die halbe Flüssigkeitsmenge einkochen lassen. Zucker und Essig hineinrühren.
Dosierung: vor dem Schlafengehen 300 ml der Mixtur trinken.

Süßholz

Mundspülung
30 g getrocknete Süßholzwurzel
500 ml Wasser
15 Minuten köcheln lassen.
Gegen Entzündungen der Mundschleimhaut, der Zunge und des Zahnfleisches.

Bronchitistee
Anissamen, Süßholzwurzel, Wegerich, Fenchelsamen und Huflattichblätter zu gleichen Teilen vermischen. Zwei Teelöffel der Kräutermixtur mit einer Tasse kochendem Wasser übergießen und nach Geschmack mit Honig süßen.
Dosierung: täglich drei Tassen.

Gegen Masern
4 Teile Färberdistelblüten
4 Teile Melisse
2 Teile Süßholzwurzel
2 Teile Holunderblüten
1 Teil Veilchenblätter
Einen Teelöffel der Kräutermischung drei Minuten lang in drei Tassen Wasser kochen, dann zehn Minuten stehen lassen.
Dosierung: dreimal täglich eine Tasse.
Ein sogenannter »Allheiltrank« bestand aus Süßholzwurzel, Gemeiner Quecke und Gerste.

Emotionen

Süßholzwurzel ist eine dunkle und geheimnisvolle Wurzel. Sie steht in Beziehung zu den Leidenschaften – Liebe, Haß, Lust, Rachsucht, Wahnsinn und Wut –, dem »Schatten«, in dem die Instinkte ungehindert herrschen, wo der Wahnsinn lebt, der aus der sexuellen Leidenschaft erwächst, aus der Besessenheit, den rohen instinkthaften Energien. Ihre Macht ist dunkel und verborgen, schwer zugänglich.

Trinke den Tee, wann immer du das Bedürfnis danach verspürst.

Süßholz hat eine »zerspaltende« Wirkung – es trennt das Denken vom Fühlen und das Fühlen von der Körperlichkeit. Süßholz steht in Beziehung zum untersten Chakra, zum Feuer der Kundalini, die durch extreme Emotionen geweckt werden kann, der Schlange, die zerstört und erschafft, der kreativen oder heilenden Verwendung der Sexualenergie. Wende Süßholzwurzel bei Menschen an, die von sexueller Leidenschaft überwältigt zu werden drohen, die die Kontrolle über ihre Eifersucht, ihren Haß oder ihr Verlangen verlieren. Ebenso aber bei Menschen, die gefühlsmäßig erstarrt sind und sich vor diesen mächtigen transformativen Gefühlen fürchten. Aufgrund der starken Emotionen, die Süßholz hervorrufen kann, ist es besser, Schüchternen und übertrieben Furchtsamen, die diese Art von Energie möglicherweise nicht in sich fassen können, keines zu verabreichen.

Magie und Ritual

Kali ist die hinduistische Göttin der Schöpfung, der Erhaltung und der Zerstörung. Meist wird sie in ihrem destruktiven Aspekt dargestellt: auf dem Leichnam ihres Gemahls Shiva reitend, wobei ihre Yoni (Vagina) seinen Penis sexuell verschlingt. Von ihr heißt es: »Durch das Fühlen wird Sie erkannt. Wie könnte dann Gefühllosigkeit Sie finden?« (Barbara Walker *The Woman's Encyclopedia of Myths and Secrets*, S. 490. Deutsch: *Das geheime Wissen der Frauen. Ein Lexikon*).

Bisweilen wird Kali mit einer Kobra um die Taille dargestellt, wodurch die Kraft und Gefährlichkeit des Schoßes versinnbildlicht wird – sowie die Tatsache, daß Mutterschaft aufs engste mit dem Tod zusammenhängt.

Der Tantrismus ist die Religion der Yoni-Verehrung, der Kult der frauen-zentrierten Sexualität. Er entstand vor Tausenden von Jahren in Indien und wurde von verschiedenen Geheimsekten gepflegt und überliefert. Allen diesen Sekten gemeinsam war die Überzeugung, die Frau besitze von Natur aus weit größere spirituelle Kraft als der Mann und dieser könne sein eigenes spirituelles Potential nur durch die sexuelle Vereinigung mit einer Frau erschließen. Indem er seine Partnerin zum Orgasmus brachte – und dabei seinerseits den Samenerguß zurückhielt –, sparte der Mann seine eigene Lebensenergie auf und »sog« zugleich die von der Frau ausgeschiedenen Sekrete auf, die er, wie man glaubte, in seinem Rückgrat speicherte. Nach und nach stieg diese hochenergetische Flüssigkeit durch die verschiedenen Chakras bis zum Scheitel empor, wodurch die mikrokosmische Vereinigung von Shakti (Kundalini) und Shiva erfolgte und der Tantriker die Erleuchtung erlangte.

Diese Auffassung stand in krassem Widerspruch zur orthodox hinduistischen und buddhistischen Lehre, der Mann, der nach spiritueller Höherentwicklung strebt, müsse sich von den Frauen fernhalten, da der Umgang mit ihnen den Geist korrumpiere und den – feinstofflichen – Körper schwäche.

Auch im Taoismus, der chinesischen Version des Tantrismus, strebte der Mann danach, den Samenerguß beim Geschlechtsakt zurückzuhalten, um keine Lebenskraft zu vergeuden, und dabei gleichzeitig die beim weiblichen Orgasmus freiwerdende Yin-Energie aufzusaugen und seinem eigenen schwächeren Yang-Reservoir einzuverleiben. Dem Übenden wurde dringend empfohlen, diese Technik geheimzuhalten, da ansonsten zu befürchten stand, die Sexualpartnerin würde ihren Orgasmus unterdrücken und es gleichzeitig darauf anlegen, *ihn* zum Höhepunkt zu bringen – wodurch der umgekehrte Effekt erzielt werden würde: Die stärkere Yin-Energie würde in ihrem Körper verbleiben, und sie würde zusätzlich die Yang-Energie des Mannes in sich aufnehmen und dem Mann an Weisheit und Energie überlegen werden.

4

VENUSKRÄUTER

♀

ELEMENT: Wasser

ORGANE: Gebärmutter, Haut, Haar, Nieren und Hals

REICH: Gefühl

TEMPERAMENT: phlegmatisch

FUNKTION: Ausstoßung

EIGENSCHAFTEN: kalt und feucht

Von allen Kräuterklassen ist die der Venus die artenreichste. Wenn du dir alle lebenspendenden Eigenschaften vergegenwärtigst, die mit diesem Planeten assoziiert werden, ist es nicht verwunderlich, daß seine Pflanzen eine so wichtige Rolle in der Kräuterheilkunde spielen. Allgemein gesprochen sind Venuskräuter lindernd, beruhigend, sanft ausstoßend und reinigend. Auch wenn die einzelnen Kräuter ein unterschiedliches Maß an (relativer) Wärme und Trockenheit aufweisen, herrschen die grundsätzlichen Qualitäten der Venus doch in ihnen allen vor.

Die in diesem Buch behandelten Venuskräuter sind: Echter Beifuß, Eisenkraut, Frauenmantel, Huflattich, Poleiminze, Schlüsselblume, Schwarzer Holunder und Thymian.

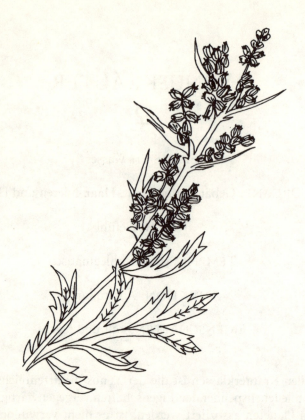

Echter Beifuß

Planetenherrscher: Venus

Eigenschaften: warm und trocken

Sammelzeit: Juni bis August

Verwendete Pflanzenteile: Blüten und Blätter

Wissenschaftlicher Name: Artemisia vulgaris

Medizinische Anwendung: bei gynäkologischen Beschwerden und für das Blut

Hauptwirkstoffe: ätherisches Öl, Gerbstoffe, Bitterstoffe

Echter Beifuss

Wissenswertes

Beifuß ist eine der neun heiligen Pflanzen, die im *Lacnunga*, einem angelsächsischen Text über Kräuterheilkunde, genannt werden:

> *Ältestes Kraut,*
> *du hast Kraft für drei,*
> *und dreißig übertriffst du*
> *gegen alle Gifte,*
> *gegen fliegendes Gewürm,*
> *Kraft wider Verhaßte,*
> *die durch das Land streifen.*

Der lateinische Name *Artemisia* verweist auf die Göttin Artemis, die in vielen Ländern die Schutzherrin der Heilkräuterkundigen war. Artemis war die jungfräulich-kriegerische Mondgöttin – und sie war die Mutter aller Geschöpfe. Sie wurde bisweilen mit tausend Brüsten dargestellt. Iphigenie, die Priesterin der Artemis, opferte alle Männer, die auf Tauris, ihrer Insel, landeten, und nagelte ihre abgeschlagenen Köpfe an Holzkreuze. In Attika brachte man der Göttin Blutstropfen als Opfer dar, die Männern aus einem kleinen Schnitt am Hals entnommen wurden – ein symbolischer Ersatz für die älteren realen Enthauptungen.

Die tausendbrüstige Artemis war die Schutzherrin aller Tiere, der Fruchtbarkeit und der Geburt. Eine ihrer Erscheinungsformen war die Kleine Bärin (Ursa minor) – das Sternbild, das in unseren Breiten niemals untergeht – die Beschützerin der axis mundi, der Weltachse, die durch den Polarstern, den äußersten »Deichselstern« von Ursa minor, markiert wird.

In Ephesus befand sich das – angeblich von den Amazonen gegründete, um den heiligen Baum herum errichtete – Heiligtum der Artemis.

Im mittelalterlichen England wurde Beifuß mit Hexenkunst in

Verbindung gebracht, und man hängte ein Sträußchen dieses Krauts an den Sturz der Haustür, um das Böse fernzuhalten und das Haus vor Blitzschlag zu schützen.

Plinius erklärt in seiner Naturgeschichte, der Reisende, der Beifuß am Körper trägt, ermüde nicht und sei gegen Gift und wilde Tiere gefeit.[1]

Körper

Beifuß wirkt entspannend und zusammenziehend und empfiehlt sich besonders für Mädchen in der Pubertät, bei denen die Menstruation ja mitunter sehr schmerzhaft ist und die Regelblutung besonders langanhaltend und stark. Durch seine Wärme trocknet Beifuß überschüssiges Blut und vermindert dadurch den Blutverlust während der Menstruation. Er hilft, den Menstruationszyklus zu regulieren, indem er ihn mit dem Mondzyklus mehr in Einklang bringt. Heiß getrunken, kann er bei sich verspätender Menstruation den Eintritt der Monatsregel auslösen. Er hat eine starke blutreinigende Wirkung und kann bei jeder Infektion oder äußeren Verletzung als europäische Alternative zur Echinacea (Sonnenhut), einer wundheilenden und entzündungshemmenden Heilpflanze aus Nordamerika, verwendet werden. Durch seine Bitterstoffe regt Beifuß die Lebertätigkeit an, was seine blutreinigende Wirkung erklärt. Er wird auch gegen Verdauungsstörungen, Übelkeit und Appetitlosigkeit verwendet sowie zur Anregung der Verdauung, des Stoffwechsels und der Ausscheidung von Giftstoffen aus dem Körper.

Aufgrund seiner antiseptischen Wirkung kann Beifuß, in Form von Tee oder Tinktur, mit gutem Erfolg bei chronischen Mykosen (durch Pilzbefall verursachte Krankheiten) oder Harnblasenentzündung sowie bei jeder Entzündung der Gebärmutter angewandt werden. Er kann weiterhin – zusätzlich zu den verschriebenen Antibiotika – zur Behandlung von Geschlechtskrankheiten eingenommen werden und trägt dann dazu bei, die Nebenwirkungen dieser Medikamente möglichst gering zu halten.

---

[1] Plinius der Ältere, geboren 23 n. Chr. in Como (Italien), veröffentlichte seine *Naturgeschichte* im Jahre 77 n. Chr. Sie umfaßt 37 Bände, von denen sieben die pflanzlichen Heilmittel behandeln.

WARNUNG: Beifuß sollte während der Schwangerschaft nicht eingenommen werden.

Rezepte

Um die Jahrhundertwende wurden in Cornwall getrocknete Beifußblätter als Ersatz für Tee verwendet, da dieser für einfache Leute oft unerschwinglich war.

Bei ausbleibender Monatsblutung
Vermische je 20 g Beifuß, Eberraute und Poleiminze und übergieße die Kräuter mit einem guten halben Liter (600 ml) kochendem Wasser. 20 Minuten zugedeckt stehen lassen. Abseihen. Im Laufe des Tages austrinken.

Gegen Unfruchtbarkeit (nach Trotula)
15 g Malve
15 g Beifuß
Mit 600 ml kochendem Wasser überbrühen. Abseihen. Zur Kräftigung des Vaginalbereichs zweimal die Woche mit je einer Tasse des Absuds eine Scheidenspülung vornehmen.

Für Wochenbett-Blutungen (nach Trotula)
Übergieße je 5 g Beifuß, Salbei und Poleiminze mit kochendem Wasser. Schlückchenweise warm trinken.

Emotionen

Ich assoziiere Echten Beifuß mit dem Stirn-Chakra, dem dritten Auge, das uns hellseherische Kräfte verleiht und die Fähigkeit, klar zu sehen, und ebenso mit dem Kehlkopf-Chakra, dem Energiezentrum der Kreativität und des Selbstausdrucks. Beifuß ermöglicht uns Frauen, aus unserer eigenen Quelle der Stärke und der Kraft, aus unseren inneren Ressourcen zu schöpfen: Er bestätigt, stabilisiert und stärkt. Er hilft, unseren Ehrgeiz freizusetzen und die Führerin in uns zum Vorschein kommen zu lassen.

Wenn du mentale Klarheit und Stärke benötigst, trinke abends vor dem Schlafengehen eine Tasse Beifußtee.

Magie und Ritual

Es gibt viele verschiedene magische und rituelle Anwendungen von Beifuß. Im folgenden habe ich mich auf einige wenige beschränkt, die mir in den Kontext dieses Buches zu passen scheinen, aber vergiß nicht, daß es viel, viel mehr gibt.

Räucherwerk – für physische und geistige Fruchtbarkeit
Vermische Myrrhenkristalle, Weihrauch, Sandelholzöl, Beifuß, Schafgarbe und Wacholderbeeren miteinander. Die Mixtur wenigstens zwei Wochen lang in Alkohol oder Wein ziehen lassen. Abseihen und bei sanfter Wärme (etwa am Feuer oder neben einem Heizkörper) trocknen lassen. In einem gut verschließbaren Glasbehälter aufbewahren.

Verwende dieses Räucherwerk, wenn der Mond voll ist und in einem Erdzeichen oder in der Waage steht.

Verbrenne etwas Beifuß auf glühender Räucherkohle und meditiere über die Blockierungen, die deine Kreativität oder schöpferische Kraft hemmen. Vergegenwärtige dir die schöpferischen Akte, die du vollbringen möchtest, und gestatte den Vorstellungen dieser Akte, immer klarer und deutlicher zu werden. *Sieh* dich diese Dinge tun. Lasse es zu, daß deine Vision für dich Wirklichkeit wird. Schreibe mit Silbertinte dein »Bild« von deiner nächsten schöpferischen Tat auf ein Stück schwarzes Papier. Roll das Blatt auf, binde es mit rotem Faden zusammen und verbrenne es, als ein Opfer an Artemis, über einer Kerze. Stell dir dabei vor, wie die Samen deiner Vision in deine Welt gewirbelt werden und dort Wurzeln schlagen und wachsen.

Ein Talisman für Reisende und Freundinnen der Nacht
Bei abnehmendem Mond, am besten, wenn er in der Jungfrau steht, vermische Schafgarbe, Beifuß, Berufkraut, Katzenpfötchen und Gemeinen Wundklee zu gleichen Teilen miteinander. Gib Sandelholz- und Myrrhenöl hinzu. Laß das Ganze einen Mond lang in etwas Alkohol oder Wein ziehen.

Trockne die Mixtur und weihe sie auf deinem Altar Hekate, der Göttin der Nacht und der Wildnis. Füge der Mixtur ein paar Wacholderbeeren und Beinwellblüten hinzu und nähe das Ganze in einen schwarzen oder silberfarbenen Beutel ein. Binde diesen mit einer roten Schnur zusammen. Verknote die Schnur dreizehnmal und sprich dazu:

Herrin der nächtlichen Schrecken,
der dunklen und windigen Orte,
da ich diesen Talisman bei mir trage,
behüte mich vor allen Ängsten und Gefahren.
Herrin der Finsternis, heile und beschütze mich.
So sei es.

Trage diesen Beutel bei dir, wenn du auf Reisen gehst oder wenn du dich vor der Dunkelheit fürchtest. Erneuere ihn alljährlich nach dem Vollmond in der Jungfrau.

Um einen magischen Gegenstand zu weihen
Bei Vollmond koche eine Handvoll Beifuß (frisch oder getrocknet) mit Schafgarbe und etwas Sandelholz auf. Von der Herdplatte nehmen und zugedeckt eine halbe Stunde ziehen lassen. Tauche ein weißes Tuch in die Flüssigkeit und reibe damit den zu reinigenden Gegenstand sorgfältig ab. Sprich dazu die folgenden Worte:

Mond, Mond, wasch hinweg,
wasch hinweg
alle Unreinheiten,
alle schlechten Energien,
fülle dies ... mit Licht,
mit Liebe,
mit Weisheit.
So sei es,
gesegnet sei es.

Halte den magischen Gegenstand in das Licht des Vollmondes und spüre, wie er dessen Kraft aufsaugt. Spüre, wie sich der Gegenstand mit der Kraft der Göttin füllt. Wickle ihn in schwarze Seide, damit seine Energie nicht verlorengeht, und verwahre ihn an einem geweihten Ort.

Du kannst auf diese Weise Kristallkugeln, Tarotkarten, Kristalle, Zauberspiegel und anderes mehr weihen.

Für Träume, Kristallsehen und Astralreisen
Beifuß wirkt auf das Stirn-Chakra. Bevor du also mit deiner – im weitesten Sinne – magischen Arbeit beginnst, trinke einen starken Beifußtee und/oder lege etwas von dem Kraut in das Wasser für dein rituelles Bad. Dies wird dir ermöglichen, ausgedehntere Reisen zu unternehmen, klarer zu sehen und im Traum magische Werke zu vollbringen.

Träume können dazu verwendet werden, magisch zu arbeiten. Die in ihnen auftretenden Bilder und Symbole haben eine starke Wirkung auf die Psyche. Es ist möglich, unmittelbar vor dem Einschlafen um einen Traum zu bitten, der ein bestimmtes Problem, das uns zur Zeit beschäftigt, verständlicher macht. Je mehr Aufmerksamkeit du deinen Träumen schenkst, desto lebhafter und plastischer werden sie. Sorge dafür, daß immer ein Notizblock und ein Stift auf deinem Nachttisch liegen, so daß du deine Träume unmittelbar nach dem Aufwachen niederschreiben kannst. Träume kommen manchmal in Sequenzen oder zusammengehörigen Gruppen, die die allmähliche Auflösung eines größeren Problems in unserem Leben widerspiegeln.

Es ist möglich, einzelne Personen oder Gegenstände deines Traums sprechen zu lassen. Begib dich an einen ruhigen Ort, wo du wenigstens eine halbe Stunde lang ungestört bleiben kannst. Setz dich bequem hin und atme ein paarmal tief durch, um dich zu entspannen und zu beruhigen. Schließe dann die Augen und vergegenwärtige dir deinen Traum, indem du den Bildern gestattest, zwanglos zu erscheinen und immer deutlicher zu werden. Wähle eine »Person« aus – es kann auch ein Tier oder ein Gegenstand sein, wie ein Haus oder das Meer. *Werde* zu der Person, dem Tier oder dem Gegenstand. Dann erlaube diesem »neuen Ich«, frei zu sprechen, und versuche nicht, das Gesagte zu analysieren. Anschließend möchtest du vielleicht mit einer anderen Person deines Traums fortfahren. Verfahre wieder nach demselben Muster. Wenn es sich für dich richtig anfühlt, erlaube den verschiedenen Teilen des Traums, sich miteinander zu unterhalten. Wohlgemerkt: Du brauchst nicht alles auf einmal zu machen. Wichtige Träume erfordern unter Umständen mehrere Sitzungen, bis sich ihre ganze Bedeutung erschließt.

Wenn du deine paranormalen (hellseherischen) Fähigkeiten entwickeln willst, kannst du Kraftobjekte wie Kristallkugeln oder Tarotkarten verwenden, um Informationen oder Antworten auf wichtige Fragen zu erhalten.

Begib dich an einen ruhigen Ort, wo du wenigstens eine halbe Stunde lang ungestört bleiben kannst. Setz dich bequem hin, aber achte darauf, daß deine Wirbelsäule aufrecht und gerade ist. Atme ein paarmal tief durch, um dich zu entspannen und zu zentrieren. Die Kristallkugel sollte wenigstens 50 Zentimeter von deinen Augen entfernt sein. Fixiere sie nicht. Schließe die Augen halb und entspanne sie, fast so, als wolltest du sie »auf unendlich stellen«. Ohne das Atmen zu vergessen und nach Möglichkeit ohne dich zu verkrampfen, öffne dich jetzt zwanglos allem, was erscheinen mag. Anfangs wirst du überhaupt nichts sehen, aber mit der Zeit wird sich die Kugel trüben, und durch diesen Dunst werden dir allmählich Bilder erscheinen. Achte darauf, daß deine erste Sitzung nicht zu lange dauert, denn Kristallsehen kann wirklich anstrengend sein. Vergiß auch nicht, daß es nicht leicht ist und deswegen von dir – wie jede Kunst – Übung, Entschlossenheit und Ausdauer erfordert.

Wenn wir schlafen, verlassen wir unseren physischen Körper und treten in die Astralebene ein. Vielleicht hast du auch schon bemerkt, daß plötzlich aus dem Schlaf gerissen zu werden einen regelrechten, auch körperlich spürbaren Schock verursacht. Dies liegt daran, daß du gezwungen wirst, sehr schnell von der Astralebene in die materielle Welt zurückzukehren.

Mit etwas Übung kann der Ausstieg aus dem Körper auch im Wachen und willentlich erfolgen. Die weitverbreiteste Angst bei angehenden Astralreisenden ist, nicht mehr zurückzukehren oder sich irgendwo auf der Astralebene zu verirren. Ich habe zwar noch nie gehört, daß jemals etwas Derartiges passiert wäre, aber wenn du ähnliche Befürchtungen hegst, solltest du Astralreisen immer in Anwesenheit einer Freundin unternehmen. Bitte sie, sich neben dich zu setzen, so daß du – solltest du plötzlich Angst bekommen – die Hand ausstrecken und sie berühren kannst.

Leg dich an einem Ort, wo du dich wohl fühlst, rücklings auf den Boden. Atme mehrmals tief durch, um Psyche und Körper zu entspannen. Erlaube deiner Aufmerksamkeit, sich in deiner Körpermitte zu sammeln. Spüre, wie du immer kleiner und kleiner wirst, bis du miskroskopisch winzig bist. Dann stell dir vor, du würdest immer größer und größer, bis du riesig bist und den ganzen Raum ausfüllst, in dem du dich befindest. Kehre zu deiner normalen Größe zurück und stell dir vor, du schwebtest über deinem Körper. Sieh deinen Körper auf dem Boden liegen und werde dir einer feinsilbernen Schnur bewußt, die dich, die du in der Luft schwebst, mit deinem liegenden Körper verbindet. Dies ist dein »Rettungsseil«: Du kannst jederzeit in deinen Körper zurückkehren, indem du die Schnur bis zu ihrem Ausgangspunkt zurückverfolgst. (Die Schnur kann weder reißen noch auf irgendeine Weise durchtrennt werden.)

Lasse es zu, daß du emporsteigst und durch die Decke schwebst, durch das Dach und in den Himmel, hoch über deinem Wohnort. Steig noch höher. Sieh die Erde zurückweichen und immer kleiner werden, je weiter du dich von ihr entfernst. Wenn du im Weltraum bist, sieh dich nach einer Führerin um. Sie kann dir in Menschengestalt erscheinen oder auch als ein Symbol oder ein lebloses Ding. Folge der Führerin, wohin sie dich auch bringen will. Du wirst an einen Ort geführt werden, wo eine Arbeit zu tun ist oder wo du anderen begegnest, die sich wie du auf der Reise befinden. Bleibe dort, so lange du magst. Dann, wenn du dich bereit fühlst, wiederhole langsam, was du auf dem Herweg getan hast, rückwärts: Lasse es zu, daß du sanft wieder zur Erde zurückschwebst, in deine Wohnung und zuletzt in deinen Körper gleitest. Wenn du wieder da bist, laß dir genug Zeit, dich wieder in deinem Körper »häuslich einzurichten«. Wackle mit den Zehen, bewege Hände und Füße und setz dich erst dann, langsam, auf. Schreib sofort alles nieder, was du erlebt hast, damit du nichts vergißt. Anschließend besprich die Erfahrung mit deiner Freundin.

EISENKRAUT

Wissenswertes

Der (mit dem wissenschaftlichen identische) lateinische Name *verbena* (im Plural *verbenae*) bezeichnete im alten Rom erstens allgemein frischgeschnittene Zweige von immergrünen Pflanzen, wie Myrte, Lorbeer, Rosmarin und Ölbaum, die zu rituellen Zwecken verwendet wurden, und zweitens speziell das Eisenkraut. Eisenkraut war bei den Römern nicht nur als Heilkraut sehr geschätzt, sondern besaß auch große kultische Bedeutung. Gebündelt wurde es zum Auskehren des Opfertisches im Jupitertempel benutzt, fand bei zahlreichen Reinigungszeremonien Verwendung und war das magisch schützende Wahrzeichen einer bestimmten Klasse von Priestern, deren Aufgabe darin bestand, Bündnisse zwischen Rom und anderen Staaten zu schließen. Die Pflanze war der Venus geweiht und wurde bei der Zubereitung vieler Liebestränke verwendet.

Die keltischen Druiden benutzten Eisenkraut zur Herstellung ihres »Lustralwassers«, einer geheimen zauberkräftigen Flüssigkeit, sowie für verschiedene magische Akte, Zauberrituale und zur Weissagung. Die Pflanze wurde dazu erst in kaltes Wasser gelegt und dann in Wein abgekocht. Sie wurde zu Salben, Räucherwerk und magischen Heilmitteln verarbeitet. Sie wurde auch als Amulett verwendet. Nach dem druidischen Ritual durfte Eisenkraut nur gesammelt werden, wenn der Mond dunkel und der Hundsstern (Sirius) gerade aufgegangen war. An der Stelle, wo das Kraut gepflückt wurde, ließ man als Wiedergutmachung für die Gewalt, die man der Erde antat, eine Honigwabe zurück.

Eisenkraut wurde sowohl zum Schutz gegen Behexung als auch als ein Hauptbestandteil bei zahlreichen Hexenrezepten und Zaubertränken verwendet. Der Pflanze wurde auch nachgesagt, daß sie die Träume beeinflußte. Als Amulett getragen oder über dem Bett aufgehängt, beschützt sie den Schlafenden angeblich vor Alpträumen. Traditionell gab man Kindern Eisenkraut, damit sie schnell lernten.

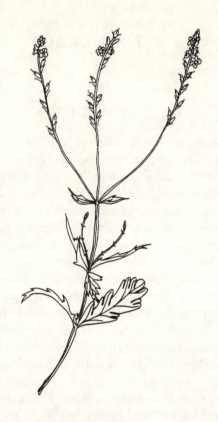

Eisenkraut

Planetenherrscher: Venus

Eigenschaften: warm und trocken

Sammelzeit: Juli und August

Verwendete Pflanzenteile: oberirdische

Wissenschaftlicher Name: Verbena officinalis

Medizinische Anwendung: bei nervösen Störungen und für die Leber

Hauptwirkstoffe: Bitterstoffe, ätherisches Öl, Schleim, Gerbstoffe

Eisenkraut

Die Bauern gruben Eisenkraut gern in den frischgepflügten Acker ein, um das Wachstum der Saaten zu fördern.
Es hieß, wer sich mit Eisenkrautöl einrieb, würde alles erlangen, was er sich wünschte.
Zur Zeit der Pest wurde Eisenkraut zum Schutz vor Ansteckung und zur Abwehr von Unheil verwendet.

Im *Grete Herbal,* einem Kräuterbuch von 1526 (zu finden im Queen's College, Oxford) steht folgendes Rezept:

»Um deine Tischgenossen vergnügt zu machen: Nimm vier Blätter und vier Wurzeln von Eisenkraut, lasse sie in Wein ziehen und besprenge dann die Räume, in denen sich die Gäste aufhalten werden.«

Eisenkraut wurde auch das »Kraut der Gnade« genannt.

Körper

Eisenkraut ist ein starkes Heilmittel für das Nervensystem. Es wirkt in der Tiefe, weswegen du vor Ablauf eines Monats keine nennenswerten Resultate erwarten darfst. Wende es zur Behandlung jeder nervösen Störung an: Angst, Depression, Furchtsamkeit, Schlaflosigkeit, Reizbarkeit, Kopfschmerzen, allgemeiner Überempfindlichkeit und nervöser Schwäche. Es ist gerade für die Frau hervorragend geeignet, die Tranquilizer oder andere Psychopharmaka absetzen möchte: Es trägt dazu bei, die natürliche Widerstandskraft und Anpassungsfähigkeit des Nervensystems wiederherzustellen, wodurch die Patientin weniger anfällig für Streß wird.
Eisenkraut ist ein hervorragendes Heilmittel gegen akute und chronische Angstzustände. Die in ihm enthaltenen Bitterstoffe erklären seine stimulierende Wirkung auf die Leber und den Verdauungsapparat. Es kann bei jeder durch nervöse Belastung bedingten Störung des Magen-Darm-Trakts – wie Geschwüren, Sodbrennen und Kolitis – angewandt werden. Es hilft auch bei schwereren Leberleiden, wie Zirrhose, Gelbsucht und Virushepatitis.
Eisenkraut ist schweißtreibend und kann daher bei den verschiedensten Infektionskrankheiten als fiebersenkendes Mittel ange-

wandt werden. Weiterhin wirkt Eisenkraut auf den weiblichen Geschlechtsapparat und zeitigt namentlich bei der Langzeitbehandlung von prämenstrueller Migräne und Dysmenorrhö (von kolikartigen Krämpfen begleiteter Menstruation) gute Ergebnisse. Eisenkraut übt eine leicht stimulierende Wirkung auf den Uterus aus und sollte Schwangeren aus diesem Grund nicht verabreicht werden. Für stillende Mütter ist es hingegen sehr zu empfehlen, da es die Milchproduktion steigert.

Eisenkraut ist warm, trocken und bitter, wodurch es jede Blockierung öffnet, reinigt und heilt. Es befreit Nieren und Blase von allen Sedimenten, aus denen Steine entstehen können, und treibt Nierensand ab. Als ein spasmolytisches Mittel hilft Eisenkraut gegen alle Verkrampfungen im Körper: Krämpfe während der Periode, Magenkrämpfe, Herzklopfen, Asthma, Keuchhusten und anderes mehr.

Äußerlich wird es, als Mundspülung oder Gurgelmittel, gegen Karies und infektiöse Zahnfleischerkrankungen, Mandelentzündung, Halsschmerzen und neuralgische Gesichtsschmerzen angewandt.

Eisenkraut unterstützt den Genesungsprozeß nach einem schwächenden Fieber und hat sich auch bei der Nachbehandlung der *Encephalomyelitis myalgica* – einer vor allem Frauen befallenden, wahrscheinlich durch Viren verursachten Entzündung des Gehirns und des Rückenmarks – als nützlich erwiesen. (Auch wenn sie als unheilbar gilt, kann diese Krankheit durch eine Kräutertherapie mit Sicherheit gelindert werden.)

Destilliertes Eisenkrautwasser ist ein hervorragendes Mittel für die Augen: Es entfernt störende Schleimfilme und Trübungen und soll außerdem den Sehnerv stärken.

Rezept

Fiebersenkender Tee
Brühe einen Poleiminzen- oder Himbeerblättertee auf und füge auf eine Tasse einen Teelöffel getrocknetes, pulverisiertes Eisenkraut hinzu.
Dosierung: jede halbe Stunde eine Tasse. Die Patientin muß warm gehalten werden und zusätzlich auch heißen Ingwerwurzeltee trinken.

Eisenkraut 125

Dr. Coffin, ein Heilkräuterkundiger des 19. Jahrhunderts, erklärte, Eisenkraut sei das – abgesehen von der Lobelie – beste Emetikum (Brechmittel) und das stärkste schweißtreibende Mittel überhaupt. Er verwendete das Kraut zur Behandlung von Tuberkulose und Skorbut sowie zur Linderung akuter Anfälle von Asthma.

WARNUNG: Jedes brechreizfördernde Kraut muß mit Vorsicht angewandt werden, da – zumal bei bettlägerigen Patientinnen – die Gefahr besteht, daß das Erbrochene eingeatmet wird, was zum Erstickungstod führen kann.

Emotionen

Eisenkraut wirkt auf das Chakra des Solarplexus und das des Kehlkopfes und eignet sich namentlich für Frauen, die ein akutes Trauma – etwa infolge körperlicher Mißhandlung, eines plötzlichen Todesfalls oder eines Unfalls – oder aus sonstigen Gründen einen schweren psychischen Schock erlitten haben.

Nimm – während der Krise – mehrmals am Tag fünf Tropfen Eisenkrauttinktur ein oder bereite dir, wenn diese nicht erhältlich ist, Eisenkrauttee. Anschließend trinke jeden Abend eine Tasse Tee, und zwar so lange, wie du das Bedürfnis danach verspürst.

Durch seine Wirkung auf den Solarplexus trägt Eisenkraut dazu bei, diese emotionale Pforte zu versiegeln und die Patientin so vor negativen seelischen Einflüssen zu schützen. Über das Kehlkopf-Chakra schenkt es der Frau eine Stimme für ihren Schmerz, also die Möglichkeit, die Trauer physisch freizusetzen. Nach einem Todesfall hilft Eisenkraut der Psyche, ihren inneren Zusammenhalt zu bewahren, verhindert also die in solch einer kritischen Zeit drohende Zersplitterung der Persönlichkeit: Es »bremst« innerlich, verlangsamt, wodurch es möglich wird, einen Schritt nach dem anderen zu tun und sich den nötigen Freiraum zu schaffen für die natürliche, »ungehetzte« Verarbeitung und Verinnerlichung der Erfahrung. Manchmal kommen die emotionalen Auswirkungen solch einschneidender Ereignisse erst Jahre später zum Vorschein, weil die Psyche bis dahin nicht die Kraft gehabt hatte, sich dem Schmerz zu stellen.

Allgemein gesagt, stärkt, zentriert und beruhigt Eisenkraut die Emotionen. Es schenkt der zersplitterten oder »zerfusselten« Person ein gewisses Maß an innerem Gleichgewicht, Objektivität und Festigkeit. Für starke Persönlichkeiten mit einer Tendenz zur Herrschsucht ist es nicht zu empfehlen, da es ihre erdhafte Natur noch weiter verstärken kann. Solche Menschen haben sehr feste Ansichten und ändern ihre Meinung nicht leicht. Viel eher versuchen sie, andere zu ihrem Standpunkt zu bekehren. Dabei erschöpfen sie sich oft, indem sie über ihre natürlichen Grenzen hinaus vorstoßen. Als eine Venuspflanze ist Eisenkraut ein hervorragendes Heilmittel für Phlegmatikerinnen, die im Ozean ihres Gefühlslebens »ertrinken« können und allzuleicht ihre Grenzen und alle Relationen aus den Augen verlieren. Die stärkende und zentrierende Wirkung des Eisenkrauts kann dabei helfen, Gefühle wieder in die richtige Perspektive zu rücken, und erlaubt Phlegmatikern dadurch, besser mit den emotionalen Berg-und-Talfahrten des Lebens zurechtzukommen.

Magie und Ritual

Ein Zauber für Kraft und Heilung
Wende diesen Zauber an, wann immer du – infolge eines Schocks, einer Krankheit, großer Erschöpfung oder tiefer Trauer – das Bedürfnis verspürst, deine innere Stärke und deine Lebenskraft zu erreichen und freizusetzen. Er kann jederzeit durchgeführt werden, am besten aber wirkt er bei Vollmond. Bereite zuvor eine Räuchermixtur aus folgenden, pulverisierten Zutaten: Eisenkraut, Salbei, Rosmarin und Myrrhe. Verrühre das Ganze mit ausreichend Honig und Weinbrand und lasse die Paste zum Trocknen stehen.

Richte einen Altar her und stelle darauf eine rote, eine grüne und eine gelbe Kerze. Wenn der Abendstern sichtbar wird, streue etwas von deiner Räuchermischung auf glühende Räucherkohle und zünde die Kerzen eine nach der anderen an. Die rote ist für den Mut, der Zukunft ins Auge zu sehen – die grüne ist für Hoffnung und Gesundheit – die gelbe ist für Gedeihen und Fülle.
Dann sprich:

Göttin, ich rufe dich an,
schenke mir Kraft,
schenke mir Mut,

Eisenkraut

*schenke mir Weisheit,
auf daß ich mein Leben heilen und gedeihen kann.
Segen!*

Visualisiere die nächsten Schritte, die du unternehmen, die Hürden, die du überwinden mußt. Sieh dich selbst als stark, zuversichtlich und imstande, das Nötige zu tun.

Liebestrank
20 g Echter Alant
20 g Eisenkraut
20 g Mistel
Gut vermischen und im Backofen bei niedrigster Temperatur trocknen lassen. Anschließend im Mörser zu einem staubfeinen Pulver zerstoßen.
Streue eine Prise dieser Mixtur in den Wein deines Geliebten und schau, was passiert!

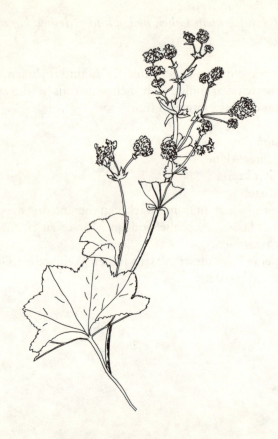

Frauenmantel

Planetenherrscher: Venus

Eigenschaften: warm und trocken

Sammelzeit: Juni und Juli

Verwendete Pflanzenteile: Blüten und Blätter

Wissenschaftlicher Name: Alchemilla vulgaris

Medizinische Anwendung: bei gynäkologischen Problemen aller Art

Hauptwirkstoffe: Gerbstoffe, Bitterstoffe, Salicylsäure

FRAUENMANTEL

Wissenswertes

Der wissenschaftliche Name *Alchemilla* soll mit dem Wort »Alchemie« zusammenhängen.

Dieser Pflanze wurden magische Kräfte zugeschrieben, und die Alchemisten verwendeten sie bei ihren Experimenten. Der Tau, der sich auf den Blättern des Frauenmantels niederschlug, wurde im Sommer in aller Frühe gesammelt und galt als reich an mystischen Eigenschaften. Die Araber schrieben die Erfindung der Alchemie den Griechen zu, und die Christen erlernten sie von den Arabern.

Wie C.G. Jung in *Der Mensch und seine Symbole* schreibt, galt Maria die Jüdin als der erste große Alchemist. Sie erfand die Alkoholdestillation und das Wasserbad (zum Erhitzen beliebiger Substanzen), nach ihr auch *Bain-marie* (»Maria-Bad«) genannt. In der Renaissance wurden Alchemistinnen als Hexen verbrannt. Der Herzog von Braunschweig beispielsweise ließ 1575 eine von ihnen bei lebendigem Leib auf einem Stuhl braten, weil sie ihm nicht sagen wollte, wie sich unedle Metalle in Gold verwandeln ließen.

Die Alchemisten strebten nach der göttlichen weiblichen Macht, Sapientia oder Sophia (»Weisheit«), der Großen Mutter der Gnostiker. Daher wurde das Ziel ihres Großen Werkes auch »Stein der Weisen« oder lateinisch *lapis philosophorum*, »Stein der Liebhaber der Weisheit«, genannt. Die Große Mutter wurde durch das heilige Gefäß symbolisiert. Die Alchemisten suchten nach dem *vas hermeticum*, dem »Gefäß« oder »Schoß des Hermes«.

Ich bin die Blume des Feldes und die Lilie des Tals.
Ich bin die Mutter der Liebe und der Angst
und des Wissens und der heiligen Hoffnung.
Ich bin die Mittlerin der Elemente.
Ich bin im Priester das Gesetz und das Wort
im Propheten und im Weisen der Rat.

*Töten werde ich und lebendig machen,
und niemanden gibt's,
der meiner Hand zu entrinnen vermöchte.*

Hermes war der alchemistische Heros, der das heilige Gefäß befruchtete, den heiligen Schoß, aus dem der *filius philosophorum* (der Sohn der Weisen) geboren wurde. Es hieß, das Menstruationsblut der Großen Hure, wie die Große Mutter auch genannt wurde, sei in ihrem Schoß geronnen und zum Universum geworden – so auch zu seinen Metallen, Mineralien und anderen Rohstoffen der Alchemie.

Körper

Frauenmantel ist das Kraut gegen gynäkologische Störungen aller Art – das erste Mittel, wonach wir bei allen gesundheitlichen Problemen im Zusammenhang mit der Gebärmutter und den Eierstöcken greifen sollten. Dysmenorrhö (Menstruation mit kolikartigen Unterleibsschmerzen) heilt er nach ein- bis zweimonatiger Anwendung. Ausgezeichnete Erfolge habe ich mit diesem Kraut auch bei Frauen über 35 erzielt, die zum erstenmal in ihrem Leben schwanger zu werden versuchen. Die Wirkung macht sich in der Regel nach zweimonatiger Anwendung bemerkbar. Ich verabreiche Frauenmantel gern auch Schwangeren, die Angst vor einer Fehlgeburt haben, über heftige Schmerzen klagen oder etwas Blut verlieren. Die Pflanze eignet sich sehr gut zur Vorbereitung auf die Wehen, aber da sie eine stark adstringierende (zusammenziehende) Wirkung hat, empfiehlt sie sich vor allem für Frauen, die schon mehrere Geburten hinter sich haben, oder aber für solche, deren Gebärmutterhals infolge Fehlgeburten oder Abtreibungen geschwächt ist. Adstringenzien trocknen die Körpersäfte aus, daher kann Frauenmantel zur Verringerung des Blutverlusts während der Menstruation und zur Stillung überdurchschnittlich starker Blutungen in den ersten Tagen nach der Niederkunft beitragen. Nach der Entbindung eingenommen, hilft er dem Uterus, sich wieder auf seine normale Größe zusammenzuziehen, und wirkt dem Gebärmuttervorfall entgegen. Er trägt außerdem dazu bei, daß die Brüste nach dem Abstillen ihre ursprüngliche Elastizität wiedergewinnen.

Als ein allgemeines Tonikum für den Fortpflanzungsapparat kann Frauenmantel zur Ausheilung jeder Art von Verletzung oder physischem Trauma im Genitalbereich angewandt werden – seien diese durch eine Abtreibung, Fehlgeburt, die Einführung oder Entfernung einer Spirale, Pilzinfektion oder was auch immer sonst verursacht worden. Gleichfalls von großem Nutzen ist er im Falle starker Blutungen oder extremer Schweißabsonderung, wie sie während des Klimakteriums auftreten können. Frauenmantel ist ein Wundheilmittel und wirkt sowohl innerlich, als Tee oder Tinktur eingenommen, als auch äußerlich, etwa nach einem Dammschnitt, als Lotion aufgetragen.

Der Frauenmantel ist ein typisches Kraut der Venus: Er trägt, mit der Natur in Sympathie zusammenwirkend, zur Regeneration geschwächten Gewebes und zur Kräftigung aller von diesem Planeten beherrschten Organe bei.

Rezepte

Zur Steigerung der Fruchtbarkeit
Bereite eine Tinktur aus Frauenmantel und Mönchspfeffer zu. Nimm – bei Bedarf bis zu sechs Monate lang – jeden Morgen unmittelbar nach dem Aufwachen 20 Tropfen ein.

Zur Heilung der Gebärmutter nach einem Trauma (wie Vergewaltigung, Abtreibung, chirurgischem Eingriff)
10 g Frauenmantel
10 g Echter Beifuß
Brühe einen Tee aus den obigen Zutaten.
Wenigstens für die Dauer eines Menstruationszyklus – und höchstens drei Monate lang – täglich trinken.

WARNUNG: Darf während der Schwangerschaft nicht eingenommen werden.

Emotionen

Besonders nützlich ist Alchemilla für erdverhaftete, in der alltäglichen Wirklichkeit »festgefahrene« Menschen, die den Kontakt zu anderen Reichen des Seins herstellen möchten, aber den Übergang nicht schaffen. Dank seiner alchemistischen Natur kann Frauenmantel uns helfen, die Angst vor dem Ungewissen zu überwinden und notwendige oder wünschenswerte Veränderungen in unserem Leben herbeizuführen. Er ist das Kraut für Menschen, die alte Nabelschnüre durchtrennen, die Vergangenheit hinter sich lassen wollen. Er wirkt auf das Stirn-Chakra und schenkt dadurch klares Denken und Sehen. Er verleiht Stärke und hilft insbesondere der Frau, die sich auf eine Mutprobe vorbereitet, auf den Weg der Kriegerin oder auf beliebige Unternehmungen, die ihre Kraft und Ausdauer auf die Probe stellen – wie Bergsteigen, Prüfungen, Entbindung und Initiationsriten. Namentlich Frauen, die sich aus Angst gegen die Wehentätigkeit sperren, sollte Frauenmantel verabreicht werden.

Gib einen Eßlöffel getrocknete Blüten in einen Baumwollbeutel und lege diesen in eine Badewanne voll heißem Wasser. Bleibe 10 bis 15 Minuten in diesem Kräuterbad liegen.

Aufgrund seiner engen Beziehung zur Kriegerin wird dir Frauenmantel in jeder Situation helfen, in der der Tod nur einen Hauch von dir entfernt ist, nach einem schmerzlichen Verlust, einem Trauma, wenn du starke Schmerzen leidest oder die Angst vor der Entbindung dich quält. Auf einer tieferen Ebene besteht eine Verbindung zwischen dem Zorn und der Verzweiflung der Frau und dem Urschrei der Wut und Seelenqual über die Grausamkeit, die Ungerechtigkeit und das Leid in der Welt. Frauenmantel ist das Kraut für jeden Menschen, der grausam mißhandelt, unterdrückt oder gefoltert worden ist.

Frauenmantel wirkt darüber hinaus auch auf das Sexual-Chakra und steht damit in enger Beziehung zur Kreativität und Schöpferkraft. Er hilft Frauen, die in ihrer Kreativität blockiert sind, und trägt dazu bei, die hinter dem schöpferischen Akt stehende emotionale Ladung zu verringern und dadurch die Kreativität freier strömen und aufblühen zu lassen.

Frauenmantel

Streue jeden Abend etwas vom getrockneten Kraut auf glühende Räucherkohle und verweile einige Zeit in Kontemplation der Schöpfungsakte, die du vollbringen möchtest. Gestatte dir, ein wenig zu träumen. Male dir aus, wie es wäre, kreativer zu sein: wie es sich anfühlen würde, wie es dein Leben, deine zwischenmenschlichen Beziehungen, deine gefühlsmäßige Einstellung zu dir selbst verändern würde. Diese Übung braucht nicht mehr als täglich zehn Minuten in Anspruch zu nehmen. Halte deine Gedanken schriftlich fest, damit du von Zeit zu Zeit deine Fortschritte überprüfen kannst.

Magie und Ritual

Empfängnisritual
Es heißt, es gebe zwei Zeitpunkte innerhalb des Menstruationszyklus einer Frau, zu denen sie fruchtbar ist. Der eine ist der Tag, an dem der Mond in derselben Phase ist wie zum Zeitpunkt ihrer Geburt (also so, wie in ihrem Geburtshoroskop verzeichnet) und der andere zwölf bis vierzehn Tage nach dem Beginn ihrer letzten Periode.

Es folgt ein Ritual, das Frauen durchführen können, die schwanger zu werden wünschen:

Entzünde am Abend eines deiner fruchtbaren Tage (aber niemals bei Vollmond – es heißt, daß zu einer solchen Zeit empfangene Kinder wahnsinnig – engl. *lunatics* – auf die Welt kommen) eine weiße Kerze und ziehe die Strahlen der Mondin in deinen Körper herein. Spüre, wie ihr silbriges Licht deine ganze Person durchflutet, von Kopf bis Fuß erfüllt. Bade in den fruchtbaren Energien der Mondin und achte auf alle Bilder oder Gedanken, die dir zu Bewußtsein kommen.

Lasse es zu, daß ein Symbol deiner Fruchtbarkeit in dir auftaucht. Konzentriere dich auf das Symbol, spüre, wie es zum Leben erwacht und wirksam wird. Rufe die Göttin der Fruchtbarkeit an, den Mutteraspekt der Dreifältigen Göttin, indem du die folgenden Worte sprichst:

Mutter, ich rufe dich jetzt,
komm, komm und bring den Geist meines Kindes mit.
Ich will ein Kind.

Erfüll mir den Wunsch.
Sie wird ein Kind der Göttin sein,
der Alten Wege kundig.[2]

Dieses Ritual dauert insgesamt zwei Monate. Beginne damit, daß du unmittelbar nach deiner letzten Regelblutung eine kurze reinigende Fastenzeit einhältst. Iß nur – nach Möglichkeit biologisch angebautes – rohes Obst und Gemüse und trinke viel Quellwasser, um deinen Organismus zu reinigen. Versuche während der ganzen zwei Monate weder Alkohol noch irgendwelche anderen Reizmittel oder Drogen zu dir zu nehmen. Trinke morgens und abends je eine Tasse Frauenmanteltee.

Wenn der nächste Eisprung erfolgt, also ungefähr 14 Tage später, führe die erste Hälfte des Rituals durch und beim nächsten Neumond die zweite. Trinke während dieser ganzen Zeit zweimal am Tag Frauenmanteltee, und in deiner nächsten fruchtbaren Periode wirst du – wenn es sein soll – empfangen.

---

[2] Die Invokation der Göttin ist eine uralte Anrufung. Niemand weiß, wo oder wann sie entstanden ist. Es gibt sie in vielen verschiedenen Versionen. Siehe z. B. Margot Adler, *Drawing Down the Moon*, S. 57–58. Ich persönlich mag diese poetische Version besonders.

HUFLATTICH

Wissenswertes

Der botanische – und zugleich der alte lateinische – Name des Huflattichs, *Tussilago*, bedeutet soviel wie »Hustenkraut«.
Früher war der Huflattich das Zeichen der Apotheker, und ein Schild mit der Abbildung dieser Pflanze hing stets über der Tür ihres Geschäfts.

Körper

Huflattich ist eines der besten Lungenmittel überhaupt und findet sich in den meisten Hustenpräparaten auf Kräuterbasis, die in Reformhäusern und Naturkostläden angeboten werden. Der in der Pflanze enthaltene Schleim lindert trockenen Reizhusten und erleichtert das Ausstoßen des in der Lunge festsitzenden Schleims. Er schafft bei akuter Bronchitis rasch spürbare Erleichterung. Er lindert Reizungen des Rachenraums und des Kehlkopfs und ist somit bei Mandelentzündung und Kehlkopfentzündung zu empfehlen. Durch seinen Gehalt an Zink fördert Huflattich die Regeneration von verletztem oder erkranktem Gewebe. Er kann daher bis zu einem gewissen Grad zur Heilung durch Tuberkulose oder Lungenemphysem verursachter Schäden beitragen und die Bildung von Narbengewebe auf ein Mindestmaß reduzieren. Bei Keuchhusten habe ich mit Huflattich ausgezeichnete Behandlungsergebnisse erzielt: Er entspannt die Lungen und erleichtert die Ausscheidung des harten Schleims. Nach meiner Erfahrung heilt Keuchhusten bei Anwendung von Kräuterpräparaten schneller als bei Verabreichung konventioneller, synthetischer Medikamente.

Weiterhin hilft Huflattich, Teer, Staubteilchen und andere Schadstoffe aus der Lunge auszustoßen, und wird daher Rauchern verabreicht, um die negativen Auswirkungen des Tabakrauchs zu reduzieren. Aber auch jeder, der gezwungen ist, in einer verschmutzten

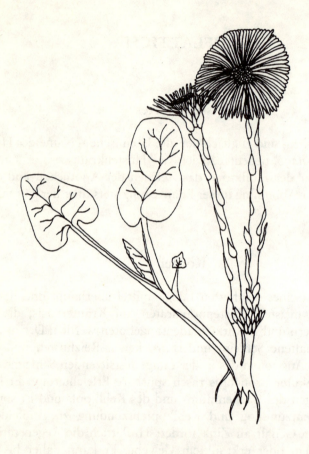

Huflattich

Planetenherrscher: Venus

Eigenschaften: warm und feucht

Sammelzeit: Blüten im Februar, Blätter im März

Verwendete Pflanzenteile: Blüten und Blätter

Wissenschaftlicher Name: Tussilago farfara

Medizinische Anwendung: für die Lunge

Hauptwirkstoffe: Schleim, Bitterstoffe, Saponine, Zink

Umgebung zu arbeiten, der in der Stadt Rad fährt oder joggt oder gegen Staub allergisch ist, sollte sich eine wöchentliche Huflattichbehandlung gönnen. »Frischgebackene« Nichtraucher – deren Lungen noch mit den Nachwirkungen ihres ehemaligen Lasters zu kämpfen haben – würden gleichfalls von einer gelegentlichen Tasse Huflattichtee profitieren. Als ein Marskraut ist Tabak warm und trocken, und kraft dieser Eigenschaften entzieht er der Lunge ihre natürliche Feuchtigkeit, wodurch sie anfälliger für Infektionen und Krebs wird. Dem wirkt Huflattich entgegen.

Indem er den Schleim in der Lunge verflüssigt, befreit Huflattich die Atemwege und eignet sich hervorragend zur Behandlung von Schnupfen und Husten – und zwar namentlich dann, wenn die Gefahr besteht, daß die Infektion auf die Lunge übergreift. Aufgrund seiner krampflösenden Eigenschaften kann Huflattich bei Asthmaanfällen zur Linderung der Atemnot angewandt werden. Durch seine zugleich krampf- und schleimlösende Wirkung weitet er die Bronchien und verhindert die Entstehung fester Schleimpfropfen, die die Luftwege blockieren könnten. Bei akuten Asthmaanfällen können getrocknete Blüten und Blätter, wie Tabak geraucht, relativ rasch Erleichterung verschaffen.

Mit Huflattichblüten lassen sich Umschläge machen, die gegen Wundrose und »heiße« Ausschläge helfen. Waschungen mit Huflattichblütenwasser helfen bei entzündeten Krampfadern.

Rezepte

15 g Huflattichblätter
15 g Weißer-Andorn-Blätter
15 g Beinwellblätter
15 g Ysop
15 g Eisenkraut
1 Stück Süßholzwurzel
Mit 1,75 l kochendem Wasser übergießen. 30 Minuten ziehen lassen.
Dosierung: vier- bis fünfmal pro Tag einen Teelöffel. Hilft gegen Husten.

25 g Huflattichblätter
25 g Fenchel
10 g frische Ingwerwurzel
Mit 900 ml kochendem Wasser übergießen, auf kleiner Flamme auf ein Drittel der Flüssigkeitsmenge einkochen lassen und dann 225 g Honig zugeben.
Dosierung: drei- bis viermal pro Tag einen Teelöffel. Hilft gegen Husten, Erkältung und Katarrh.

Um das Fieber zu senken (nach Culpeper)
Mische zu gleichen Teilen Holunder- und Huflattichblüten und gib eine Prise Mädesüß hinzu. Bereite ein starkes Dekokt (25 g Blüten auf 600 ml Wasser) und lasse es 15 Minuten lang köcheln. Dosierung: drei- bis fünfmal pro Tag einen Eßlöffel in warmem Wasser.

Britischer Kräutertabak
Vermische je 10 g der folgenden Kräuter: Huflattich, Bitterklee, Augentrost, Heil-Batunge, Rosmarin, Thymian, Lavendel und Kamille. Du kannst die Mengenverhältnisse auch nach deinem Geschmack variieren.
Bei Asthma, Bronchitis und anderen Brustbeschwerden wie Tabak rauchen. Dies hat nicht die schädliche Wirkung des Tabaks.

Emotionen

Da er in einer besonderen Beziehung zum Sonnengeflecht steht, wird Huflattich durch seine inhärenten Eigenschaften »Leichtigkeit« und »Klarheit« zu deren Gegensätzen hingezogen – also zu Dunkelheit und Schwere. Ebenso wie er Lunge und Bronchien von materiellen Verunreinigungen – Teer, Staub und so weiter – befreit, trägt er zur Beseitigung vergleichbarer emotionaler Rückstände bei. Neid sperrt das Licht aus. Das Licht der Sonne kann seine Finsternis, die die Lebenskraft abtötet und den Geist hinabzieht, nicht durchdringen: Die Folge sind Stumpfsinn und Schwere. Emotionen wie Neid und Eifersucht, die sich nicht über den Kehlkopf zum Ausdruck bringen lassen, bleiben in der Lunge stecken und können im Laufe der Jahre dazu führen, daß das zarte Gewebe angegriffen und zerstört wird. Dann brechen schwere Krankheiten aus. Diese starken Emotionen können den Körper buchstäblich von innen her zerfressen. Huflattich ist das Kraut für magere Menschen mit schwarzem Haar und dunklem Teint. Er ist das Kraut für diejenigen unter uns, die sich an die Bitterkeit klammern. Umgekehrt müssen jene, die die Realität leugnen, die ihre eigene dunkle Seite, ihren Schatten, nicht akzeptieren wollen, die sich vor nichts so sehr fürchten wie vor der Dunkelheit und dem Chaos und ständig auf der Flucht vor ihrem eigenen inneren Dunkel sind – sie müssen unter allen Umständen das Licht ergreifen. Auch sie sollten Huflattich einnehmen.

Trinke einen lunaren Monat lang (das heißt, von Vollmond bis Vollmond) täglich vor dem Schlafengehen eine Tasse Huflattichtee. Wiederhole bei Bedarf, aber achte darauf, zwischen den einzelnen Behandlungen einen Monat lang auszusetzen.

Magie und Ritual

Huflattich kann die feinstofflichen Kanäle des Sehvermögens, der Klarheit und der Weitsicht reinigen. Er kann zur Förderung der Hellsichtigkeit angewandt werden, und zwar sowohl innerlich, in Form von Tee, als auch äußerlich, als Räucherwerk verbrannt. Er hat eine zentrierende und läuternde Wirkung und öffnet die Pforten der Wahrnehmung für Botschaften und Intuitionen.

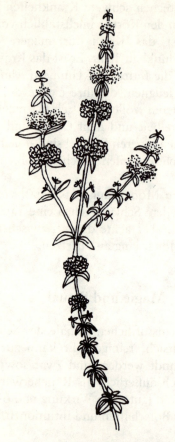

Poleiminze

Planetenherrscher: Venus

Eigenschaften: warm und trocken

Sammelzeit: August

Verwendete Pflanzenteile: Blüten und Blätter

Wissenschaftlicher Name: Mentha pulegium

Medizinische Anwendung:
bei gynäkologischen Beschwerden

Hauptwirkstoffe: ätherisches Öl, Gerbstoffe

POLEIMINZE

Wissenswertes

In manchen Teilen Englands hieß die Poleiminze früher »pudding grass«, weil man mit ihr bestimmte Fleischpasteten (englisch *pudding*) aromatisierte. Eine berühmte Würzmischung für eine Art Preßmagen bestand aus Poleiminze, Honig und Pfeffer.

Früher glaubte man, Poleiminze stärke das Gehirn und schenke erhöhte Wachsamkeit und Aufmerksamkeit, und band deswegen gern ein Sträußchen davon an den Bettpfosten.

Traditionell trugen Seereisende sie bei sich, um nicht seekrank zu werden.

Körper

Da sie warm und trocken ist, wirkt Poleiminze der natürlichen Funktion der Gebärmutter entgegen, indem sie kraft Antipathie alles darin Angesammelte ausstößt. Traditionell wurde sie als Abortivum (Mittel zum Herbeiführen einer Fehlgeburt, »Abtreibungsmittel«) verwendet. Sie hat eine sehr starke Wirkung und kann, wenn zu diesem Zweck angewendet, auch heftige Magenkrämpfe verursachen. Aus diesem Grunde darf sie UNTER KEINEN UMSTÄNDEN Schwangeren verabreicht werden, da sie eine Fehlgeburt auslösen kann und auf jeden Fall dem Fötus schadet!

Poleiminze hat einen charakteristischen Geruch, den Fliegen, Schnaken, Mücken und viele andere Insekten offenbar als höchst unangenehm empfinden. Aus dem Kraut läßt sich ein Öl gewinnen, das dir, in die Haut eingerieben, selbst die hartnäckigsten beißenden oder stechenden Störenfriede vom Leib halten wird. Als ein warmes Heilkraut kann Poleiminze bei kältebedingten Menstruationskrämpfen dazu verwendet werden, die Gebärmutter »aufzuheizen« und damit den ungehinderten Ausfluß des Menstruationsblutes zu ermöglichen. Sie kann, nach der Entbindung verabreicht, der erschöpften Mutter helfen, wieder zu Kräften zu kommen. Das ätherische Öl ist ein stark wirkendes Antiseptikum, und ein Absud des Krauts kann auch zur lokalen (äußerlichen) Behandlung von Zahnfleischentzündung, Halsschmerzen oder infizierten Wunden verwendet werden.

Poleiminze ist ein hervorragender Blutreiniger und befreit als Venuskraut die Lunge von festem Schleim. Sie ist darüber hinaus ein traditionelles Heilmittel gegen Schwindelgefühl und Kopfschmerzen.

Rezepte

Expektorans (schleimlösendes Mittel, nach Culpeper)
25 g Poleiminze
1 Teelöffel Honig
1 Teelöffel Salz
600 ml Wasser
Vermische Poleiminze, Honig und Salz miteinander. Gieße das Wasser hinzu und laß das Ganze eine Weile köcheln. Abseihen. Trinke diesen Absud, um festen Schleim in der Lunge zu lösen.

Um die Entbindung zu erleichtern (nach Trotula)
1 Teelöffel getrocknete Pfefferminze
1 Teelöffel getrocknete Poleiminze
1 Teelöffel getrockneter Majoran
Verreibe und vermische die Zutaten zu einem Pulver.
Lege etwas glühende Räucherkohle in eine feuerfeste Schüssel, gib die Kräutermischung hinzu und setz dich so hin, daß du den aufsteigenden Rauch einatmest. (Vermutlich stimuliert dies die Kontraktionen des Gebärmutterhalses.)

Emotionen

Poleiminze wirkt auf das Gebärmutter-Chakra (Sexual-Chakra), wobei sie der Frau hilft, ihre Energie zu zentrieren und zu fokussieren und sich dadurch ihrer eigenen elementaren Kraft bewußt zu werden. Poleiminze hilft der Frau, sich weniger von fremdem Willen

Poleiminze

beeinflussen, weniger von widerstreitenden Ansichten verwirren zu lassen und sich nicht länger als wehrloses Opfer oder willenlose Marionette anderer zu empfinden. Sie ist wie geschaffen für Frauen, die auf Unfreundlichkeit so heftig wie auf einen tätlichen Angriff reagieren. Poleiminze stellt die Seinsmitte der Frau wieder her – nach schwerer Krankheit oder zu vielen Entbindungen, wenn sie das Gefühl hat, den Faden ihrer Identität verloren zu haben, und das Netz ihres persönlichen Zentrums der Kraft neu knüpfen muß.

Gib einen Tropfen ätherisches Öl der Poleiminze in dein Badewasser – oder ersatzweise einen Eßlöffel vom getrockneten Kraut.

WARNUNG: Nicht während der Schwangerschaft anwenden.

Magie und Ritual

Ein Zauber, um eine Pechsträhne zu beenden
Bereite bei Neumond aus den folgenden, fein zerriebenen Zutaten eine Räuchermischung: Poleiminze, Salbei, Weihrauch und Sandelholz. Gib Honig und Weinbrand zum Binden hinzu und lasse die Mixtur zum Trocknen offen stehen. Richte einen Altar mit drei weißen, einer schwarzen und einer orangefarbenen Kerze her. Zünde das Räucherwerk an. Die drei weißen Kerzen repräsentieren deinen Körper, dein Fühlen und dein Denken, die schwarze Kerze all das Pech, das du bisher gehabt hast, während die orangefarbene Kerze das Glück darstellt, das dir widerfahren soll.

Zünde die weißen Kerzen eine nach der anderen an und sprich dazu jeweils:

Möge mein Körper gesund und stark sein,
mögen meine Gefühle gelassen und heiter sein,
möge mein Verstand klar und weise denken.

Zünde die schwarze Kerze an und sprich dazu:

Möge alles Unglück mit der Flamme dieser Kerze
verfliegen.

Zünde die orangefarbene an und sprich dazu:

Möge das Glück zu mir kommen.
So sei es.

Meditiere jetzt. Führe dir zu Bewußtsein, wie du dir dein Leben wünschst und was für Veränderungen nötig wären, um diesen »Idealzustand« herbeizuführen. Je deutlicher und plastischer du dir vorstellen kannst, was du dir wünschst, desto größer ist die Wahrscheinlichkeit, daß es Wirklichkeit wird. Gelobe dir selbst, daß sich dein Leben binnen einem Monat verändern wird.

SCHLÜSSELBLUME

Wissenswertes

Der Name der Schlüsselblume – auch Himmelsschlüsselchen genannt – spielt auf ihre Beziehung zur germanischen Freya an, insofern als man früher glaubte, die Blume verschaffte Zutritt zum Palast und den Schätzen der Göttin. Freya war die herrschende Stammutter der Vanen, des älteren Göttergeschlechts, das vor der Ankunft des patriarchalischen Odin (oder Wodan) regierte. Odin sagte einmal, er habe all seine Zauberkräfte und göttlichen Fähigkeiten von Freya empfangen. Freya war die Göttin der sexuellen Liebe, und ihr anderer Name, Frigg, wurde mit der Zeit zu einer umgangssprachlichen Bezeichnung für den Geschlechtsverkehr. Sie vereinigte sich mit ihrem Bruder, Frey, dem Gott des Julfestes (Wintersonnenwende), der anschließend geopfert wurde, damit sein und Freyas Sohn seinen Platz einnehmen könnte. Freya war die Schutzherrin der Katzen und die Gebieterin des Schicksals, der Sterne und des Himmels. Sie war die Anführerin der Walküren, der göttlichen Jungfrauen, die in der Schlacht gefallene Krieger nach Walhall geleiteten, in Odins »Paradies«. Vor Odins Zeiten waren die Walküren amazonenähnliche Kriegerinnen gewesen, die die Pforte des Todes bewachten. Sie waren auch die Stuten-Frauen, und wie die Pferdemasken tragenden Priesterinnen der griechischen Göttin Demeter konnten sie Männer in den Tod führen. Im Mittelalter wurden die Walküren mit den Hexen gleichgesetzt, und nach einer Quelle heißt es, es gebe dreizehn Walküren – ebenso wie dreizehn Hexen einen Konvent ausmachen.

Die Schlüsselblume war eine der Lieblingspflanzen der alten Herbalisten. Früher kamen Frauen vom Lande nach London, um an den Straßenecken Schlüsselblumensträußchen zu verkaufen, da man glaubte, diese Pflanze verleihe der Person, die sie trägt, Glück in der Liebe. Väter pflegten ihren Töchtern diese Blume zu schenken, und junge Verliebte überreichten sie sich gegenseitig als eine erste zaghafte Vorbereitung auf die längeren Rituale der Werbung.

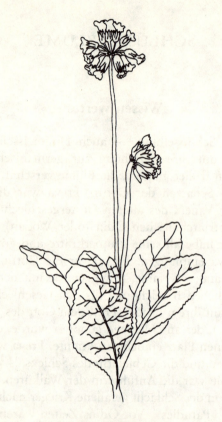

Schlüsselblume

Planetenherrscher: Venus

Eigenschaften: warm und feucht

Sammelzeit: April und Mai

Verwendete Pflanzenteile: Blüten

Wissenschaftlicher Name: Primula veris

Medizinische Anwendung: für die Lunge und bei nervösen Störungen

Hauptwirkstoffe: Saponine, ätherische Öle, Glykoside

Schlüsselblume

An Maienmorgen schenkten sich Mädchen gegenseitig Schlüsselblumensträußchen als ein Symbol ihrer Freundschaft und ihres wechselseitigen Vertrauens. Kühen hängte man Girlanden dieser Blume an die Hörner, damit sie mehr Milch gäben. Es hieß, die gelbe Farbe der Schlüsselblume mache die Butter sahniger und verleihe dem Käse einen satteren Goldton. In Suffolk sammelten die Milchmädchen am Morgen vor Beltane, der Nacht in den Mai, Schlüsselblumen, legten sie in frische Milch und wuschen sich damit das Gesicht. Wie sie glaubten, bekamen sie davon einen strahlenden Teint, der während des nächtlichen Festes ihren Geliebten anlocken würde.

Die Schlüsselblume war eine Pflanze des Volkes, die man in den Salons der Oberschicht niemals antraf.

Körper

Die Schlüsselblume ist ein sanftes Lungenheilkraut, das sich hervorragend auch für Säuglinge, Kleinkinder und alte Menschen eignet. Bei fiebrigen Erkältungen, Grippe und leichteren Fällen von Bronchitis schenkt sie rasch spürbare Besserung. Schlüsselblume hilft allgemein, Gifte aus dem Körper auszuscheiden. Durch ihre sedierende Wirkung dämpft sie den Hustenreiz und erlaubt es erkälteten Kindern, die Nacht ruhig durchzuschlafen. Sie kann sowohl bei leichteren Schlafstörungen als auch allgemein als Nerventonikum und sanftes Beruhigungsmittel verabreicht werden. Sie kräftigt die Nerven, stimuliert das Gehirn und lindert Kopfschmerzen. Sie soll bei Neuralgien (schmerzhaften Nervenentzündungen) sowie bei jeder Art durch Hitze oder Wind hervorgerufenen Schmerzes wohltuend wirken. Schlüsselblume trägt dazu bei, die Hitze im Körper zu mildern und den Wind (das heißt, Blähungen) zu verringern. Die Blüten beseitigen Hautunreinheiten, vermindern die Akne und sollen vorzeitiger Faltenbildung vorbeugen.

ACHTUNG: Die Schlüsselblume steht heute unter Naturschutz, darf also selbst in kleinen Mengen nicht gesammelt werden. Neuerdings sind aber auch Samen von Wildblumen im Handel erhältlich (siehe am Ende des Buches unter »Bezugsquellen für Heilkräuter«), so daß du die für die folgenden Rezepte erforderlichen frischen Pflanzen leicht – in Blumenkästen oder, wenn vorhanden, im Garten – selbst ziehen kannst.

Rezepte

Schlüsselblumenkompott (nach Culpeper)
Verwende nur die zarten und saftigen Blätter und Blüten. Fülle die Pflanzenteile mit der dreifachen Gewichtsmenge Zucker in einen Mörser und bearbeite das Ganze ausdauernd, bis du eine Paste erzielt hast. Fülle das »Kompott« in glasierte Keramikgefäße. Im Kühlschrank oder in einem kühlen Keller aufbewahrt, hält es sich – namentlich wenn du gelegentlich umrührst, um die Bildung von Schimmel zu verhindern – bis zu einem Jahr.
Dosierung: morgens und abends je einen Teelöffel.

Schlüsselblumenwein
8 Tassen Blütenköpfe, 600 g Würfelzucker und die (ungespritzte!) Schale von einer Zitrone in 1,5 Liter kaltes Quellwasser geben. ⅓ Tasse frische Hefe zufügen. Die Flüssigkeit eine Woche lang täglich umrühren. Dann den Saft der Zitrone hinzugießen, in ein Fäßchen umfüllen und (unverschlossen) gären lassen. Wenn der Gärungsprozeß abgeschlossen ist und der Wein nicht mehr »arbeitet«, abseihen, verkorken und acht bis neun Monate stehen lassen. Anschließend in Flaschen umfüllen. Der Wein hat dann eine klare gelbe Farbe und ist fast wie ein Likör.
In kleinen Mengen verabreicht, hilft er bei Lungeninfekten und ist namentlich für Säuglinge und Kleinkinder sehr zu empfehlen.

Schlüsselblumensirup
1 Pfund frische Blüten mit 1 Liter kochendem Wasser übergießen, nach und nach Würfelzucker hinzugeben und leise köcheln lassen, bis ein gelber Sirup entsteht.
Mit etwas Wasser verabreicht, hilft der Sirup bei nervöser Erregung, Benommenheit, Kopfschmerzen und Schlaflosigkeit. Besonders für Kinder zu empfehlen.

Schlüsselblume

Schlüsselblumensalbe

Schlüsselblumensalbe reinigt die Haut, beugt der Entstehung von Falten vor und übt bei Sonnenbrand eine wohltuende kühlende Wirkung aus. Für die Zubereitung siehe das Rezept für Ringelblumensalbe auf S. 53.

Schlüsselblumenmet

1 Kilogramm Honig in 3,5 Liter Wasser geben und drei bis vier Stunden lang kochen lassen. Den aufsteigenden Schaum sorgfältig abschöpfen. 600 ml der Flüssigkeit in ein anderes Gefäß abgießen, eine in Scheiben geschnittene Zitrone hinzufügen und beiseite stellen. Den Rest der Flüssigkeit in ein glasiertes Keramikgefäß umfüllen und 450 g Schlüsselblumenköpfe hinzugeben. Gut durchrühren und 24 Stunden zugedeckt an einem warmen Ort stehen lassen. Dann die andere Flüssigkeit hineinrühren und zwei Zweiglein Zaunrose sowie 10 Gramm in etwas Honig aufgelöste Hefe zugeben.
Die Mixtur vier Tage lang gären lassen. Dann abseihen und verkorken. Nach sechs Monaten in Flaschen umfüllen.

Emotionen

Auf der emotionalen Ebene wirkt die Schlüsselblume jeder Behinderung unserer Weiterentwicklung entgegen – wie allgemeiner »Blockiertheit«, Trübsinn, Hoffnungslosigkeit und Pessimismus. Die Leichtigkeit und Gelbheit dieser Blume muntern auf, weiten das Herz, schenken Mut. Wende sie gegen Depressionen an, namentlich nach dem Tod eines geliebten Menschen, gegen das Gefühl von Verlassenheit und Trostlosigkeit oder nach der Auflösung einer Liebesbeziehung. Schlüsselblume wirkt nicht so sehr gegen den akuten Schmerz des Verlusts als vielmehr gegen die Depression und das Gefühl der Enttäuschung, die diesem folgen. Sie hilft dir, das gelbe Licht des Herzens aus dem Herz-Chakra hervorzulocken und das blaue Licht des Kopfes durch den ganzen Körper bis hinunter zu den Füßen zu »leiten« und im Boden zu erden. In solchen schweren Zeiten empfiehlt es sich, angewärmten Schlüsselblumenwein oder gesüßten Schlüsselblumentee zu trinken. In Fällen akuter Depression aber oder unmittelbar nach dem Tod eines geliebten Menschen fertige einen Talisman an. Trage ihn bei Tag und schlinge ihn nachts um dein Kissen, um die Trauer und die Wut, die der Verlust in dir wachgerufen hat, zu bannen und die in dir eingeschlossene Energie freizusetzen.

Magie und Ritual

Frische oder getrocknete Schlüsselblumen flocht man traditionell zu Trauerkränzen, die dann an jedem Vollmond auf das Grab des geliebten Menschen gelegt wurden. Diese rituelle Totenverehrung wurde 13 Monde (also ein Jahr) lang fortgesetzt. Wer mit dem Geist eines vor kurzem Verstorbenen in Kontakt treten wollte, legte sich ein Sträußchen Schlüsselblumen unter das Kissen. Bisweilen wurde diese Blume auch als Zeichen der Trauer an die Kleidung geheftet. Kränkelnden Säuglingen und Kindern steckte man Schlüsselblumen ans Bettchen, um die Geister der Toten fernzuhalten.

Liebeszauber
Schlüsselblumenköpfe waren eine der Zutaten eines Liebeszaubers, dessen sich die angelsächsischen Frauen gern bedienten. Die Blütenblätter werden frühmorgens gesammelt, ehe der Tau auf ihnen getrocknet ist, in ein Gefäß mit etwas frischem Regenwasser gelegt und den ganzen Tag in der prallen Sonne stehen gelassen. Dann werden Rosenblütenblätter und Veilchenblätter zugegeben und das Ganze für einen weiteren Tag stehen gelassen. Nach dem zweiten Tag wird ein Vers über dem Gefäß gesprochen:

> *Kommt, Blüten, zeigt eure Kraft,*
> *schenkt mir schönste Mädchenschaft,*
> *daß mein Herzenswunsch sich erfülle*
> *und .... meine Sehnsucht stille.*

Anschließend wird die Flüssigkeit abgeseiht und auf das Kissen des Geliebten gesprenkelt. Nach Ablauf eines (Mond-)Monats müßte sich die Wirkung zeigen. Dieser Zauber wird am besten im ersten Viertel des Mondmonats durchgeführt.

SCHWARZER HOLUNDER

Wissenswertes

Der Holunder war einstmals einer der heiligen Bäume der Kelten. Er war »Ruis die Holde«, der Baum des dreizehnten Mondes. Jedem der 13 lunaren Monate entsprach jeweils ein bestimmter Baum (siehe S. 13 f.).

Die alten Griechen und Römer bauten aus Holunderholz eine Art dreieckige Harfe, die sogenannte *sambyke* beziehungsweise *sambuca*.

In Dänemark lebte die Holdermutter, Hylde Moer, eine Dryade oder Baumnymphe, im Holunderbaum und wachte über ihn. Sie suchte jeden heim, der ihr Holz schlug – ja, der auch nur ein Zweiglein ihres Baumes abbrach –, ohne sie um Erlaubnis gebeten zu haben.

Der Holzfäller sagte:

Frau Holder, gib mir von deinem Holz,
ich werde dir von meinem geben,
wenn's im Wald wächst.

Und sie erteilte ihre Einwilligung, indem sie schwieg.

Gleichfalls in Dänemark glaubte man, wer sich in der Mittsommernacht unter einen Holunderbaum stellte, könne die Königin der Feen mit ihrem ganzen Gefolge vorbeireiten sehen.

In manchen Gegenden Englands war es üblich, in der Nacht vor dem ersten Mai (Beltane) Holunderblätter zu sammeln und sie an Türen und Fenster zu hängen, um die Hexen fernzuhalten. Außen an den Viehställen wurden Holunderzweige befestigt, um die Tiere vor allem Bösen zu schützen.

Auch in vielen russischen Volksmärchen heißt es, Holunderblüten vertrieben die bösen Geister, und die Menschen in Sizilien glauben, der Baum töte Schlangen und halte Räuber fern. Die Serben benutzten traditionell Holunderblüten bei ihren Hochzeitsfeiern, da

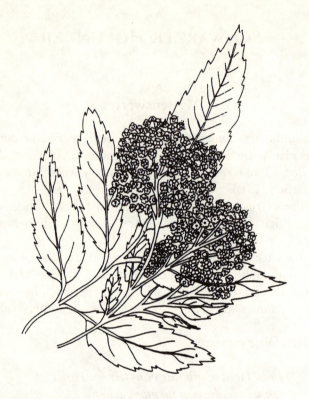

Schwarzer Holunder

Planetenherrscher: Venus

Eigenschaften: warm und trocken

Sammelzeit: Mai und Juni

Verwendete Pflanzenteile: Blüten, Beeren und Blätter

Wissenschaftlicher Name: Sambucus nigra

Medizinische Anwendung: für die Ohren, die Nase und den Hals

Hauptwirkstoffe: Rutin und andere Flavonoide, Schleim, ätherisches Öl

Schwarzer Holunder

sie als Glücksbringer galten. Die Zigeuner fällen niemals einen Holunderbaum, da dies gefährliche Dämonen freisetzen würde. Wiegen dürfen nach altem Brauch unter keinen Umständen aus Holunderholz gefertigt sein. Wie man in Dänemark glaubte, würde, sobald ein Kind in solch einer Wiege liegt, die Hylde Moer kommen und es so lange an den Beinen ziehen, bis man es wieder herausnimmt.

Der Baum hat einen narkotischen Geruch, und niemand schlief gern darunter. Wie man glaubte, wurden der Person, die in diesem betäubenden Schlaf lag, Visionen vom Feenland zuteil. Die Tatsache, daß keine Pflanze im Schatten des Holunders wächst, scheint der Überlieferung recht zu geben, daß der Baum etwas Magisches an sich hat.

Körper

Diese Pflanze wirkt speziell gegen Schleim, und zwar besonders im Kopfbereich. Aus diesem Grund kann sie mit hervorragendem Ergebnis bei Erkältungen, Katarrh, Stirn- und Nebenhöhlenproblemen, Mandelentzündung, chronischen Halsschmerzen und überhaupt jeder übermäßigen Schleimabsonderung in Kopf oder Brustraum angewendet werden. Holunder beeinflußt den Wasserhaushalt des Körpers und hilft bei Harnverhaltung, verstärkter Neigung zu Blutergüssen und allgemeiner Trägheit. Er ist das ideale Heilkraut für Kinder, die ständig erkältet sind, chronisch husten oder an Polypen leiden. Oftmals ist eine verstärkte Schleimabsonderung die Reaktion des Organismus auf Milchprodukte (auch sie werden von der Venus beherrscht). Es ist daher auf jeden Fall eine gute Idee, solche Kinder einen Monat lang »milchfrei« zu ernähren und zu sehen, ob ihre Beschwerden nicht dadurch gelindert werden.

Holunder ist ein Sedativum und kann mit gutem Erfolg zur Behandlung von Schlafstörungen und Alpträumen verwendet werden. Trinke jeden Abend eine Tasse Tee aus seinen Blüten.

Holunder verstärkt die Schweißabsonderung und trägt daher, als heißer Tee getrunken, bei fiebrigen Erkältungen und Grippe dazu bei, die Temperatur zu senken. Als ein Diaphoretikum (schweißtreibendes Mittel) ist dieses Kraut auch ausgezeichnet für die Haut: Es reinigt die Poren und befreit von Pickeln und Akne.

Juliette Bairacli de Levy erklärt in ihrem Buch *The Illustrated Herbal Handbook* (S. 7), Holunder könne helfen, das Augenlicht bei durch Erschütterungen, Explosionen oder Nervenverletzungen verursachter Blindheit wiederherzustellen.

Rezepte

Holundersekt
4 Holunderblütendolden
750 g Zucker
2 Eßlöffel Weißweinessig
3½ Liter kaltes Wasser
2 ungespritzte Zitronen
Fülle Holunderblüten, Zucker, Essig und Wasser in eine Schüssel. Presse die Zitronen aus und gib den Saft in die Mixtur. Schneide die Schale der Zitronen in Viertel und lege sie in die Flüssigkeit. Unter gelegentlichem Umrühren 24 Stunden stehen lassen. Abseihen und in Flaschen mit Schraubverschluß abfüllen.
Schon nach wenigen Tagen kann der Sekt getrunken werden.

Holunderumschläge
Lege zu gleichen Teilen Holunder- und Geißblattblüten in einen Topf, gieße soviel Wasser hinzu, daß die Blüten gerade eben bedeckt sind, und koche sie, bis sie weich geworden sind. Abkühlen lassen. Tränke ein Stück Stoff mit der Mixtur und lege es auf heiße oder schmerzende Körperpartien.

Holundersalbe
225 g Holunderblätter
100 g Wegerichblätter
50 g zermahlener Efeu
100 g Wermut
Erhitze 1,75 kg Kokosfett oder 2 Liter Pflanzenöl mit 50 g Bienenwachs. Lasse die Kräuter darin drei bis vier Stunden lang köcheln. Dann abkühlen lassen und kühl aufbewahren.
Erweicht harte Schwellungen und Wunden.

Schwarzer Holunder

Holunderblütenwasser (Aqua sambuci)
Fülle einen großen Topf aus glasierter Keramik mit den Blüten und übergieße sie mit gut 1½ Liter kochendem Wasser. Abkühlen lassen und 10 g Weingeist (Äthylalkohol, gibt es in der Apotheke zu kaufen) hinzugeben. Zudecken und ein paar Stunden stehen lassen, dann abseihen und in Flaschen abfüllen. Äußerlich bei Sonnenbrand, Hautunreinheiten und Pickeln anzuwenden. Diese Lotion hat eine leicht adstringierende Wirkung.

Holunderbeerensirup
Gib 4,5 Liter Holunderbeeren, 15 g frische Ingwerwurzel und 18 Nelken in einen Topf und füge gerade soviel Wasser zu, daß das Ganze nicht anbrennt. Eine Stunde lang leise kochen lassen, dann abseihen. Gib für jeden Liter Flüssigkeit nach und nach 2 Kilogramm feinen Zucker unter ständigem Rühren hinzu. Sobald der Zucker vollständig geschmolzen ist, abkühlen lassen und in Flaschen abfüllen.
Dosierung: Während der Wintermonate täglich einen Teelöffel in warmem Wasser aufgelöst.

Gegen fiebrige Erkältungen und Grippe
Nimm zu gleichen Teilen Minze, Schafgarbe und Holunderblüten und die halbe Menge frischen geriebenen Ingwer. Gib alles mit kaltem Wasser in einen Topf, bringe es zum Kochen, nimm dann den Topf vom Herd und lasse ihn 20 Minuten lang zugedeckt stehen. Abseihen.
Dosierung: alle drei Stunden ein kleines Glas, bei Bedarf bis zu fünf Tage lang.

Emotionen

Holunder wird seit jeher mit Tod und Behexung in Verbindung gebracht. Er ist eine leichte, luftige, expansive Pflanze und insofern sehr gut dazu geeignet, schwere, blockierte, gestaute emotionale Zustände aufzulockern. Er erfreut und öffnet das Herz, hebt die Stimmung und die Lebensgeister. Er wird gern Kindern verabreicht, die unter Alpträumen und Nachtangst *(Pavor nocturnus)* leiden. Wende ihn bei Menschen an, die das Leben als einen fortwährenden

Kampf empfinden, oder aber bei Sterbenden, die sich aus Angst am Leben festklammern. Holunder erleichtert den Übergang, das Hinüberwechseln in den Tod.

Menschen, die sich ständig über alles Sorgen machen, hilft er, die Wolke der Verwirrung zu zerstreuen und sich über ihre Probleme zu stellen, so daß sie sie aus einer höheren Warte, abgeklärt betrachten können.

Der Holunder hat auch etwas von Unschuld an sich. Er ist daher für Menschen geeignet, die durch negative Erfahrungen zu einer zynischen Lebensauffassung gelangt sind, ihre Unschuld verloren und sich verhärtet haben. Er kann nach schweren Verlusten, Zeiten des Leids und langen Krankheiten angewandt werden, um den seelischen Kontakt zur Hoffnung wiederherzustellen.

Schlafe mit einer Handvoll getrockneter Holunderblüten unter dem Kopfkissen. Wenn du möchtest, kannst du die Blüten auch in einen Baumwollbeutel füllen.

Magie und Ritual

Zauberstäbe werden traditionell aus Holunderholz hergestellt. Dein Stab sollte so lang sein, daß er bei ausgestrecktem Arm von deiner Achselhöhle bis zur Spitze deines Mittelfingers reicht. Schneide das dazu benötigte Holz bei Vollmond und bezahle dafür mit einem Tropfen deines Blutes. Höhle den Stock an einem Ende aus, stopfe ein mit einem Tropfen deines Menstruationsbluts getränktes Fetzchen Stoff hinein und versiegle die Öffnung mit Kerzenwachs.

Der Name der Hexe wurde früher in der Landessprache oder in der magischen Sprache der Runen in den Stab geritzt. Traditionell wurden Zauberstäbe zur Zeit des Feuer-Neumondes (Widder, Löwe, Schütze) angefertigt. Sie wurden dreimal durch die Flammen eines Ritualfeuers geführt und mit besonderen Ölen gesalbt.

Beltane-Ritual

Beltane, der Abend und die Nacht des 30. April, war die Zeit, zu der junge Mädchen, die ihre erste Menstruation gehabt hatten, in die Frauenmysterien initiiert wurden. Alle Teilnehmerinnen trugen Girlanden von Frühlingsblumen und aus Holunder und Weißdorn geflochtene Kränze. Holunder und Weißdorn repräsentierten jeweils den Planeten Venus und Mars beziehungsweise die weibliche und die männliche Energie. Dies war die Zeit der ersten Vereinigung von jungen Männern und Frauen. Brigid, die Feenkönigin, stand den Feierlichkeiten vor. Zu ihr sprach die Göttin, deren Ursprung sich im Dunkel der Äonen verliert:

Und dies sind die Worte der Sterngöttin,
an deren Füßen himmlischer Staub haftet
Und deren Leib das Universum umkreist:
Ich, die ich die Schönheit der grünen Erde bin
und die weiße Mondin unter den Sternen
Und das Mysterium der Wasser,
Ich rufe eure Seelen, sich zu erheben und zu mir
zu kommen.
Denn ich bin die Seele der Natur, die das Universum
lebendig macht.
Aus mir gehen alle Dinge hervor, und zu mir müssen
sie zurückkehren.
Ehret mich fröhlichen Herzens, denn seht,
Alle Akte der Liebe und der Freude sind meine Rituale.
Laßt in euch walten Schönheit und Stärke, Kraft und
Leidenschaft, Heiterkeit und Ehrfurcht.
Und ihr, die ihr mich erkennen wollt, wisset, daß euer
Suchen und Sehnen euch nicht helfen wird,
Es sei denn, ihr kennt das Mysterium: Denn
Wenn ihr das, was ihr sucht, nicht in euch selbst findet,
Werdet ihr es auch niemals finden. Denn seht,
Ich bin bei euch gewesen von Anbeginn, und ich bin es,
zu der ihr am Ende eurer Wünsche gelangt.
(Aus Starhawk, *Der Hexenkult als Ur-Religion der Großen Göttin*, S. 119–120)

Hier breitet sich Schweigen über die Versammlung, während alle über diese Worte meditieren. Dann wird ein Trinkspruch auf die Göttin des Mai ausgebracht. Der Kreis löst sich auf, und die Frauen feiern.

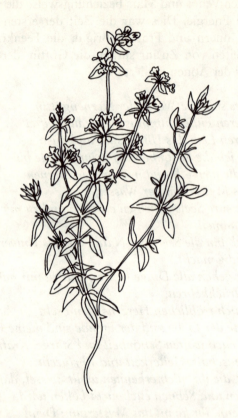

Thymian

Planetenherrscher: Venus

Eigenschaften: warm und trocken

Sammelzeit: Juni bis September

Verwendete Pflanzenteile: Blüten und Blätter

Wissenschaftlicher Name: Thymus vulgaris

Medizinische Anwendung: für die Lunge und als Antiseptikum

Hauptwirkstoffe: ätherisches Öl mit Thymol, Bitterstoffe, Gerbstoffe, Flavonoide, Triterpene

THYMIAN

Wissenswertes

Das Wort »Thymian« kommt – über lateinisch *thymum* – vom griechischen *thymon*, was soviel wie »Räuchern«, »Darbringen eines Brandopfers« bedeutet und eng verwandt ist mit *thymos*, »Hauch«, »Geist«, »Mut«. Das stark duftende, belebende Kraut wurde angewendet, um Mut einzuflößen.

Bei den alten Griechen wurde Thymian auch als Ehrenzeichen verwendet. Namentlich sein Duft symbolisierte Aktivität, Tapferkeit und Mut.

Im Zeitalter der höfischen Minne überreichten die Damen ihrem Ritter als Zeichen ihrer Gunst gern ein von ihnen besticktes Tüchlein, auf dem ein Thymianzweig und eine über diesem schwebende Biene zu sehen waren.

In Südfrankreich war Thymian ein Symbol republikanischer Gesinnung. Thymianzweige wurden als Einladung zu den Geheimversammlungen verschickt.

Thymian wurde vielerorts auch als Räuchermittel benutzt, mit dessen Hilfe man Mäuse und Ungeziefer vom Haus fernhielt.

Körper

Thymian hat eine antiseptische Wirkung und kann zur Behandlung jeder Infektion angewandt werden. Nach meiner Erfahrung wirkt er besonders gut bei Infektionen der Lunge oder der Nieren, aber er kann bedenkenlos für jeden Teil des Körpers verwendet werden. Thymian ist ein stark wirkendes Heilmittel und wird am besten zu kurzen, intensiven Behandlungen von acht bis zehn Tagen Dauer eingenommen. Ich persönlich gebe *nie* Thymian für länger als drei Wochen ohne eine Unterbrechung. Wenn die Infektion bis dahin noch nicht abgeklungen ist, dann liegen wahrscheinlich weitere Faktoren vor, die berücksichtigt werden sollten.

Wende das Kraut bei Bronchitis, Mandelentzündung, Brustfellentzündung, Angina, Mittelohrentzündung und Keuchhusten an. Mit Bärentraube kombiniert, ist es auch das ideale Heilmittel gegen Harnblasenentzündung. Schon nach drei- bis viertägiger Anwendung wird die Infektion ohne Antibiotika verschwunden sein.

Thymian hat darüber hinaus eine schleimlösende Wirkung und kann daher mit gutem Erfolg gegen trockenen Reizhusten eingesetzt werden. Er befreit den Körper von überschüssigem Schleim und bringt dadurch auch die Körpersäfte wieder ins Gleichgewicht. Er ist außerdem ein Diaphoretikum (schweißtreibendes Mittel) und kann deswegen mit gutem Erfolg bei Grippe und Erkältung zur Senkung des Fiebers und zur schnellen Entschlackung des Organismus angewandt werden. Darüber hinaus hat Thymian eine leicht sedierende Wirkung, wodurch er bei nervösen Kopfschmerzen und Schlaflosigkeit helfen kann. Er kann auch als Badezusatz zur Linderung rheumatischer Schmerzen sowie in Form einer Lotion zur Behandlung von juckenden Ausschlägen, Nesselsucht und Hautflechte verwendet werden. Thymian soll auch die Entbindung sowie das Ausstoßen der Nachgeburt erleichtern, was gut zu seiner planetarischen Zugehörigkeit paßt.

Rezepte

Gegen Harnblasen- und Harnröhrenentzündung
25 g Thymian
25 g Bärentraube
Übergieße die Kräutermischung mit 1,2 Liter kochendem Wasser. Warm über den Tag verteilt trinken. Nach drei Tagen müßten die Symptome abgeklungen sein.

Thymiansirup gegen Keuchhusten
225 g Thymian
900 ml kochendes Quellwasser
Gib die Blüten und Blätter in einen Kochtopf, übergieße sie mit dem kochenden Wasser und decke den Topf zu.
An einen warmen Ort stellen (etwa auf einen Heizkörper oder in den Backofen bei kleinster Hitze) und zwölf Stunden stehen lassen. Abseihen und Flüssigkeitsmenge messen. Auf jeden halben

Liter gib 1 kg geschmolzenen und abgeschäumten (feinen) Zucker hinzu. Unter schwacher Wärmezufuhr umrühren, bis alles gut vermischt ist.
Dosierung: 1 Teelöffel alle drei Stunden.

Hustenpastillen
15 g Thymian
15 g Fenchel
15 g Huflattich
Mit 3 Tassen kochendem Wasser übergießen und über Nacht zugedeckt ziehen lassen. Abseihen. Gib eine Tasse Honig oder Ahornsirup hinzu und laß die Mixtur köcheln, bis sie anfängt einzudicken. Auf ein eingefettetes Backblech ausgießen und nach dem Erkalten in kleine Quadrate schneiden.
Dosierung: zehn Tage lang täglich bis zu fünf Pastillen.

Emotionen

Thymian hat die Natur eines Adlers, der im Zwielicht vor der Morgenröte, wenn es am kältesten und stillsten ist, hoch oben zwischen Berggipfeln schwebt. Er ist wie geschaffen für jene, die von tiefem seelischem Leid zerrüttet sind, die das Gefühl haben, am Ende ihrer Kräfte zu sein und den absoluten Tiefpunkt erreicht zu haben, denen alles nutzlos, vergeblich und hoffnungslos erscheint, die aber zugleich ahnen, daß auch dieses Gefühl vorübergehen wird – eine zeitlos-unwirkliche emotionale Qualität, die unser Leben bisweilen an sich hat. Thymian ist für jene Momente, in denen es scheint, als habe der Puls des Lebens aufgehört zu schlagen – so still ist es. Thymian verleiht uns den Mut und die Kraft, so lange durchzuhalten, bis es wieder bergauf geht. Er ermöglicht es uns Frauen, den Schritt von der Dunkelheit zum Licht, vom Tod zum Leben, vom Unwirklichen zum Wirklichen zu tun, er schenkt uns das nötige Vertrauen, um durchzuhalten – aller Schwäche und Erschöpfung zum Trotz. Er hilft uns angesichts schwerer traumatischer Erlebnisse – Tod, Entbindung, Trennung, Tragödien –, indem er uns die seelische Stärke verleiht, bis zum Ende der dunklen Nacht auszuharren und wie neugeboren wieder ans Tageslicht zu treten.

Verbrenne jeden Abend vor dem Schlafengehen getrockneten Thymian auf glühender Räucherkohle. Bitte um Träume, die dir weiterhelfen können. Tue dies so lange, wie du das Bedürfnis danach verspürst.

Magie und Ritual

Ein Ritual, um die Angst zu bannen und Mut zu schöpfen
Wähle einen Wasser-Vollmond (Fische, Krebs oder am besten Skorpion). Begib dich an einen geweihten Ort und ziehe unter Anrufung der vier Elemente einen Kreis. Zu diesem Zweck gehe langsam und konzentriert gegen den Uhrzeigersinn einmal im Kreis herum. Während du diesen Kreis abschreitest, markiere seinen Umfang zugleich mit getrocknetem Thymian, den du nach und nach auf den Boden rieseln läßt. Rufe Diana an, die Jägerin, die Anführerin der Amazonenkriegerinnen, und bitte sie darum, daß sie dir für das folgende Ritual Mut schenke.

Setz dich in die Mitte des Kreises und entzünde eine Räuchermixtur, die Thymian als eine ihrer Ingredienzen enthält. Visualisiere eine deiner größten Ängste – und laß dir Zeit dabei. Stell dir deine Angst in all ihren Aspekten vor, ihre grauenerregende Natur und die Weise, wie sie sich in deinem Alltag manifestiert – oder manifestieren könnte. Bleibe dir während dieser Imaginationsarbeit stets deines Körpers bewußt: Vergiß nicht weiterzuatmen und achte darauf, an welcher Stelle deines Körpers die Angst lokalisiert ist – wie du diese Angst *physisch* erfährst.

Dann werde dir deiner Atmung bewußt. Beobachte dich, wie du atmest, und fang gleichzeitig an, deine Atemzüge graduell zu verlängern, den Einhauch ebenso wie den Aushauch – und das, ohne dabei das Bild deiner Angst aus dem Bewußtsein zu verlieren. Lenke deinen Atem dorthin, wo du die Angst spürst, atme in diesen Körperbereich »hinein«. Fahre eine Weile damit fort und atme dann weißes Licht in diese Körperstelle – heilendes, schützendes weißes Licht. Fahre eine Zeitlang so fort und lasse es dann zu, daß dieses weiße Licht deinen ganzen Körper ausfüllt und dich dadurch beschützt und deine Angst bannt.

Betrachte jetzt deine Angst vom Mittelpunkt dieses Lichtes aus. Stelle fest, was sich an ihr geändert hat, wie sie jetzt auf dich wirkt.

Laß dir Zeit dabei – jetzt, wo du vom weißen Licht umgeben und beschützt bist, kannst du dir deine Angst in aller Ruhe anschauen. Stelle fest, ob sich irgend etwas geändert hat. Verhalte dich in deiner Vorstellung so, als hättest du keine Angst mehr vor dieser bestimmten Sache, als hättest du Mut.

Wie würde das aussehen? Was würdest du tun, wenn du mutig wärst? Wie fühlt es sich an, sich mutig zu verhalten – mutig zu *sein*? Laß dir auch dabei Zeit: Erforsche in aller Ruhe deine »neue« Welt: die Welt einer mutigen Frau! Erkenne, wie sich dein Alltag ändern könnte. Achte, während du das tust, auf deinen Körper: Wie fühlt er sich an, was ist an *ihm* anders?

Laß zuletzt dieses Bild los, stell dich aufrecht im Mittelpunkt deines Kreises hin und nimm, »ohne nachzudenken«, eine Körperhaltung ein, die den Mut zum Ausdruck bringt, den du gerade verspürt hast. Experimentiere ruhig ein wenig herum, und sobald du die richtige Haltung gefunden hast, verharre in ihr und gestatte dir, dich wirklich mutig zu fühlen: Fühle dich von weißem Licht erfüllt und vor jeder Gefahr beschützt. Setz dich dann wieder hin und laß diese Erfahrung eine Zeitlang in dir nachwirken.

Wenn du dich bereit fühlst, danke der Göttin für ihre Gegenwart und Inspiration und löse den Kreis auf. Schreite ihn zu diesem Zweck langsam und konzentriert im Uhrzeigersinn ab. Danke den vier Elementen und verlasse den Ort.

Übe dich während des folgenden Mondzyklus regelmäßig in deiner neuen Selbsterfahrung. Nimm die »Körperhaltung des Mutes« ein, wann immer du Angst verspürst. Umgib dich mit weißem Licht und verhalte dich so, als hättest du Mut.

5
MARSKRÄUTER

♂

ELEMENT: Feuer

ORGANE: Gallenblase

REICH: Vorstellungskraft

TEMPERAMENT: cholerisch

FUNKTION: Anziehung

EIGENSCHAFTEN: warm und trocken

Der feurige Planet Mars erwärmt und trocknet alles, womit er in Berührung kommt. Er widersteht Giften, reinigt das Blut, beseitigt Hindernisse, trocknet die Körperflüssigkeiten aus und stimuliert die Körperfunktionen.

Die in diesem Buch behandelten Marskräuter sind Bärentraube, Große Brennessel, Hopfen, Ingwer, Mönchspfeffer, Weißdorn und Wermut.

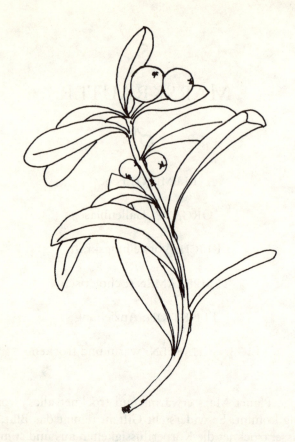

Echte Bärentraube

Planetenherrscher: Mars

Eigenschaften: warm und trocken

Sammelzeit: September und Oktober

Verwendete Pflanzenteile: Blätter

Wissenschaftlicher Name: Arctostaphylos uva-ursi

Medizinische Anwendung: für die Nieren

Hauptwirkstoffe: Glykoside, Gerbstoffe, ätherisches Öl, Flavonoide

ECHTE BÄRENTRAUBE

Wissenswertes

Der wissenschaftliche Name bedeutet – einmal auf griechisch, einmal auf lateinisch – exakt dasselbe wie der deutsche, also »Bärentraube«, was darauf anspielen könnte, daß die Blätter und Früchte dieser Pflanze so hart sind, daß nur Bären sie verzehren können.
Die Blätter haben einen hohen Gehalt an Gerbstoffen und wurden in Skandinavien früher zum Gerben von Leder verwendet.
Da sie mit Tapferkeit und dem Kriegeraspekt in Verbindung gebracht wird, steht die Bärentraube in vielfältiger Beziehung zur Morrigan, der altirischen Göttin des Krieges. Sie wurde als die Uralte verehrt, die Greisin, die sich am Gemetzel auf den Schlachtfeldern weidete, nichts Böses ahnende Menschen unter ihren weißen Wogen begrub und ihr Volk, die Tuatha Dé Danann (die »Leute der Göttin Danu«, die mythischen Ureinwohner Irlands) beschützte. Sie nahm gern die Gestalt einer schwarzen Krähe an und flog über die Schlachtfelder der Kelten hinweg, wobei sie denen erschien, denen es bestimmt war zu fallen.
Einmal geriet die Morrigan mit dem berühmten Helden Cú Chulainn in Streit. Sie bot ihm ihre Hilfe in der Schlacht an, aber der arrogante Jüngling lachte sie nur aus, da er sich nicht vorzustellen vermochte, eine Frau könnte im Krieg zu irgend etwas nütze sein. Wutentbrannt beschloß die Morrigan, sich für die erlittene Beleidigung zu rächen. Am folgenden Morgen erwachte Cú Chulainn von einem lauten Kriegsgeschrei. Er fuhr aus dem Bett, sprang splitternackt, wie er war, auf seinen Streitwagen und preschte davon – nur um nach wenigen Augenblicken zu erkennen, daß er blindlings drauflosfuhr, ohne überhaupt zu wissen, wo die Schlacht eigentlich stattfand.
Verwirrt sah er in die Ferne und erblickte einen anderen Wagen, der die Straße entlang auf ihn zukam. Das Fahrzeug wurde von einem leuchtend roten, dreibeinigen Pferd gezogen, das in voller Länge von der Deichsel durchbohrt war. Auf dem Bock saß eine

Frau, deren Haar und Kleid die Farbe des Feuers hatten, während ihr Mantel rot wie Blut war. Cú Chulainn fragte, wer sie sei, aber er verstand ihre Antwort nicht, da sie in Rätseln sprach. Plötzlich wurde ihm bewußt, daß er nackt war und sich durch seine Unfähigkeit, seine eigene Muttersprache zu verstehen, lächerlich machte, und er schämte sich zutiefst. Darauf verwandelte sich die Frau in einen großen schwarzen Vogel und flog höhnisch krächzend davon.

Kurze Zeit später, als Cú Chulainn auf dem Schlachtfeld kämpfte, ließ die Morrigan 50 weiße Färsen los. Sie verwandelte sich selbst in eine von ihnen und führte die Herde im Galopp kreuz und quer über die Walstatt, bis alles ein einziges Chaos war. Dann verwandelte sie sich in einen langen schwarzen Aal und schlang sich um Cú Chulainns Arme und Beine, so daß er immer wieder zu Boden stürzte. Gerade, als es ihm gelingen wollte, sich von ihr zu befreien, verwandelte sie sich in einen Wolf und setzte ihm mit Zähnen und Klauen zu, bis die Nacht hereinbrach. Dann ließ sie ihn, der mittlerweile aus zahllosen Wunden blutete, liegen und verschwand.

Aber auch sie war verletzt, und sie wußte, daß ihre Wunden nur unter der Voraussetzung heilen würden, daß Cú Chulainn sie dreimal segnete. Also verwandelte sie sich in eine Greisin, setzte sich an den Straßenrand und wartete auf ihn. Als Cú Chulainn vorbeikam, bot ihm die Morrigan einen Becher Milch an. Der Held trank und segnete sie, dankbar für die Labung. Sie bot ihm zwei weitere Becher Milch an, und jedesmal segnete er sie dafür. Als sie dreimal gesegnet worden war, verwandelte sich die Morrigan in eine Krähe und flog davon.

Körper

Bärentraube ist ein hervorragendes Heilmittel gegen akute Nierenleiden: Sie macht den Urin antiseptisch und bekämpft so jede Infektion des Harntrakts, indem sie alle »feindlichen« Mikroorganismen wie eine Mars-Kriegerin vernichtet. Bärentraube erwärmt außerdem die Blasen- und Nierengegend – Körperregionen, die sehr empfindlich auf Kälte und Feuchtigkeit reagieren. Sie kräftigt den Harnapparat, verbessert die Durchblutung der Nieren, regt deren Funk-

Echte Bärentraube

tion an und trägt so zu einer Verringerung der Harnsäure im Körper bei. Wende sie daher bei akuter und chronischer Harnblasenentzündung, Gicht, Nierensteinen, Ureteritis (Harnröhrenentzündung), Nephritis (Nierenentzündung) und Nierengrieß an. Es heißt, Bärentraube wirke dann am besten, wenn der Harn alkalisch ist (eine Folge vegetarischer Kost). Wenn du also gewohnheitsmäßig Fleisch ißt, nimm täglich einen halben Teelöffel Natriumbikarbonat in Wasser aufgelöst ein, um die Wirkung der Heilpflanze zu unterstützen.

Das Kraut kann zur Behandlung von Arthritis angewandt werden, wenn die Symptome durch eine Störung der Nierenfunktion bedingt sind.

Bärentraube wirkt stark adstringierend und trägt dazu bei, Blutungen im Harntrakt und im weiblichen Geschlechtsapparat zu stillen. Wende das Kraut bei starken Monatsblutungen, unspezifischem Scheidenausfluß, Geschlechtskrankheiten und Hämorrhoiden an. Bärentraube trocknet alle kalten, feuchten Störungen im Beckenbereich aus.

WARNUNG: Da Bärentraube einen hohen Gehalt an Gerbstoffen hat, solltest du jede innerliche Anwendung nach spätestens 21 Tagen unterbrechen. Nach einer Pause von drei Wochen kannst du, wenn nötig, die Behandlung wiederholen. Wenn die Symptome dann noch immer nicht abgeklungen sind, solltest du besser einen Arzt konsultieren. Meide schwarzen Tee, während du Bärentraube einnimmst, da auch er viele Gerbstoffe enthält. Schwangere und Nephritis-Patientinnen sollten keine Bärentraubenpräparate einnehmen.

Rezept

Absud gegen Harnblasenentzündung
25 g Bärentraubenblätter
25 g Thymianblüten
1,2 Liter Wasser
Vermische die Kräuter. Bringe das Wasser zum Sieden, übergieße damit die Mixtur und lasse sie zugedeckt 20 Minuten stehen. Abseihen.
Dosierung: die gesamte Flüssigkeitsmenge über 48 Stunden ver-

teilt trinken. Nach sieben Tagen wiederholen, bis die Symptome verschwinden.

Emotionen

Ich bringe Bärentraube mit dem Wurzel-Chakra in Verbindung. Aus ihm gehen Selbsterhaltungstrieb, Überlebensinstinkte, Mut und heftige Angst hervor. Bärentraube fördert die Entwicklung der »inneren Kriegerin« und beseitigt die furchtsame Opfer-Haltung. Sie hilft uns, einen inneren Schutzschild aufzubauen – die Fähigkeit, aus eigener Kraft heraus geschützt zu sein und uns weniger zu fürchten. Sie setzt die elementaren Energien der Wut frei, die in Form von Depression im Körper eingeschlossen sein könnten, und erlaubt ihnen, sich Ausdruck zu verschaffen.

Umgekehrt hilft sie jenen von uns, die in dieser rohen, gewalttätigen Form von Energie gefangen sind, sich mehr in Richtung Liebe und Akzeptanz zu entwickeln. Suchtkranke – wie Alkoholikerinnen, Drogenabhängige oder Freßsüchtige – handeln vom Wurzel-Chakra aus. Selbst Frauen, die nüchtern vollkommen sanftmütig und friedfertig sind, werden im Zustand der Trunkenheit nicht selten zu gewalttätigen, aggressiven und unvernünftigen Karikaturen ihrer selbst. Der Alkoholismus ist die Geißel unserer heutigen Zeit und zunehmend auch ein Problem für uns Frauen.

Die Anwendung von Bärentraube kann dazu beitragen, heftige Leidenschaften zu kühlen, und ein gesünderes, ausgeglicheneres Gefühl von Eigenmacht verleihen, wodurch der krankhafte Drang abnimmt, sich dadurch Bestätigung zu verschaffen, daß man andere beherrscht und unterdrückt.

Verbrenne einen Teelöffel der Blätter, wann immer du das Bedürfnis danach verspürst – aber nie länger als an drei aufeinanderfolgenden Tagen.

Mut ist die positive Seite des Wurzel-Chakras, und Mut haben wir heutzutage bitter nötig, um frauen-zentrierte Frauen zu sein: den Mut, für das einzustehen, was jede einzelne von uns für richtig hält, und nicht mit dem Strom zu schwimmen, wenn wir erkannt haben, daß dies für uns falsch wäre. Den Mut, wir selbst zu sein und uns neue, eigene Straßen zu bauen, neue Wege zu erforschen, eine starke Frau zu sein.

Wenn das unterste Chakra blockiert ist, leiden wir unter einer allgemeinen Lebensangst, die sich auch zu bestimmten Phobien »verdichten« kann. Wir halten die Welt nicht für einen sicheren Ort, fühlen uns im Universum nicht genährt und geborgen. Mentale Bilder der Kriegerin sind in diesem Zusammenhang oft von großem Nutzen, da sie uns mit unserem Gefühl von Eigenmacht in Berührung bringen.

Magie und Ritual

Wende Bärentraube bei okkulter Arbeit und zur Förderung der Astralprojektion an. Stelle die Blätter in einer offenen Schüssel ins Licht.

Bärentraube ist Bestandteil einer Räuchermixtur, die überschüssiges Wasser entfernt. Das folgende Räuchermittel wird dir helfen, das Wasserelement in einem zu phlegmatischen Temperament zu verringern und dafür das Feuer zu mehren:

Nimm jeweils 12 g Bärentraube, Wacholder, Myrrhe und Dragon's Blood (ein rotes Pulver, das in Kräuterläden erhältlich ist) und zerstoße alles zu einem feinen Pulver. Vermische dann die Mixtur mit ausreichend Wein, um eine knetbare Paste zu erzielen. Breite diese auf Alufolie aus und lasse sie – unter häufigem Wenden – zwei Wochen lang trocknen.

Wenn der Mond zunimmt und in einem Feuerzeichen steht, verbrenne jede Nacht eine Prise dieser Räuchermischung.

Bei extremen Angstzuständen kann das Kraut auch als Talisman am Körper getragen werden.

Ritual für den Kriegeraspekt

Krieger sind niemals so nötig gewesen wie in unserer heutigen Zeit. Bei Frauen ist der Kriegeraspekt allgemein unterentwickelt. Es gibt unzählige Schlachten, die geschlagen werden müssen, große und kleine, innere und äußere. Die Identifikation mit der Kriegerin in uns bindet unseren Willen an einen guten Zweck, spornt uns zum Handeln an, mobilisiert unsere Kräfte.

Ein Krieger ist nicht dasselbe wie ein Soldat, der gedankenlos, auf einen bloßen Befehl hin zu töten vermag. Ein Krieger braucht nicht einmal Gewalt anzuwenden, sondern kann seine Schlachten auch auf andere Weise schlagen. Greenpeace-Aktivisten sind Krieger und Kriegerinnen; die Leute von Amnesty International sind welche. Jede Kampagne gegen Ungerechtigkeit, Grausamkeit und Habgier mobilisiert die Kriegerin in uns.

Versammelt euch, wenn der Neumond in einem Feuerzeichen (Widder, Löwe oder Schütze) steht. Bildet einen Kreis auf die übliche Weise und ruft die Geister der vier Himmelsrichtungen an. Bereitet aus Bärentraube, Huflattich, Lemongras und Minze einen heiligen »Tabak« zu. Stopfe damit eine Pfeife, zünde sie an, und laß sie im Kreis herumgehen.

Während ihr raucht und die Pfeife herumreicht, sprecht über die Schlachten, die es auszufechten gilt – sei es von jeder einzelnen von euch, sei es von der ganzen Gruppe. Versucht, euch einen Begriff von dem inneren Kampf zu verschaffen, den die äußeren Ereignisse symbolisieren. Bemüht euch, der eigentlichen Bedeutung des Kampfes auf den Grund zu gehen, dessen wahres Wesen zu erkennen. Laßt euch genügend Zeit, um das Problem von allen Seiten zu durchleuchten: Durchdringt es mit eurem rationalen Verstand. Bemüht euch um eine kreative Analyse und durchdenkt auch alternative Möglichkeiten. Entwerft einen Plan, eine Strategie, für den Kampf gegen dieses Problem. Geht die verschiedenen Stadien des Willensaktes durch (nach Roberto Assagioli, *Die Schulung des Willens*):

1. *Ziel – Zweck – Endziel*
   (Was zu tun ist und warum es getan werden soll.)
2. *Erwägung oder Beratschlagung*
   (Das Abwägen des Für und Wider, das Abschätzen der Durchführbarkeit des Vorhabens.)
3. *Wahl oder Entscheidung*
   (Das Auswählen einer bestimmten Vorgehensweise unter Ausschluß aller anderen Möglichkeiten.)
4. *Selbstversicherung oder Bekräftigung*
   (Sich verpflichten, die gefaßte Entscheidung in die Tat umzusetzen, und seine Fähigkeit bekräftigen [»affirmieren«], dazu auch imstande zu sein.)
5. *Planen und Ausarbeiten eines Programms*
   (»Konkret werden«: Wissen, was zu tun ist, wann es und wie es zu tun ist. Wissen, was der erste Schritt sein muß.)

Teile der Gruppe deine Absicht oder Intention mit, bekräftige deinen Entschluß, und erkläre möglichst konkret, worin für dich der erste Schritt besteht.

Nimm eine rote Kerze, zünde sie an und verkünde mit lauter Stimme dein Ziel. Bitte die Gruppe um ihre Mithilfe und weihe deinen Kriegerinaspekt der Göttin, indem du deinen Willen mit Ihrem eins werden läßt.

Vereinbart, euch beim nächsten Feuer-Vollmond zusammenzufinden, löst den Kreis auf, segnet die Geister und entlaßt sie.

Bei eurer nächsten Zusammenkunft wiederholt das Ritual, aber besprecht diesmal, was in der Zwischenzeit geschehen ist. Wenn der Kampf noch nicht gewonnen ist, bekräftige deinen Entschluß, stelle fest, ob du dir nicht möglicherweise selbst irgendwelche Hindernisse in den Weg gelegt hast, und plane den nächsten Schritt.

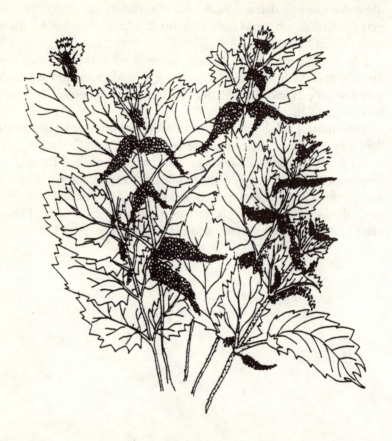

Große Brennessel

Planetenherrscher: Mars

Eigenschaften: warm und trocken

Sammelzeit: Mai bis September

Verwendete Pflanzenteile: oberirdische

Wissenschaftlicher Name: Urtica dioica

Medizinische Anwendung: für das Blut und die Haut

Hauptwirkstoffe: Gerbstoffe, Eisen, biogene Amine (Histamin, Serotonin, Cholin), Vitamin A, B, C und K

GROSSE BRENNESSEL

Wissenswertes

Der Name *Urtica* ist vom lateinischen Verb *urere*, »brennen«, abgeleitet.

Vor langer Zeit galt Brennessel als ein Gegengift gegen Schierling, verschiedene Giftpilze und Quecksilber, ebenso gegen Bilsenkraut, Schlangenbisse und Skorpionstiche.

In Frankreich glaubte man, wer Brennessel und Schafgarbe zusammen in einer Hand hält, überwinde alle Angst.

Früher ließ man Brennesseln gern neben Rosen wachsen, um Stuben- und Schmeißfliegen von ihnen fernzuhalten, sowie neben Gewürzkräutern, um deren Gehalt an ätherischen Ölen zu erhöhen. Das Kraut kann auch als ein zuverlässiges Mittel gegen Fliegen im Haus aufgehängt werden.

Ein alter englischer Kinderreim lautet:

Nessel rein, Ampfer raus,
Ampfer reib die Nessel aus!

Dies spielt auf die Sitte an, »genesselte« Hautpartien mit Ampferblättern abzureiben, um das juckende Brennen zu stoppen.

Man glaubt, daß die in Britannien stationierten römischen Legionäre sich im ungewohnt kalten und feuchten Klima dadurch vor rheumatischen Schmerzen und Gelenksteifigkeit schützten, daß sie sich mit Brennesseln einrieben.

Aus den Stengeln von Nesselgewächsen lassen sich Fasern gewinnen, die früher – in Schottland noch Ende des 17. Jahrhunderts – zu Stoff gewoben oder auch zum Knüpfen von Fischernetzen verwendet wurden.

Körper

Dank ihren Eigenschaften »Wärme« und »Trockenheit« befreit Brennessel den Körper von überschüssigem Schleim, weswegen sie traditionell zu einer Frühlings-Entschleimungskur verwendet wurde. Culpeper erklärt, daß Brennessel-Linctus die Lunge öffnet und so dem eingeschlossenen Schleim ermöglicht, herauszufließen. Daher ist ein solcher Sirup bei Asthma, Kurzatmigkeit, Bronchitis und Katarrh sehr zu empfehlen. Als Tee getrunken oder als Gurgelmittel verwendet, lindert Brennessel außerdem Entzündungen des Hals- und Rachenraums, wie Kehlkopfentzündung und Mandelentzündung. Der frisch ausgepreßte Saft ist ein gutes Mittel gegen Zahnfleischbluten. Als warmes und trockenes Kraut wird Brennessel zur Sympathiebehandlung von Hautreizungen verwendet – so beispielsweise von Nesselsucht, Schweißbläschen, Furunkeln, Akne und allen warmen und trockenen, juckenden Erkrankungen der Haut.

Aufgrund ihres Gerbstoffgehalts wirkt Brennessel adstringierend und hämostatisch (blutstillend). Sie wird innerlich bei starken Monatsblutungen, Wochenfluß und Nasenbluten und äußerlich – in Form von Umschlägen – zur Wundbehandlung verwendet.

Sehr zu empfehlen ist die Einnahme von Brennessel gegen Ende der Schwangerschaft: Durch seinen hohen Eisengehalt reguliert das Kraut den Hämoglobingehalt der roten Blutkörperchen und wirkt so einer Anämie entgegen, außerdem regt es die Tätigkeit der Milchdrüsen an. Brennessel ist daher bei starkem Blutverlust (gleich welcher Ursache) sowie bei konstitutioneller Blutarmut wärmstens zu empfehlen. Ihr Mars-Charakter erhöht den Eisengehalt des Blutes und somit die Anzahl der roten Blutkörperchen.

Brennessel ist darüber hinaus ein stark wirkendes Diuretikum, das vielfach zur Senkung des Harnsäurespiegels im Blut und damit zur Linderung arthritischer und rheumatischer Beschwerden verwendet wird.

Die zu Pulver zermahlenen Samen zeitigen bei Struma (Schilddrüsenhypertrophie, Kropf) und Übergewichtigkeit gewisse Heilerfolge.

Große Brennessel

Rezepte

Nesselsirup
Zerstoße getrocknete Brennesselblätter zu einem feinen Pulver und schlage dieses durch ein Haarsieb, um alle größeren Partikel zu entfernen. Gib zu diesem Puder die dreifache Gewichtsmenge an geklärtem Honig und verrühre gründlich. Zur Aufbewahrung in ein Steingutgefäß geben.
Dosierung: 15 g bis 25 g 1mal morgens auf nüchternen Magen. (Befreit den Organismus von überschüssigem Schleim.)

Brennesselbier
1 Eimer Brennesselblätter
3–4 Handvoll Löwenzahnblätter
3–4 Handvoll Klettenlabkraut
25 g zerdrückte Ingwerwurzel
Die Zutaten in 7,5 Liter Wasser 15 Minuten lang kochen, dann abseihen. Gib braunen Zucker hinzu und lege dann in die noch warme Flüssigkeit eine Scheibe getoastetes Weißbrot, die du zuvor mit Hefe und einem Teelöffel Zucker bestreut hast. Sechs bis sieben Stunden lang warm halten. Schöpfe allen Schaum ab und rühre 1 Teelöffel Kaliumbitartrat (Weinstein) in die Flüssigkeit. In Flaschen abfüllen.
Als schmerzlinderndes Mittel bei Gicht und Rheumatismus trinken.

Brennessellimonade
Koche frische junge Brennesselblätter in 3,5 Liter Wasser mit dem Saft von 2 Zitronen, 1 Teelöffel zerdrückter Ingwerwurzel und 450 g braunem Zucker. Abkühlen lassen. Lege in die Flüssigkeit eine mit Hefe bedeckte Scheibe getoastetes Weißbrot. Sobald der Gärungsprozeß abgeschlossen ist, abseihen, den Schaum abschöpfen und die Flüssigkeit in Flaschen füllen.

Gegen schmerzende Gelenke (Zigeunerrezept)
Das schmerzende Gelenk mit einem Büschel Brennesseln schlagen, bis sich die betroffene Körperpartie heiß anfühlt, dann mit einem essiggetränkten Baumwollstoff abdecken. Nach einigen Stunden wiederholen.

Brennesselgericht
3,5 Liter Brennesselkraut
2 große Lauchstangen
2 Köpfe Brokkoli
100 g Reis
Das Gemüse und die Brennesseln kleinhacken und gut miteinander vermischen. Breite auf einem großen Stück Musselin eine Schicht Gemüse aus, dann eine Schicht Reis, und immer so weiter, bis alle Zutaten verbraucht sind. Das Ganze zu einer festen Kugel zusammenbinden und ungefähr 20 Minuten lang in gesalzenem Wasser kochen.
Mit zerlassener Butter servieren. (Reicht für vier bis sechs Personen.)

Für glänzendes Haar
Laß 2 Handvoll Nesselkraut zwei Stunden lang in 1 Liter Essigwasser köcheln. Abseihen und in Flaschen abfüllen. Jeden Abend die Kopfhaut gründlich mit der Flüssigkeit benetzen.

Emotionen

Brennessel fördert und stärkt das Feuerelement und trägt dazu bei, überflüssige wässerige und »aufgeweichte« Emotionen auszutrocknen und aufzubrechen, wodurch die Frau die Möglichkeit erhält, ihre Wut und ihren Zorn zu erfahren und sich allen weinerlichen Selbstmitleids zu entledigen. Brennessel dient dazu, die Willenskraft der Frau wachzurufen und die innere Kriegerin zu aktivieren.

Brennessel wärmt das vor Kälte erstarrte Herz auf und gestattet es der Leidenschaft und Intensität des Feuers, ungehindert hervorzulodern. Sie verleiht den Emotionen eine größere »Dehnbarkeit« und Widerstandsfähigkeit, macht sie also weniger »brüchig«, aber auch weniger starr und dominierend. Dies ermöglicht es der Frau, ihre inneren Ressourcen zu erschließen und ihre angeborene Kraft und Zähigkeit zu erfahren.

Trinke jeden Morgen eine Tasse Brennesseltee, solange du das Bedürfnis danach verspürst.

Magie und Ritual

Wenn du einen Sinn für Kräuter hast, die Einsamkeit, die Stille eines mondhellen Himmels liebst und imstande bist, Ereignisse zu beeinflussen, indem du sie visualisierst, dann besteht kein Zweifel daran, daß du bereits eine Hexe bist – ob dir das nun bewußt ist oder nicht. Hexen sind in meinen Augen Kriegerinnen. Die Hexenkunst ist schon immer die Waffe der Unterdrückten gewesen. Durch geheime, okkulte Mittel haben es die Hexen von jeher vermocht, sich selbst zu schützen und andere zu heilen, die Zukunft vorauszusagen und Macht auszuüben. Aus ebendiesem Grund sind sie immer wieder – von seiten der Kirche, der weltlichen Obrigkeit und überhaupt jedes Verfechters des Status quo – erbitterten Verfolgungen ausgesetzt gewesen. Wie es schon in der Bibel, bei Samuel, heißt, ist »das Verbrechen der Hexerei das Verbrechen der Auflehnung«.

Die Ausübung der Hexenkunst ist ein revolutionärer Akt: Sie strebt die Abschaffung repressiver Machtstrukturen und die Verwirklichung wahrer Gleichberechtigung an. Eine Hexe zu sein bedeutet mehr, als sich lediglich zum Glauben an eine Muttergöttin zu bekennen – es bedeutet, das lineare, starre, logische Denken, das unsere Gesellschaft beherrscht, in Frage zu stellen. Hexerei ist subversiv, insofern sie die Existenz einer ganzheitlicheren, gesünderen, heileren Wirklichkeit postuliert. Hexerei macht uns Frauen stark, unabhängig, schöpferisch und weise. Sie verbindet uns – esoterisch und exoterisch (das heißt, heimlich und offenkundig) – mit dem Leben, mit der Erde und ihren Zyklen und mit allen anderen Hexen, wo immer sie auch jeweils arbeiten mögen.

Um eine Hexe zu werden, sprich:

> *Ich bin eine Hexe*
> *Ich bin eine Hexe*
> *Ich bin eine Hexe*

und du wirst eine sein. Segen!

Die Brennessel darf in keinem »Hexen-Werkzeugkasten« fehlen: Züchte sie, trinke sie, iß sie, verbrenne sie als Räucherwerk.

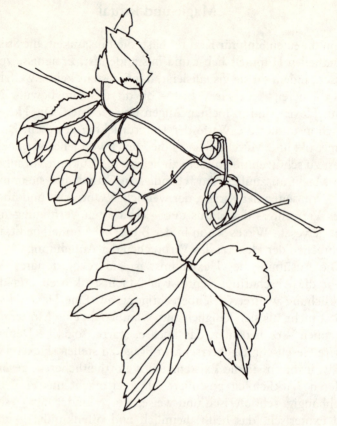

Hopfen

Planetenherrscher: Mars

Eigenschaften: gemäßigt

Sammelzeit: September

Verwendete Pflanzenteile: Blüten

Wissenschaftlicher Name: Humulus lupulus

Medizinische Anwendung: bei nervösen Störungen und Verdauungsbeschwerden

Hauptwirkstoffe: Bitterstoffe, ätherisches Öl, Gerbstoffe, Harz, östrogenähnliche Substanzen

HOPFEN

Wissenswertes

Wie Plinius berichtet, aßen die Römer die jungen Sprossen der Hopfenpflanze – so wie wir Spargel – als eine Delikatesse. Die Blüten und Blätter liefern einen guten braunen Farbstoff. Während der babylonischen Gefangenschaft sollen sich die Juden dadurch vor dem Aussatz geschützt haben, daß sie einen Absud aus Hopfen tranken.
Hopfen wurde früher zur Behandlung von Geschlechtskrankheiten verwendet.

Körper

Hopfen befreit Leber und Milz von Stauungen, indem er die Gallenabsonderung anregt. Als ein Marskraut entgiftet er außerdem das Blut. Er wirkt abführend, ohne den Darmtrakt zu reizen. Hopfen hat einen sedativen Effekt und läßt sich daher mit gutem Erfolg bei Leiden anwenden, die durch Streß und nervöse Anspannung verursacht worden sind – wie Magen- und Zwölffingerdarmgeschwüren oder Reizkolon. Hopfen mäßigt die Hitze von Leber und Magen und ist sehr nützlich bei wärmebedingten Kopfschmerzen und Schlafstörungen. Als ein Amarum wirkt Hopfen appetitanregend und fördert die Verdauung.

Hopfen übt eine positive Wirkung auf den weiblichen Geschlechtsapparat aus und hilft bei starken Menstruationsschmerzen. Stillenden Müttern ist er in zwiefacher Hinsicht zu empfehlen: Erstens regt er die Milchproduktion an, zweitens beruhigt er – über die Milch – auch den Säugling.

Hopfen verstärkt den Harnfluß, wodurch er Wasseransammlungen im Körper entgegenwirkt, Nierengrieß abführt und Nierensteine lösen kann.

Hopfenblüten können zur Behandlung von Fieber verwendet

werden, wenn dieses durch ein Übermaß an gelber Galle (bei cholerischem) oder Blut (bei sanguinischem Temperament) verursacht worden ist.
Dank ihrer schmerz- und reizlindernden Wirkung leisten Hopfenumschläge bei Ohren- und Zahnschmerzen, Scherpilzflechte und jedem juckenden Hautleiden gute Dienste. Weiterhin bringen solche Umschläge Furunkel und Abszesse zur Reifung, indem sie die Gifte herausziehen.

WARNUNG: Man hat festgestellt, daß bei Patienten, die unter Depressionen leiden, die Einnahme von Hopfen zu einer Verschlimmerung der Symptome führt. Wenn du also nach mehrtägiger Anwendung eines Hopfenpräparates anfängst, dich depressiv zu fühlen, setze die Behandlung sofort ab und hole professionellen Rat ein.

Rezept

Kräuterkissen
75 g Lavendelblüten
75 g zerdrückte Rosenknospen
75 g Hopfenblüten
sowie je eine Prise Zitronenstrauch, Engelwurz und Rosmarin. Zerstoße die Zutaten in einem Mörser und gib – um den Duft zu fixieren – entweder 25 g pulverisierte Iriswurzel oder einen Tropfen Benzoetinktur hinzu. Fülle die Mixtur in ein kleines Baumwollkissen und stecke dieses in einen freundlichen, hellen Bezug. Ein solches Kräuterkissen ist gut für Bettlägerige, Säuglinge und allgemein jeden, der eine sanfte Einschlafhilfe benötigt. Jeden Sommer erneuern.

Emotionen

Diese Pflanze enthält viel Sexualenergie. Sie kann daher Frauen helfen, sich größere Klarheit über die wahre Natur ihrer Sexualität und den Zusammenhang zwischen Kreativität und Fortpflanzung, Geschlechtlichkeit und Liebe zu verschaffen.

Hopfen

Schlafe mit einem Beutel Hopfenblüten unter deinem Kopfkissen. Da er auf das Gebärmutter-Chakra wirkt, kann Hopfen zur Heilung jener emotionalen Wunden beitragen, die ein Mißbrauch unserer Sexualität verursacht. Es kann beispielsweise sein, daß wir uns auf eine sexuelle Beziehung einlassen, obwohl es uns eigentlich um etwas ganz anderes geht – um emotionalen Kontakt, Wärme, Kuscheln, Nähe. Frauen, die sexuell mißbraucht oder vergewaltigt worden sind oder durch einen gynäkologischen Eingriff oder eine traumatische Entbindung schwer gelitten haben, können die Heilung dieser tiefen seelischen Wunden fördern, indem sie Hopfen einnehmen.

Da der Tee sehr bitter ist, empfiehlt es sich, statt dessen die Tinktur zu verwenden. Nimm mehrere Monate lang täglich zehn Tropfen und achte darauf, was für Träume, Bilder, Erinnerungen oder Gefühle in dir auftauchen.

Magie und Ritual

In der modernen Astrologie repräsentiert Mars die Sexualität, während Venus als der Planet der Liebe gilt. Die alten Griechen und Römer sahen es anders und brachten Venus mit Liebe *und* Sexualität in Verbindung, Mars aber ausschließlich mit dem Krieg. Stark venusbestimmte Menschen waren der Jagd (lateinisch *venatio*) ergeben und riskierten, sich durch ihr zügelloses Sexualverhalten eine venerische Krankheit (Geschlechtskrankheit) zuzuziehen. Marsbestimmten Typen hingegen wurde die Selbstdisziplin des Kriegers zugeschrieben, der stets weiß, wann es Zeit ist zu kämpfen und wann zu lieben.

»*Make love not war*« war ein Schlachtruf der 60er Jahre. Doch die extreme sexuelle Freizügigkeit jener Zeit hat uns Herpes und penizillinresistente Gonorrhö, Gebärmutterhalskrebs, AIDS und eine Milliarden erwirtschaftende Pornoindustrie beschert, die Kinder und Erwachsene ausbeutet und korrumpiert. Die Sexualität ist ein machtvoller, aber mittlerweile potentiell tödlicher Trieb, eine Form des Selbstausdrucks wie auch ein Mittel zur Machtausübung und Unterdrückung – und sie kann unsere schönsten und tiefsten Gefühle zum Ausdruck bringen. Viele sind den honigsüßen Versprechungen ihrer Laster erlegen ... und die Zahl derer, die von ihrer ernüchternden Gewöhnlichkeit enttäuscht werden, ist sicher groß.

Sex und Magie haben eine lange Tradition. Es heißt, Atlantis sei deswegen untergegangen, weil seine Priesterinnen ihr geheimes Wissen um Sexualität und Magie mißbrauchten, das Heilige profan wurde und alles verlorenging. In vielen alten Kulturen betrachteten es die jungfräulichen Dienerinnen der Göttin als ihre heilige Pflicht, sich einmal im Jahr mit einem Fremden geschlechtlich zu vereinigen. Sie waren »Jungfrauen« im alten, ursprünglichen Sinne des Wortes – das heißt, Frauen, die an keinen Mann gebunden waren und sich von keinem Mann aushalten ließen. Dies hatte natürlich zur Folge, daß die Väter ihrer Kinder unbekannt blieben. Dadurch aber geriet die Praxis mit der Zeit in Verruf, und die Tempeldienerinnen sanken in den Augen der damaligen patriarchalischen Kultur schließlich zum Status gewöhnlicher Prostituierten herab – als wäre ihre Gunst käuflich.

Heute genießen wir Frauen eine größere sexuelle Freiheit als jemals zuvor ... und dennoch bleibt die Sexualität ein überaus gefährliches Pflaster, ein wahres Minenfeld. Gleichgeschlechtliche ebenso wie »normale« Sexualität lassen viel zu wünschen übrig, und für viele von uns stellt sich immer häufiger die Frage: »Wozu Liebe?«

Andererseits heißt es, sexuelle Enthaltsamkeit verhärte das Herz und schwäche die Lebenskraft. In der Antike wiederum galt die Liebe als eine Form von Wahnsinn, und von der geschlechtlichen Lust hieß es, sie trübe unseren Verstand und mache uns den Tieren gleich.

Meditation über die Sexualität

Begib dich an einen ruhigen Ort, wo du mindestens eine halbe Stunde lang ungestört bleiben kannst. Lege dich hin und atme ein paarmal tief ein und aus, um deinen Körper zu entspannen und deinen Geist zu beruhigen. Richte deine Aufmerksamkeit nach innen, ziehe dein Bewußtsein einwärts und hinab, konzentriere dich auf deinen Schoß. Sieh vor dir eine Tür mit der Aufschrift »Sexualität«. Wie ist ihr Zustand? Sieht sie gepflegt aus oder schmutzig und vernachlässigt?

Wenn du den Wunsch danach verspürst, öffne die Tür und steige die Treppe hinab, die hinter ihr beginnt. Unten angelangt, begegnest du einem (männlichen oder weiblichen) Führer. Folge dieser Gestalt und stelle ihr, während ihr gemeinsam voranschreitet, jede Frage, die dich bewegt. Nimm dir genügend Zeit, um dieses unterirdische Reich möglichst gründlich zu erkunden und kennenzulernen. Wenn du dich bereit fühlst, steige wieder empor, durchschreite die Tür und komm langsam wieder zu dir. Schreib alles auf, was dir widerfahren ist.

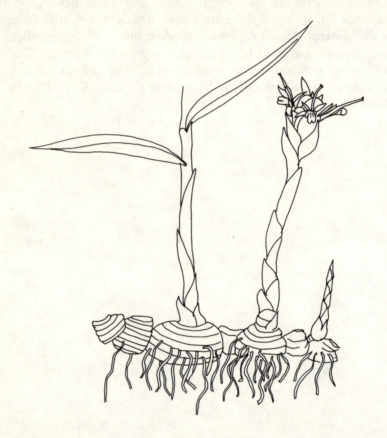

Ingwer

Planetenherrscher: Mars

Eigenschaften: warm und trocken

Sammelzeit: Oktober und November

Verwendete Pflanzenteile: Wurzel

Wissenschaftlicher Name: Zingiber officinale

Medizinische Anwendung: für den Kreislauf und die Verdauung

Hauptwirkstoffe: ätherisches Öl, Harze

INGWER

Wissenswertes

Da man im unterirdisch kriechenden Rhizom (Wurzelstock) des Ingwers eine gewisse Ähnlichkeit mit dem Magen-Darm-Trakt feststellte, schrieb man der Pflanze im Einklang mit der Signaturenlehre[1] eine positive, heilsame Wirkung für den Verdauungsapparat zu. Ingwer wurde von jeher mit Drachen, ihrem feurigen Atem und ihrem ungestümen Wesen in Verbindung gebracht.

Der babylonische Schöpfungsmythos kreist um eben einen solchen Drachen. Im Anfang, als alles noch finster und ungeformt war, erschienen zwei Wesen. Das männliche war der Geist des Süßwassers und der Leere und hieß Apsu. Das weibliche, Tiamat mit Namen, der Geist des Salzwassers und des Chaos, war ein Drache. Tiamat hatte den Körper einer Pythonschlange, die Hörner eines Stiers, die Zähne eines Löwen, die Flügel einer Fledermaus, die Beine einer Echse, die Schnauze eines Krokodils und die Klauen eines Adlers.

Aus der Vereinigung von Apsu und Tiamat gingen die Götter hervor. Einer von ihnen tötete seinen Vater, Apsu, und um ihren Gemahl zu rächen, gebar Tiamat Ungeheuer, damit sie ihre Kinder zerfleischten: Löwendämonen, Skorpionmenschen, Riesenschlangen und Drachen. Das Chaos herrschte. Einer ihrer Söhne, Marduk, wurde auserkoren, gegen Tiamat anzutreten. Er fing sie in seinem Netz, schoß ihr einen Pfeil in den Rachen und durchbohrte damit ihr Herz. Dann spaltete er ihren Körper in zwei Teile und erschuf daraus Himmel und Erde.

---

[1] Die Signaturenlehre war der uralte Glaube, Pflanzen (und andere Naturdinge) spiegelten durch ihre Form und ihr Aussehen ihre Eigenschaften und namentlich ihre medizinische Funktion wider. Nach dieser Logik helfen also gelbe Blüten gegen Gelbsucht, herzförmige Blätter gegen Herzleiden usw.

Körper

Dank seiner stark ausgeprägten Eigenschaften »Wärme« und »Trockenheit« heizt Ingwer den Körper auf und neutralisiert so die unterkühlende Wirkung eines Übermaßes an Schleim (kalt und feucht, phlegmatisches Temperament) oder schwarzer Galle (kalt und trocken, melancholisches Temperament). Wende Ingwer also gegen jede Krankheit an, die durch Kälte verursacht worden ist, wie Erkältung, Katarrh, Frostbeulen, wie auch bei Heuschnupfen, Kreislaufschwäche, niedrigem Blutdruck (Hypotonie) und Schwindelgefühl. Ingwer ist auch Menschen zu empfehlen, die ständig frieren. Da Mars und Saturn konträre Prinzipien sind, kann Ingwer zur Behandlung typischer Saturnleiden angewandt werden, also z. B. bei Melancholie, Knochenschmerzen und Arthritis. Von einer solchen Behandlung sagt man, sie wirke durch Antipathie.

Ingwer ist ein verdauungsförderndes Heilmittel und lindert als solches durch Blähungen verursachte Leibschmerzen. Außerdem regt er den Speichelfluß an.

Ingwer kann als Erste-Hilfe-Maßnahme bei Menstruationskrämpfen infolge übermäßiger Kälte und Feuchtigkeit angewandt werden, wodurch die Wirkung der Venus durch Antipathie neutralisiert wird.

WARNUNG: Da Ingwer eine außergewöhnlich warme Pflanze ist, sollte seine Anwendung unterbleiben, wenn bereits zuviel Wärme im Körper ist – also bei Bluthochdruck, Magengeschwüren, Reizkolon, Kolitis, Crohn-Krankheit –, da sich sonst die Symptome nur noch verschlimmern.

Durch seine schweißtreibende Wirkung trägt Ingwer zur Verringerung von Flüssigkeitsansammlungen im Körper bei.

Das Kraut ist »diffusionsfördernd«: Es führt die Hitze vom Kopf hinab und verteilt sie im ganzen Körper. Es wärmt und mischt. Es kann bei Schock und Kollaps zur Anregung des Kreislaufs, also zur Mehrung des Feuers im Körper verabreicht werden.

Rezept

Zitronen-Ingwer-Sirup
Gib 100 g feingehackte Ingwerwurzel und die Schale einer (ungespritzten!) Zitrone in 1 Liter Wasser. Kurz aufkochen und dann eine ¾ Stunde lang leise simmern lassen. Abseihen. Rühre jetzt 750 g Zucker in die Flüssigkeit und gib den Saft einer großen Zitrone hinzu. Unter ständigem Rühren 10 Minuten köcheln lassen, dann allen aufgestiegenen Schaum sorgfältig abschöpfen. Abkühlen lassen und in Flaschen abfüllen.
Dosierung: 1½ Teelöffel in warmem Wasser aufgelöst, je nach Bedarf.

Emotionen

Kraft seiner Beziehung zum Solarplexus-Chakra hat Ingwer mit emotionalem Reagieren – beziehungsweise Nichtreagieren – zu tun. Wende ihn bei Menschen an, die kühl, arrogant und unnahbar sind, die ihre Verletzlichkeit hinter einem überheblichen Gebaren verstecken. Gib ihn »Eisjungfrauen«, um ihre Frostglasur zum Schmelzen zu bringen. Ebenso aber Menschen, die vor Angst erstarrt sind – die infolge eines Schocks oder Traumas alle Wärme und Spontaneität eingebüßt zu haben scheinen und sich einen schützenden Eispanzer zugelegt haben. Nach und nach erwärmt Ingwer die eingefrorenen Gefühle, löst Spannungen und befähigt den Menschen, sich wieder dem Leben zu öffnen, wieder Vertrauen zu fassen. Trinke einen Ingwertee, wann immer du das Bedürfnis nach innerer Erwärmung verspürst.

Wenn du dich von allem abgeschnitten fühlst und verzagst, bilde dir zusätzlich die Kraft und die Wärme eines Drachen ein.

Magie und Ritual

Initiation durch das Feuer
Nimm eine bequeme, entspannte Sitzhaltung ein. Trinke Ingwertee oder in warmem Wasser aufgelösten Ingwersirup. Atme dann ein paarmal tief durch und blase alle Spannungen, die du in deinem Körper zurückgehalten hast, aus dir heraus.

Wende deine Aufmerksamkeit nach innen und stell dir vor, du säßest auf einer Wiese, an einem warmen Sommertag. Die Sonne brennt, eine kühle Brise umfächelt deine Stirn, du hörst Vögel in den Bäumen zwitschern, Insekten summen, und du riechst den Duft der Blumen, die rings auf deiner Wiese wachsen. Du schaust dich um und bemerkst einen Pfad, der von einer Ecke der Wiese zum Meeresufer hinabführt. Beschließe, diesem Weg zu folgen ...

Jetzt stehst du am Strand und schaust dem Spiel der Wellen zu, lauschst dem Geräusch, mit dem sie sich brechen und über den nassen Sand spülen. An einem Ende des Strandes befindet sich eine Höhle, die von einer weisen Frau bewacht wird. Sie ist die Hüterin des Initiationsfeuers, das tief im Inneren der Höhle lodert. Beschließe, auf die Höhle zuzugehen und die Wächterin anzusprechen ...

Die weise Alte führt dich in die Höhle, und jetzt stehst du vor dem Initiationsfeuer ... Entscheide dich dafür, mit dem Feuer zu verschmelzen, eins zu werden mit seiner Essenz. Laß dich voll ein und gib dich allem hin, was dir da begegnen mag.

Wenn der Zeitpunkt dafür gekommen ist, kehre langsam, in aller Ruhe, in die Höhle zurück und von dort wieder an den Strand. Gehe den ganzen Weg zurück, bis du dich in deinem Zimmer wiederfindest. Öffne die Augen, und schreibe deine Erlebnisse nieder.

MÖNCHSPFEFFER

Wissenswertes

Die Pflanze heißt auch *Keuschlamm* (dies auch die Bedeutung des lateinischen *agnus castus*). Beide Namen spielen auf die leicht triebdämpfende Wirkung des Krauts an.

In Athen wurden bei den heiligen Riten zu Ehren der Demeter (oder Ceres, wie sie in Rom genannt wurde) die Sitze der Teilnehmerinnen mit Mönchspfefferblättern geschmückt. Demeter oder Ceres wurde als die Mutter Erde verehrt, als Teil der göttlichen Dreiheit, die außer ihr noch Hera oder Juno, die Herrin des Himmels, und Persephone oder Proserpina, die Königin der Unterwelt, umfaßte.

Das Landvolk verehrte Ceres als die Spenderin jeglicher Nahrung und beachtete gewissenhaft ihre Riten, um sich reicher Ernten zu versichern. Ihr Fest, Cerealia, wurde in Großbritannien noch im 19. Jahrhundert gefeiert: Mitte Juni zogen die Bauern zu ihrem Andenken mit Fackeln um die Weizenfelder. In seinem Buch *Der Goldene Zweig* berichtet James Frazer von einem französischen Brauch im Zusammenhang mit Ceres: Die letzte auf dem Feld verbleibende Weizengarbe wurde zu einer Puppe gestaltet, die die »Kornmutter« symbolisierte. Sie erhielt Kleider aus dem Besitz des jeweiligen Bauern sowie eine Krone und ein blaues oder weißes Halstuch. Abends, beim Erntefest, tanzte der schnellste Mäher mit seinem Mädchen um die Figur. Dann wurde ein Scheiterhaufen vorbereitet. Alle Frauen, mit Kränzen geschmückt, entkleideten die Kornmutter, rissen sie in Stücke und warfen diese, zusammen mit ihren Kränzen, auf den Scheiterhaufen. Die Frau, die am schnellsten gemäht hatte, entzündete das Feuer, und alle beteten zu Ceres, daß sie ihnen auch im kommenden Jahr eine reiche Ernte gewähren möchte.

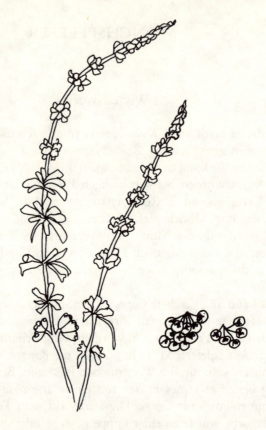

Mönchspfeffer

Planetenherrscher: Mars

Eigenschaften: warm und trocken

Sammelzeit: Oktober

Verwendete Pflanzenteile: Beeren

Wissenschaftlicher Name: Vitex agnus-castus

Medizinische Anwendung:
bei gynäkologischen Störungen

Hauptwirkstoffe: hormonartige Substanzen

Körper

Mönchspfeffer beeinflußt die Gonadotropinausschüttung der Hypophyse (Gonadotropine sind Hormone, die das Wachstum der männlichen und weiblichen Keimzellen fördern). Durch diese Wirkung reguliert er die Produktion der Geschlechtshormone und trägt damit zur ordnungsgemäßen Funktion des gesamten weiblichen Sexualapparats bei. Mönchspfeffer ist *das* Mittel zur Behandlung der prämenstruellen Bewußtheit sowie angezeigt für jede Störung des Menstruationszyklus, wie Hypermenorrhö, Hypomenorrhö und Dysmenorrhö (zu starke, zu schwache und von kolikartigen Schmerzen begleitete Monatsblutungen). Ich habe das Kraut wiederholt verwendet, um bei einer ansonsten normal verlaufenden Schwangerschaft die Gefahr einer Fehlgeburt abzuwenden, sowie zur Förderung des Eisprungs. Bei zeitweiliger Unfruchtbarkeit stimuliert Mönchspfeffer die Empfängnisbereitschaft. Weiterhin hilft das Kraut bei prämenstrueller Migräne, und es reguliert den Menstruationszyklus nach Absetzen der Pille bzw. bei chronischer Candidamykose – insbesondere dann, wenn diese Pilzerkrankung auf die Einnahme der Pille zurückzuführen ist.

Pubertätsakne kann – namentlich, wenn sie im Zusammenhang mit dem Menstruationszyklus zu stehen scheint – mit Hilfe von Mönchspfeffer gelindert oder völlig beseitigt werden. Hervorragende Heilerfolge zeitigt das Kraut bei durch den Zyklus bedingter Migräne. Ebenso nützlich ist es bei ausbleibender Periode oder unregelmäßigem Zyklus. Weiterhin lindert Mönchspfeffer die Beschwerden, die allgemein mit der Menopause einhergehen, wie Hitzewallungen, Nachtschweiß und Trockenheit der Vagina.

Mönchspfeffer wirkt durch Antipathie gegen Mond und Venus, indem er deren übermäßige Wässerigkeit und Kälte neutralisiert, alle flüssigen Ausscheidungen (wie Blutungen) vermindert und Gebärmutter und Eierstöcke insoweit aufwärmt, daß sich Leben aus ihnen entwickeln kann.

Nach meinen Erfahrungen kann die Empfängnis nur dann erfolgen, wenn eine ganz bestimmte »Mischung« von Mars, Venus und Mond vorliegt. Das Überwiegen eines dieser Planeten verhindert entweder die Empfängnis oder aber führt zu einer Fehlgeburt. Wenn der Mond oder die Venus zu sehr vorherrschen, wird die Gebärmutter zu schlüpfrig, und das Ei kann sich nicht in ihrer Schleimhaut einnisten. Ist umgekehrt der Schoß zu warm und trocken, stirbt das Ei an Unterernährung. Wenn es um Empfängnis und Schwangerschaft geht, drängt sich die Analogie zu Landwirtschaft und Gartenbau geradezu auf: Ein nährstoffreicher Boden mit genügend Vitaminen und Mineralstoffen, ausreichend Sonnenlicht, Regen und Abflußmöglichkeiten für überschüssiges Wasser gewährleistet, daß der Samen keimt. Ebenso verhält es sich mit dem menschlichen Keim, der sozusagen in der Gebärmutter Wurzeln schlagen soll.

Verwende Mönchspfeffer in Form einer Tinktur. Es hat sich gezeigt, daß dieses Kraut dann am besten wirkt, wenn es zur Zeit der stärksten Aktivität der Hypophyse, also am frühen Morgen, eingenommen wird. Nimm täglich 15 Tropfen vor dem Frühstück. Erste Erfolge zeigen sich frühestens nach Ablauf eines Menstruationszyklus, und in der Regel muß die Behandlung wenigstens sechs Monate lang fortgesetzt und anschließend durch stufenweise Verringerung der Dosis – »hinausschleichend« – beendet werden.

Wenn du eine Fehlgeburt erlitten hast, nimm jede halbe Stunde 15 Tropfen und bleibe im Bett liegen. Nach Ende der Blutungen nimm für die Dauer von zwei Wochen sechsmal täglich 15 Tropfen. Die Gefahr einer Fehlgeburt ist während der ersten zwölf Schwangerschaftswochen am größten, und zwar namentlich an den Tagen, an denen normalerweise deine Periode einsetzen würde. Wenn eine Amniozentese (Punktion der Fruchtblase) an dir vorgenommen werden soll und du eine Fehlgeburt befürchtest, nimm zwei Wochen lang – eine Woche vor und eine nach dem Eingriff – täglich 15 Tropfen vor dem Frühstück.

Emotionen

Ebenso wie Proserpina, die Herrin der Unterwelt und der Toten, die Tochter der Ceres ist, der Göttin des Lebens, ist im Leben jeder erwachsenen Frau der Tod ständig gegenwärtig: der Tod bei der Entbindung, der Tod des Säuglings oder des Kindes, der Tod durch Vergewaltigung und Mord, aber auch der unausweichliche »Tod« eines Teils der Frau selbst, wenn ihr erstes Kind geboren wird. Der Beginn des Frauseins, das Ende des Mädchenseins, die Erfahrung der Mutterschaft – ob dein Kind lebt oder stirbt: es ist ständig bei dir.

Die folgenden Worte einer Abessinierin fassen die Beziehung der Frau zu ihrem Körper sehr anschaulich zusammen:

Vom Tag ihrer ersten Liebe an ist die Frau nicht mehr dieselbe. Dies geht ihr ganzes Leben lang so weiter. Der Mann verbringt eine Nacht bei der Frau und geht dann wieder weg. Sein Leben und sein Körper bleiben unverändert. Die Frau wird schwanger. Als Mutter ist sie ein anderer Mensch als die Frau ohne Kind. Neun Monate lang trägt sie die Frucht der einen Nacht in ihrem Körper. Es wächst etwas. Es wächst etwas in ihr Leben hinein, das sie nie wieder verläßt. Sie ist eine Mutter. Sie ist und bleibt eine Mutter, selbst wenn ihr Kind stirbt, selbst wenn all ihre Kinder sterben. Denn einst hat sie das Kind unter ihrem Herzen getragen. Und es verläßt ihr Herz nie wieder. Auch dann nicht, wenn es stirbt.
Von all dem weiß der Mann nichts: Er weiß überhaupt nichts. Er kennt den Unterschied zwischen vor-der-Liebe und nach-der-Liebe nicht, vor-der-Mutterschaft und nach-der-Mutterschaft. Er kann überhaupt nichts wissen. Nur eine Frau kann das wissen und darüber reden. Das ist der Grund, warum wir uns von unseren Männern nicht vorschreiben lassen, was wir tun sollen.[2]

Nimm täglich Mönchspfeffertinktur (morgens 15 Tropfen auf nüchternen Magen), wenn du dich innerlich »beschädigt« fühlst oder dir Sorgen um deine Gebärmutter machst: nach einer Fehlgeburt, einer Abtreibung, einem gynäkologischen Eingriff, einer schweren Geburt oder dem Tod deines Kindes.
Besonders im letzteren Fall wird dir ein Bad mit Mönchspfeffersamen zusätzliche Linderung verschaffen. Gib einen Eßlöffel der Samen in einen Musselin- oder Baumwollbeutel und hänge diesen unter den Warmwasserhahn. Laß dann das Wasser durch Beutel und Samen einlaufen, so daß es zu einer Art schwachem Tee wird. Bleibe zehn bis fünfzehn Minuten im heißen Wasser liegen, nach Möglichkeit bei Kerzenbeleuchtung, und gestatte es den heilenden Samen, etwas vom Kummer herauszusaugen, den dein Körper in sich einge-

---

[2] Zitiert in Marian Woodman, *The Owl Was A Baker's Daughter: Obesity, Anorexia Nervosa and the Repressed Feminine*.

schlossen hält. Gönne dir ein solches abendliches Bad, wann immer du das Bedürfnis danach verspürst.

Magie und Ritual

Das Lammasfest (1. August) fand zu Ehren der Göttin Ceres statt. Der Altar wird mit den Früchten der Erde geschmückt: Blumen, Obst, Weizenähren und anderem Getreide. Die Kerzen sind grün, als Symbol materiellen Wohlstands. Die Feiernden tragen aus Ähren geflochtene Kränze. Sie danken der Erdmutter für die Früchte ihres Leibes und beten darum, daß all ihre Anhänger und Anhängerinnen im kommenden Jahr gespeist und behütet werden mögen. Es wird ein Trankopfer dargebracht, und dann werden besondere Speisen für die Göttin aufgetischt. Die Feiernden schmausen und huldigen der Göttin durch Tanz und Gesang, durch Gedichte und die Früchte des weiblichen Geistes.

WEISSDORN

Wissenswertes

Andere Namen des Weißdorns sind Mehldorn und Hagedorn.
Der Geruch der Blüten wurde früher mit der Pest in Verbindung gebracht, weswegen der Strauch als heilig galt.
Nach der Schlacht von Bosworth soll aus dem Helm des gefallenen Königs Richard III. ein Weißdorn gesprossen sein, an dessen Zweigen später eine Krone gefunden wurde. Aus diesem Grund nahm Heinrich VIII. den Strauch in sein Wappen auf.
Die Beeren oder »Mehlfäßchen« wurden in England früher unter anderem *pixie pears*, »Elfen-« oder »Feenbirnen« genannt, woraus die besondere Beziehung des Weißdorns zum Kleinen Volk hervorgeht.
Von den Blüten glaubte man, sie lockten die Feen ins Haus und brächten Glück. Diese Blüten durfte man nicht vor der ersten Maiwoche pflücken.
Weißdorn war einer der heiligen Bäume der Kelten. Er hieß *Uath*, »Schönheit«, und war dem sechsten Monat zugeordnet.
Die Blüten des Weißdorns spielten in England bei Maifesten und den Riten um die Maikönigin eine wichtige Rolle, weswegen sie noch heute »Maiblüten« *(May blossom)* genannt werden.
Ein weiterer Grund für die Heiligkeit dieses Baums ist darin zu sehen, daß die Dornenkrone Christi aus dessen Zweigen geflochten gewesen sein soll.

Körper

Die Beeren sind *das* Heilmittel gegen alle Herz- und Kreislaufprobleme. Sie helfen der Herzmuskulatur, kräftiger und langsamer zu arbeiten, und können daher sowohl bei zu hohem als auch bei zu niedrigem Blutdruck verabreicht werden. Weißdornbeeren werden bei Tachykardie (Herzjagen) zur Verlangsamung des Herzschlags

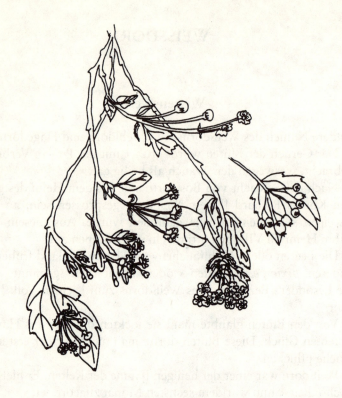

Weißdorn

Planetenherrscher: Mars

Eigenschaften: gemäßigt

Sammelzeit: Blüten und Blätter im Mai, Beeren im Oktober

Verwendete Pflanzenteile: Blätter, Blüten und Beeren

Wissenschaftlicher Name: Crataegus laevigata *oder* oxyacantha

Medizinische Anwendung: für Herz und Kreislauf

Hauptwirkstoffe: Rutin, Flavonoide, biogene Amine (nur in den Blüten), Gerbstoffe, Procyanidine, Ascorbinsäure und Saponine (nur in den Beeren)

Weißdorn

sowie bei Angina pectoris zur Erweiterung der Herzkranzgefäße und damit zur Schmerzlinderung verwendet. Weißdornbeeren üben eine heilende und kräftigende Wirkung auf die Blutgefäße aus – sie verbessern ihren Allgemeinzustand und machen sie weniger anfällig für Arteriosklerose. In all diesen Fällen wirkt der Weißdorn in Sympathie mit der cholerischen Funktion, das Herz und die Lebenskraft zu unterstützen und zu fördern.

Als eine Marspflanze macht Weißdorn den Körper dynamischer und befreit den Organismus von Stauungen und Blockierungen. Bei kardialem Ödem (Gewebswassersucht bei Herzinsuffizienz) können Weißdornbeeren helfen, die angestaute Flüssigkeit aus dem Körper auszuscheiden.

Die Blätter und Blüten wirken einerseits – genau wie die Früchte – auf Herz und Kreislauf, andererseits haben sie zusätzlich auch eine sedierende, die Nerven beruhigende Wirkung.

Culpeper empfiehlt Weißdornblüten, um Dornen und Splitter herauszuziehen; dafür eignet sich die Tinktur am besten.

Rezept

Kreislauftee
10 g getrocknete Weißdornblüten
10 g getrocknete Lindenblüten
15 g getrocknete Melisse
Die Kräuter miteinander vermischen. 1 Teelöffel der Droge mit einer Tasse kochendem Wasser übergießen. Nach zehn Minuten abseihen und trinken.
Dosierung: vier Wochen lang täglich eine Tasse. Eine Woche aussetzen, dann die Behandlung wiederholen.

Emotionen

Weißdorn wirkt auf das Herz-Chakra und ist besonders solchen Menschen von Nutzen, die voller Wut sind und keine Liebe zum Ausdruck bringen können, deren Fähigkeit, Liebe zu empfangen und zu geben, blockiert ist, oder deren Liebe und Fürsorglichkeit sich in Zorn und Aggressivität verkehrt haben. Weißdorn ist für

Menschen, die an »gebrochenem Herzen« leiden, die sich nach einer gescheiterten Liebesbeziehung verhärtet haben und bitter geworden sind. Er kann auch denjenigen unter uns helfen, die emotional so ausgehungert sind, daß sie anderen ständig Energie entziehen und dadurch ihre Mitmenschen von sich stoßen.

Wenn du solche oder ähnliche Probleme hast – oder ihnen vorbeugen möchtest –, kannst du dir ein Beutelchen voller Weißdornbeeren unter dein Kopfkissen legen.

Die Aggression und ihre konstruktive Anwendung
Aggression tötet. Sie entzweit, entfremdet und trennt Frauen voneinander. Sie ist schwer einzugestehen und wird deswegen häufig auf andere projiziert – beispielsweise auf Menschen, die mit unseren persönlichen, politischen oder religiösen Ansichten nicht übereinstimmen. Aggression hält uns gefangen. Solange wir außerstande sind, unsere eigene potentielle Gewalttätigkeit zu akzeptieren, sind wir ihr ausgeliefert, geknechtet von der Angst, sie könnte unsere zivilisierte Fassade sprengen und ungezügelt hervorbrechen.

Das bewußte Eingeständnis der eigenen aggressiven, destruktiven Impulse ist der erste Schritt dazu, sich von ihrer Macht zu befreien. Als Frauen besitzen wir von jeher eine bequeme »Projektionsfläche« für alle Aggressionslust: die Männer. Wir müssen aber erkennen, daß auch wir solche negativen Gefühle in uns tragen, und wenn sich diese auch seltener in Form physischer Gewalt äußern, brechen sie doch oft als emotionale, psychische Aggressivität hervor, die möglicherweise sogar noch größeren Schaden anrichten kann.

Wie sollen wir also mit unserer Aggression umgehen? Wie können wir diese starke destruktive Energie kreativ nutzen? Physische Anstrengung wie Tanz oder Kampfsport, laufen, schreien oder Papier zerfetzen, mit den Fäusten oder mit einem Tennisschläger auf Kissen einschlagen: all das sind Möglichkeiten, aufgestaute aggressive Energien freizusetzen, wodurch sie in etwas Konstruktiveres umgewandelt werden können.

Politische Aktivitäten sind ein anderer solcher Kanal: Protestkundgebungen, Demonstrationen, Bürgerinitiativen und Akte bürgerlichen Ungehorsams sind Ventile, durch die sich aufgestaute Frustration und ohnmächtige Wut auf eine sinnvolle Weise Luft machen können.

Die *spirituelle* Umsetzung der Aggression schließlich besteht

Weißdorn

darin, die Feuerenergie vom Solarplexus auf höhere Ebenen zu heben – etwa zum Herzen oder zum Kehlkopf-Chakra –, wodurch sie auf eine weniger persönliche und weniger emotional geladene Weise zum Ausdruck gebracht werden kann.

Aggression auf eine spirituellere Weise zu nutzen ist nicht gleichbedeutend mit »immer nett und freundlich sein«. Gerechter Zorn ist eine gesunde und angemessene Reaktion auf Mißstände, und Wut und Empörung können auch ohne Aggression existieren. Gandhi war imstande, seinen Zorn über die britische Kolonialmacht zum Ausdruck zu bringen, ohne zur Gewalt zu greifen. Florence Nightingale war ebenso unerschütterlich von der Gerechtigkeit ihrer Sache überzeugt und überwand alle, die sie zu behindern versuchten, auf friedliche Weise, wie es heute Mutter Teresa tut.

Dies ist die Botschaft des Feuers: Energie, Weitsicht, Intuition und die richtige Ausübung von Macht.

Magie und Ritual

Weißdornritual
Verbrenne die getrockneten Beeren als Räucherwerk, wenn du das Bedürfnis verspürst, etwas mehr Dynamik in dein Leben zu bringen – wenn du Mut zum Handeln brauchst, Einsicht in ein Problem suchst, allgemein eine größere Klarheit des Denkens wünschst. Während die Beeren schwelen, konzentriere deine Atmung auf den Solarplexus. Stell dir vor, wie Energie von deinem Solarplexus zum Herzzentrum aufsteigt. Mit den Augen des Herzens vermagst du klar zu erkennen, welche Probleme in deinem Leben existieren und was du zu deren Bewältigung unternehmen mußt. Auf dem Wege des Denkens wirst du nie zu wirklichen Lösungen, wirklichen Antworten gelangen: Du mußt das Problem aus einer höheren Warte betrachten, wenn du Auswege aus einer schwierigen Situation entdecken willst. Probleme vom Herz-Chakra aus zu betrachten bedeutet, sie liebevoll, nicht-urteilend zu sehen. Es bedeutet, uns weder dafür zu schämen noch uns Verwürfe deswegen zu machen, daß wir in die jeweilige Situation geraten sind.

Mehrmals wiederholt, kann dir diese Meditation helfen, die scheinbar »unlösbarsten« Probleme zu durchleuchten und zu bewältigen.

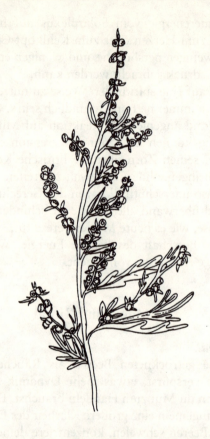

Wermut

Planetenherrscher: Mars

Eigenschaften: warm und trocken

Sammelzeit: August

Verwendete Pflanzenteile: ganze Pflanze

Wissenschaftlicher Name: Artemisia absinthium

Medizinische Anwendung: für die Leber und das Blut

Hauptwirkstoffe: ätherisches Öl mit Thujon, Bitterstoffe (insbesondere Absinthin), Flavonoide, Kieselsäure, Vitamin B und C

WERMUT

Wissenswertes

In Rußland glaubte man früher, der bittere Geschmack des Wermuts rühre daher, daß die Pflanze alle Leiden der Menschen aus dem Erdboden aufsaugt.

Im England des 18. Jahrhunderts legte man in das Glas, mit dem ein Trinkspruch auf das Glück ausgebracht wurde, ein Zweiglein Wermut.

Plinius erklärte, der Reisende, der etwas Wermut am Körper trägt – insbesondere in seinen Schuhen –, ermüde nicht, da die Pflanze den Kreislauf anrege.

Das große Fest zu Ehren der mexikanischen Göttin des Salzes wurde mit einem Zeremonialtanz begangen, bei dem sich die Frauen mit Wermut bekränzten.

Wermut war auch Bestandteil eines Liebeszaubers.

Im Herbarium des Apulejus Platonicus (um 1000 n. Chr.) heißt es, Wermut sei von der Göttin Diana (Artemis) entdeckt worden, die ihn anschließend dem Zentauren Chiron, einem mythischen Heiler, gegeben habe.

Körper

Wermut ist ein starkes Amarum (Bittermittel) und wird als solches bei allen Leberleiden angewandt: Gelbsucht, Hepatitis, Gallensteinen und Zirrhose. Als ein Marskraut bekämpft er Gifte und stärkt das Immunsystem, weswegen er sich sehr gut zur Behandlung von Virusleiden, chronischen Infektionen und durch Parasitenbefall verursachten Krankheiten eignet. Wermut tötet Würmer und kann zu diesem Zweck bei Tieren wie bei Menschen angewandt werden. Er löst durch Schleim bedingte Blockierungen und Stauungen (wie Katarrh, Scheidenausfluß, Stirn- und Nebenhöhlenentzündung) und reinigt das Blut. Er öffnet die Poren und fördert die Schweißabsonderung.

WARNUNG: Über längere Zeit eingenommen, können Zubereitungen aus dem Wermutkraut zu Vergiftungserscheinungen wie Erbrechen und Benommenheit führen. Die Einnahme sollte also spätestens nach drei Wochen für einige Zeit unterbrochen und die empfohlene Dosis nicht überschritten werden.

Culpeper über den Wermut
»Wermut ist ein Marskraut ... Er ist warm und trocken im ersten Grade, d. h. genauso warm wie dein Blut und nicht wärmer. Er behebt die Übel, so die gelbe Galle dem Leib des Menschen zufügen kann, durch Sympathiewirkung. Er hilft, die Übel der Venus durch Antipathie zu beseitigen ... Er befreit den Körper von der gelben Galle ...« (*The English Physician. Enlarged*).

Rezepte

Trotula berichtet, der berühmte griechische Heiler Galen (129–199 n. Chr.), Leibarzt dreier römischer Kaiser und Verfasser zahlreicher medizinischer Werke, habe als Heilmittel bei ausbleibender oder sich verspätender Monatsblutung empfohlen, Wermut mit Wein anzusetzen und diesen dann warm zu trinken.

Trotulas Rezept gegen verspätete Monatsblutung
10 g Wermut
10 g Salbei
10 g Poleiminze
Zerreibe die Kräuter zu einem Pulver und vermische sie mit einer ausreichenden Menge Honig, um eine zähe Flüssigkeit zu erzielen. Tauche ein Stück Wolle oder Baumwolle in die Mixtur und lege es dir auf den Bauch.

Trotulas Rezept gegen Menstruationsschmerzen
Vermenge je 2,5 g Heil-Batunge, Poleiminze und Wermut miteinander. Gib die Kräuter in mit Wasser vermischten Wein und lasse die Flüssigkeit langsam auf die halbe Menge einkochen. Abseihen und heiß trinken.

Zur Einleitung der Wehentätigkeit (nach Trotula)
10 g Gartenraute
10 g Echter Beifuß
10 g Wermut
600 ml Öl
1 Teelöffel Zucker
Die Zutaten miteinander vermischen und 30 Minuten lang auf ganz kleiner Flamme köcheln lassen. Abseihen und den Unterleib mit dem Öl einreiben.
Diese Zubereitung löst Muskelkontraktionen aus, wodurch die Wehentätigkeit in Gang gesetzt wird.

Ein Umschlag gegen Brustdrüsenentzündung (nach Trotula)
10 g Malve
10 g Mistel
10 g Wermut
10 g Echter Beifuß
Die getrockneten Kräuter zu einem Pulver zerstoßen und mit Wollfett vermischen. Auf die entzündete Brust auftragen.

Emotionen

Wermut verleiht Tapferkeit, Wagemut, Unerschrockenheit und Rücksichtslosigkeit. Er schenkt deprimierten, lethargischen, trägen Menschen neue Lebensfreude. Menschen, die außerstande sind, ihren Zorn zum Ausdruck zu bringen, befähigt er, sich zu öffnen. Wermut zertrümmert alles Geformte und setzt es dann wieder neu zusammen.

WARNUNG: Wermut ist ein stark wirkendes Kraut und sollte nicht-zentrierten, trauernden oder unter einem Schock stehenden Menschen nicht verabreicht werden.

Wermut hilft Sterbenden, loszulassen und in Frieden aus dem Leben zu scheiden.
Fertige dir einen Talisman aus Wermut an und trage ihn ständig bei dir.

Magie und Ritual

Wermut ist ein Kraut der Zauberin/Schamanin und besitzt eine besondere Affinität zur Wüste. Er wird bei Initiationsriten, Mutproben und bei Vorbereitungen für Reisen ins Unbekannte verwendet.

Schamaninnen werden nicht wie Hexen *gewählt*, sondern *erwählt* oder *berufen*. Oft besitzen sie ein angeborenes Zeichen, wie einen zusätzlichen Finger oder Zeh. Ihre Berufung erfolgt in der Regel während einer schweren Krankheit, die sie oft schon in früher Kindheit ereilt und nicht selten bis an den Rand des Todes bringt. Aus solch einer Krankheit kehrt die Schamanin von Grund auf verwandelt zurück. Mitunter hat sie keinerlei Erinnerung an ihr vorheriges Leben, ihren Namen und ihre Familie mehr. Die Heilung kann oft nur durch die ältere, erfahrene Schamanin bewerkstelligt werden, die die Ausbildung der Berufenen übernimmt. Im Rahmen ihrer Initiation wird die Novizin rituell getötet und zerstückelt und ihr Körper in alle vier Winde gestreut. Dann wird sie »wieder zusammengesetzt«, ist aber für immer verwandelt. Die Schamanin stellt sich ihrer Angst (die bisweilen als »Wohner an der Schwelle« bezeichnet wird), bekämpft sie und geht siegreich aus dem Kampf hervor.

Schamaninnen sind Heilerinnen, die die Krankheit des Individuums oder der Gemeinschaft auf sich nehmen, transformieren und deuten. Sie üben oft eine katalysierende Wirkung auf Menschen und Situationen aus und reisen in der Regel allein. Sie verwenden – namentlich zur Zeit des Vollmonds – Trommeln, um Geister herbeizurufen, auf daß sie ihnen beistehen und sie führen.

Auch Feuer lockt die Geister an: In solche Feuer werden Büschel von Wermut geworfen. Der daraus aufsteigende Rauch ruft hilfreiche Geister herbei.

Führe am Tag des heiligen Lukas (18. Oktober) das folgende Ritual durch: Nimm je ein Zweiglein Majoran, Ringelblume, Thymian und Wermut. Trockne die Kräuter an einem Feuer und zerreibe sie zu einem feinen Pulver. Gib dieses mit Honig und Essig in einen Topf und laß die Mixtur eine Zeitlang leise köcheln. Salbe dich dann dreimal damit und sprich dazu:

Sankt Lukas, Sankt Lukas, sei du mir ein Freund:
Mach, daß mir im Traum meine Liebe erscheint.

6

JUPITERKRÄUTER

♃

ELEMENT: Luft

ORGANE: Leber

REICH: Urteilskraft

TEMPERAMENT: sanguinisch

FUNKTION: Verdauung

EIGENSCHAFTEN: warm und feucht

Jupiterkräuter nähren und kräftigen das Blut und die Leber. Sie stehen vielfach in Beziehung zu diesem Organ und seinen Funktionen. Jupiter hat die Tendenz zur Überexpansion, und die Leber ist dasjenige Organ, das mit den Folgen exzessiven Essens und Trinkens fertig werden muß. Darüber hinaus kontrolliert die Leber den Zustand des Blutes, den Stoffwechsel (d.h. die Produktion und Speicherung von Fett) und das – normale oder krankhafte – Gewebewachstum.

Die in diesem Buch behandelten Jupiterkräuter sind Linde, Löwenzahn, Mädesüß, Melisse, Rotklee, Salbei und Ysop.

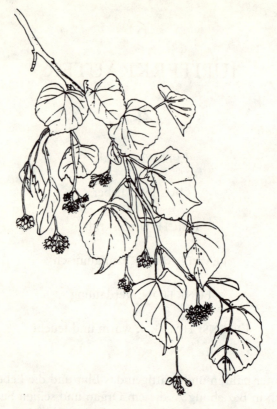

Linde

Planetenherrscher: Jupiter

Eigenschaften: kühlend und lindernd

Sammelzeit: Juni und Juli

Verwendete Pflanzenteile: Blüten

Wissenschaftlicher Name: Tilia cordata *oder* europaea

Medizinische Anwendung: bei nervösen Störungen und für das Blut

Hauptwirkstoffe: ätherisches Öl, Schleim, Gerbstoffe, Saponine

LINDE

Wissenswertes

Aus Lindenblüten (die die Bienen sehr lieben) gewonnener Honig gilt als einer der besten überhaupt.
Plinius berichtet, Lindenrindenessig übe eine reinigende und heilende Wirkung auf die Haut aus. Hildegard von Bingen schützte sich vor der Pest durch einen Talisman: einen Ring mit einem grünen Stein, unter dem sich einige in Spinnweben eingewickelte Lindenblüten befanden. Viele alte Kräuterbücher empfahlen Lindenblüten zur Behandlung der Fallsucht (Epilepsie).

Körper

WARNUNG: Lindenblüten sind ein starkes Sedativum und entwickeln bei längerer Lagerung (mehr als ein Jahr) eine narkotische Wirkung. Aus diesem Grunde ist von starken Dosierungen abzuraten – zumindest aber solltest du nach Einnahme eines starken Tees keine schweren Maschinen bedienen oder Auto fahren. Andererseits haben Lindenblüten selbst bei Überschreitung der empfohlenen Dosis keinerlei toxische Wirkung: Das Schlimmste, was dir dann passieren kann, ist, daß du einschläfst.

Lindenblüten werden zur Behandlung von Hypertonie (zu hohem Blutdruck) angewandt. Viele Fälle von Hypertonie rühren von Angst und Streß her, und so trägt ein Sedativum auch zur Senkung des Blutdrucks bei.
Lindenblüten verringern die Auswirkungen der Arteriosklerose (»Arterienverkalkung«) und lindern dadurch die Symptome der Angina pectoris. Als ein starkes Beruhigungsmittel können Lindenblüten mit hervorragendem Ergebnis bei schweren Fällen von Schlaflosigkeit angewandt werden: Trinke eine halbe Stunde vor dem Zubettgehen eine Tasse starken Tees.

Lindenblüten helfen weiterhin bei chronischen Angstzuständen und Anfällen von Panik, da sie den Körper entspannen und das Herz beruhigen. Sie sind auch nützlich zur Behandlung einer Tranquilizer-Abhängigkeit, indem sie erlauben, die Dosierung des chemischen Sedativums graduell zu verringern, ohne daß starke Entzugserscheinungen auftreten. Lindenblüten werden auch bei Migräne angewandt: Sie lindern den Schmerz und fördern den Schlaf.

Lindenblüten sind schweißtreibend. Brühe dir beim ersten Anzeichen einer fiebrigen Erkältung einen Tee aus je einer Prise Blüten und Ingwer, um die Temperatur zu senken und die Infektion so rasch wie möglich aus dem Organismus zu vertreiben.

Rezept

Schweißtreibende Teemischung
15 g Lindenblüten
15 g Holunderblüten
15 g Königskerzenblüten
15 g Kamille
Gut vermischen. Einen bis zwei Teelöffel mit einer kleinen Tasse kochendem Wasser überbrühen.
Möglichst heiß trinken.

Emotionen

Lindenblüten stehen mit dem Herz-Chakra in Beziehung. Wann immer du das Bedürfnis verspürst, dieses Chakra zu beruhigen, zu zentrieren und zu öffnen, trinke einen Lindenblütentee. Diese Blüten sind besonders jenen Frauen zu empfehlen, die mehr »ausgeben«, als sie »einnehmen«, die sich aus Selbstlosigkeit verausgaben und sich dann erschöpft und abgespannt fühlen. Lindenblüten wärmen das starrgefrorene Herz und ermöglichen es dadurch, daß die Liebe auch kalte und verhärtete Menschen erreicht. Sie erlauben solchen Menschen, die Liebe anderer zu spüren und in sich hereinzuholen und dadurch gleichsam von innen heraus aufzutauen. Lindenblüten helfen, die Emotionen von der Ebene des Solarplexus, also der Ansprüche, der Forderungen und der bedingten Liebe, zu der des Herzens – der Nächstenliebe, der weniger egoistischen, weniger besitzergreifenden, vorbehaltlosen Liebe – emporzuheben. Sie helfen Menschen, die in ihrer Kindheit durch Kälte und Grausamkeit geschädigt wurden, aus ihrem »Kokon« hinauszutreten und auch andere in ihre Welt einzuschließen.

Magie und Ritual

Für Menschen, die die Bedürfnisse der anderen stets vor ihre eigenen setzen
Brühe dir jeden Tag eine Kanne – je nach Geschmack mehr oder weniger starken – Lindenblütentee. Verrichte dieses Ritual am Ende deines Tages, da die Blüten eine stark sedierende Wirkung haben. Verwende dabei eine besondere Kanne und eine besondere Tasse, und während du den Tee trinkst, rufe dir ins Gedächtnis, daß deine Bedürfnisse wichtig sind und daß du zuallererst für dich sorgen, dich stärken willst. Du weißt, daß alles, was für dich richtig ist und im Einklang mit deinen wirklichen Bedürfnissen steht, auch automatisch für die Menschen in deiner Umgebung richtig ist. Meditiere über die Wärme und den honigartigen Geschmack der Blüten und lasse es zu, daß diese Hitze und Süße deinen ganzen Körper erfüllen.

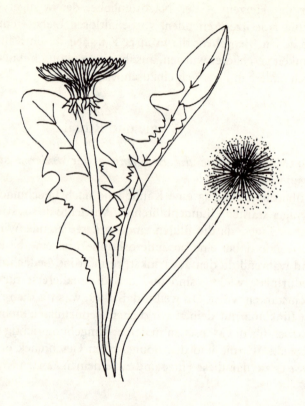

Löwenzahn

Planetenherrscher: Jupiter

Eigenschaften: kalt und trocken

Sammelzeit: oberirdische Teile von Mai bis August, Wurzel von November bis März

Verwendete Pflanzenteile: Blüten, Blätter und Wurzel

Wissenschaftlicher Name: Taraxacum officinale

Medizinische Anwendung: für die Leber, das Blut, die Nieren und die Blase

Hauptwirkstoffe: Kalium, Bitterstoffe, Glykoside, Triterpene, Gerbstoffe, Schleim

LÖWENZAHN

Wissenswertes

Der wissenschaftliche Name *Taraxacum* kommt aus dem griechischen *taraxo*, »Störung«, und *akos*, »Heilmittel«. Der deutsche Name »Löwenzahn« bezieht sich auf die »Zähne« der gezackten Blätter. Weitere gebräuchliche deutsche Namen sind »Gemeine Kuhblume« und »Butterblume«. Auf französisch wird die Pflanze *dent de lion* (engl. *dandelion*) oder auch *pissenlit* genannt, also »Pißinsbett«, was auf ihre diuretische (harntreibende) Wirkung anspielt. Dieselbe Bedeutung hat der im Mainzerischen verwendete Name »Bettsescher«.

Der Sage nach soll die Göttin Hekate den Helden Theseus mit Löwenzahn bewirtet haben, der dementsprechend als eine ihrer Pflanzen gilt. Löwenzahnwurzel sammelt man am besten im November, da dies Hekates Monat ist.

Die Hexen sagen, wer sich von Kopf bis Fuß mit Löwenzahn einreibt, ist überall gern gesehen und bekommt jeden Wunsch erfüllt.

Die Indianer Nordamerikas pflegten während mancher ihrer schamanischen Rituale getrocknete Löwenzahnblätter zu rauchen.

Körper

Wurzel

Die Wurzel enthält den größten Anteil an Bitterstoffen und wird daher in erster Linie zur Behandlung von Leberleiden angewandt. Als Amarum (verdauungsförderndes Bittermittel) sollte Löwenzahn ungefähr 20 Minuten vor den Mahlzeiten eingenommen werden, damit er genug Zeit hat, seine Wirkung zu entfalten. Da er ein Jupiterkraut ist, läßt sich mit seiner Wurzel jede Störung der Leber behandeln. Insbesondere hat man festgestellt, daß er zum Aufbau von Lebergewebe beiträgt, weswegen er bei Hepatitis, Zirrhose, Gelbsucht, Gallensteinen und jeder Form chronischer Überlastung der Leber zu empfehlen ist.

Löwenzahnwurzel fördert außerdem den Blutfluß in den Adern und ist somit ein hervorragendes Mittel gegen Krampfadern und Hämorrhoiden. (Letztere sind nichts anderes als Krampfadern im Bereich des Afters, und beide Störungen werden durch zu hohen Blutdruck verursacht.) Darüber hinaus reinigt sie das Blut (das sie namentlich von überschüssiger Harnsäure befreit) und kann aus diesem Grund bei Arthritis, Rheumatismus und Gicht, aber auch bei chronischen Hautleiden wie Ekzemen und Schuppenflechte helfen.

Löwenzahnwurzel ist ein sanftes Mittel gegen Verstopfung und wirkt – anders als Sennesblätter und andere Abführmittel –, ohne Darmkrämpfe zu verursachen. Sie beeinflußt sowohl alle Sekretionen (Absonderungen biologisch wichtiger Stoffe im Körper) als auch alle Exkretionen (Ausscheidungen fester, gelöster oder flüchtiger Substanzen aus dem Körper): Sie entfernt Giftstoffe aus dem Organismus und kann daher zur Behandlung von Viruskrankheiten und chronischen Infektionen wie beispielsweise Pfeiffer-Drüsenfieber verwendet werden.

Durch ihre gewebeaufbauende Wirkung trägt sie weiterhin zur Heilung von Magen- und Zwölffingerdarmgeschwüren bei. Da sie die Verdauung anregt, kann sie bei Verdauungsstörungen, Nahrungsmittelvergiftungen, Appetitmangel und anderen Magenproblemen angewandt werden.

Besonders gute Erfahrungen habe ich mit Löwenzahnwurzel bei Patientinnen mit zu hohem oder zu niedrigem Blutzuckerspiegel (Hyper- beziehungsweise Hypoglykämie) gemacht, da dieses Heilmittel die Reaktion des Organismus auf Kohlenhydrate reguliert. Die Regulierung des Blutzuckerspiegels ist eine weitere typische Funktion Jupiters.

Kraut

Dieser Pflanzenteil enthält mehr Kalium und weniger Bitterstoffe und ist somit eher ein Nierenheilmittel. Löwenzahnkraut hat eine starke diuretische Wirkung, hilft also den Blutdruck zu senken und den Körper von überschüssiger Flüssigkeit zu befreien. Anders als chemische Diuretika entzieht Löwenzahnkraut dem Organismus kein Kalium, weswegen auch bei einer Langzeittherapie keine zusätzliche Einnahme dieses wichtigen Spurenelements erforderlich

Löwenzahn

wird. Bei Hypotonie (zu niedrigem Blutdruck) darf Löwenzahnkraut nicht verabreicht werden, da dies zu einer weiteren Senkung des Blutdrucks führen würde, was Schwindelgefühl und Ohnmachtsanfälle zur Folge haben kann.

Löwenzahnkraut ist ein Heilmittel für die Nieren und die Blase: Es übt eine beruhigende und heilende Wirkung auf den gesamten Harntrakt aus und ist somit bei Harnblasen-, Harnröhrenentzündung und Nierensteinen zu empfehlen. Es wirkt darüber hinaus auch auf die Lunge und kann – in Verbindung mit anderen Brustmitteln – bei chronischem Husten, Asthma oder Bronchitis zur Kräftigung des Lungengewebes angewandt werden.

Rezepte

Löwenzahnbier
50 g getrocknetes Löwenzahnkraut
50 g getrocknete Brennessel
25 g Krauser Ampfer
15 Minuten lang in 3 Liter Wasser kochen lassen. Abseihen und 1 kg Hutzucker und 2 Eßlöffel gemahlenen Ingwer zugeben. Leicht abkühlen lassen, dann 4,5 Liter Wasser hinzufügen. 15 g Frischhefe zugeben und gut verrühren. Für 24 Stunden gären lassen. Abschäumen und in Flaschen abfüllen. Nach zwei bis drei Tagen ist das Bier fertig.
Du kannst natürlich auch eine kleinere Menge ansetzen.

Blutreinigungstee
1 Teil Löwenzahnwurzel
1 Teil Brennesselblätter
2 Teile Holundersprößlinge
2 Teile Schlüsselblumenblüten und -blätter
2 Teelöffel dieser Mixtur mit ½ Tasse kochendem Wasser überbrühen. Ziehen lassen.
Dosierung: zweimal täglich eine halbe Tasse.

Zur Anregung des Stoffwechsels
1 Teelöffel Faulbaumrinde
1 Teelöffel Süßholzwurzel

1 Teelöffel Löwenzahnwurzeln und -blätter
1 Teelöffel Stiefmütterchenblätter
1 Eßlöffel dieser Mischung mit 1 Liter kaltem Wasser ansetzen und drei Stunden stehen lassen. Dann aufkochen und 15 Minuten lang ziehen lassen.
Dosierung: täglich 2 Eßlöffel.

Emotionen

Löwenzahnwurzel hat, wie mehr oder weniger alle Wurzeln, eine erdende und zentrierende Wirkung. Wurzeln wirken allgemein auf den Solarplexus und helfen, »zerstreute« und zu leicht entflammbare Emotionen zu bündeln und zu erden. Löwenzahn kräftigt den Emotionalkörper, schenkt ein stärkeres Selbstgefühl, ein klareres Selbstbild und eine größere Fähigkeit, dem Einfluß anderer zu widerstehen.

Vom Solarplexus aus stellen wir die Verbindung zwischen uns und anderen her – er ist der Ort, an dem unsere starken, oft »irrationalen« Gefühle für bestimmte Menschen lokalisiert sind. Die unmittelbare Abneigung oder starke Zuneigung, die wir manchen Menschen gegenüber verspüren, erklären die Psychologen als Projektion, denn oftmals sind diese intensiven Gefühle unsere eigenen unterdrückten Emotionen, die wir außerstande sind, für uns zu beanspruchen, und deswegen auf andere »projizieren« müssen. Da sie aus dem Solarplexus kommen, neigen diese Emotionen dazu, »roh«, intensiv und ziemlich undifferenziert zu sein: Sie sind unsere elementaren Forderungen und Bedürfnisse in unseren Beziehungen.

Bei Liebesverhältnissen ist die anfängliche Anziehung oft im Solarplexus zentriert – beispielsweise als Lust –, aber wenn die verliebte Person über eine gewisse emotionale Reife verfügt, steigt die Anziehung später zum Herz-Chakra auf, wo eine unpersönlichere, bedingungslose Liebe vorherrscht. Ein Bezogensein vom Solarplexus aus hält uns an Menschen gefesselt, denen wir emotional vielleicht schon entwachsen sind. In ihrem 1981 erschienenen Buch *MutterWitz* beschreibt Diane Mariechild eine hilfreiche Meditation, um die Bindungen, die wir vom Solarplexus ausgehend haben, zu überprüfen, sowie eine Methode, diese gefahrlos zu entfernen. Löwenzahn hilft uns bei diesem Prozeß, indem er uns ein starkes

Selbstgefühl verleiht: Wir sind dann imstande zu entscheiden, welche Beziehungen wir wirklich wollen, und uns von älteren, weniger gesunden emotionalen Fesseln zu befreien.

Die Wurzel ist außerdem ein Amarum, woraus ersichtlich wird, wie Löwenzahn auf Bitterkeit und Feindseligkeit einwirkt und die Persönlichkeit »versüßt«. Ärger und Groll bleiben oft in der Leber gefangen und verwandeln sich, wenn ihnen kein Kanal zum Selbstausdruck geöffnet wird, in Depression und Selbsthaß. Jedes Kraut, das auf die Leber wirkt, hilft also nicht nur, den physischen Stau, sondern auch die emotionale Stagnation in ihr zu vermindern.

Immer und immer wieder geschieht es, daß eine Frau, der ich Löwenzahn oder ein anderes Bittermittel verabreicht habe, nach zwei Wochen zu mir zurückkommt und sich darüber wundert, wie wütend sie sich die ganze Zeit gefühlt hat. Im allgemeinen ist es eine ehrliche, saubere, läuternde Art von Wut, aber sie kann auch wild und explosiv sein. Für mich ist die Freisetzung zorniger Gefühle auf dem Weg zu Selbstentdeckung und Selbstbefreiung schier lebensnotwendig. Für uns Frauen ist es unerläßlich, daß wir unsere Wut wieder einfordern und als die mächtige schöpferische Kraft, die sie ist, zu würdigen lernen.

Die Wurzel ist gut dazu geeignet, die Strebsamen, Fleißigen, Pflichtbewußten, durch Konventionen Gebundenen, die sich vor jeder Veränderung oder Neuerung fürchten, zu stimulieren oder anzustacheln. Sie ist also für Frauen, die völlig im Dienst an anderen aufgehen: Mütter kleiner Kinder, Frauen, die alte oder bettlägerige Familienangehörige pflegen, Krankenschwestern, Sozialarbeiterinnen. Indem er ihnen ein klareres Selbstgefühl schenkt und ihre latente Fähigkeit zur Selbstbehauptung freisetzt, verleiht Löwenzahn solchen Frauen die Kraft, ihre Bedürfnisse zu erkennen und für deren Befriedigung zu sorgen.

Nimm vier bis sechs Wochen lang täglich 5 Tropfen Löwenzahnwurzeltinktur.

Magie und Ritual

Als eine Pflanze der Hekate wird Löwenzahn bei den Samhain-Ritualen verwendet (Samhain ist die Nacht vor Allerheiligen). Hekate ist eine Göttin der Finsternis, die weise Alte, und ihre

Rituale werden an Orten zelebriert, wo sich drei Wege treffen. Früher wurden ihr Fische, Eier, Äpfel und Granatäpfel als Opfergabe dargebracht und Weissagungsrituale oder Totenbeschwörungen durchgeführt. Samhain ist die rechte Zeit, um der Hexen zu gedenken, die von der Kirche auf dem Scheiterhaufen verbrannt wurden, die Nacht der rachsüchtigen Mutter, in der alte Rechnungen beglichen werden können. Es ist die Nacht, in der Frauen sich ihre jahrtausendelange Unterdrückung bewußtmachen und ihre innere Kraft einfordern können.

ECHTES MÄDESÜSS

Wissenswertes

Die Pflanze wird auch Echte Rüsterstaude, Spierstaude und Wiesenkönigin genannt. Mädesüß war eines der Kräuter, die man früher auf den Fußboden streute, um einen angenehmen, frischen Duft im Haus zu haben.
Mädesüß, Wasserminze und Eisenkraut galten bei den Druiden als die drei heiligsten Kräuter überhaupt.
Die Hexen benutzten die Pflanze, in Girlanden eingeflochten, bei ihren Ritualen und um ihre Häuser vor bösen Einflüssen zu schützen. In der Grafschaft Somerset verwendeten Zigeunerinnen die Blütenköpfe, mit Wasser angesetzt und mit etwas Tau von der Karde vermischt, um eine reine und klare Haut zu bekommen.

Körper

Mädesüß ist *das* Heilmittel gegen Magen- und Zwölffingerdarmgeschwüre, da es die Produktion von Magensäure und damit auch die Säure des Magen- und Zwölffingerdarminhalts vermindert. Gleichzeitig beschleunigt es die Regeneration der Magenschleimhaut und trägt damit zum rascheren Ausheilen von Geschwüren bei. Als ein Jupiterkraut vermehrt es die Gallenproduktion und wirkt damit verdauungsanregend, vermindert Stauungen in der Leber und verbessert die Funktion des Immunsystems. (Nach meinen Erfahrungen führen Funktionsstörungen der Leber zu einer Schwächung unserer natürlichen Abwehrkräfte.)
Mädesüß hat eine entzündungshemmende Wirkung und kann daher als Ersatz für Steroide angewandt werden.

WARNUNG: Steroide dürfen, wie etwa Tranquilizer, nach längerer Anwendung nur allmählich und unter ärztlicher Aufsicht abgesetzt werden. Bei plötzlichem Entzug können zum Teil schwere

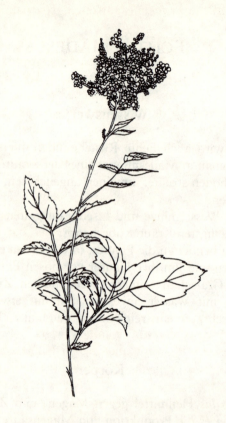

Echtes Mädesüß

Planetenherrscher: Jupiter

Eigenschaften: warm und feucht

Sammelzeit: Juli und August

Verwendete Pflanzenteile: Blüten und Blätter

Wissenschaftlicher Name: Filipendula ulmaria

Medizinische Anwendung: für den Verdauungsapparat und gegen rheumatische Schmerzen

Hauptwirkstoffe: Salicylsäure, ätherisches Öl, Gerbstoffe, Schleim, Flavonoide

gesundheitliche Probleme auftreten (sogenanntes Slocumb-Syndrom).

Mädesüß wird mit ausgezeichneten Ergebnissen bei Polyarthritis, chronischen Magengeschwüren und jeder Art von Entzündung angewandt, da es alle im Blut befindlichen schädlichen Säuren neutralisiert. Es beeinflußt die Blutgerinnungszeit und sollte daher von Personen mit entsprechenden Problemen nicht eingenommen werden. Gleichfalls meiden sollten es Patienten, die mit Antikoagulanzien (gerinnungshemmenden Mitteln) behandelt werden.

WARNUNG: Von Insulin abhängige Diabetiker dürfen unter keinen Umständen versuchen, Insulin durch pflanzliche Heilmittel zu ersetzen. Zuckerkranke, die an einer natürlichen Langzeittherapie interessiert sind, sollten auf jeden Fall den Rat einer qualifizierten Heilerin einholen.

Das Kraut übt eine antiseptische Wirkung auf den Harntrakt aus; es ist ein starkes Diuretikum und kann zur Behandlung von Nieren- und Blasenbeschwerden angewandt werden. Es wirkt darüber hinaus analgetisch und hilft daher bei arthritischen Schmerzen und Kopfweh. Bei jeder Art von Schmerz sollte allerdings immer erst die Ursache ermittelt werden, ehe irgendwelche Maßnahmen zur Beseitigung der Symptome ergriffen werden.

Mädesüß senkt das Fieber und ist eines der besten Heilmittel gegen ansteckende Kinderkrankheiten wie Mumps und Windpocken. Brühe einen heißen Tee aus – getrockneten oder, besser, frischen – Blüten, damit der Schweiß so richtig ausbricht. Mädesüß ist mit einigem Erfolg auch schon bei stoffwechselbedingter Übergewichtigkeit angewandt worden.

Rezepte

Absud zur Wundbehandlung
30 g Mädesüß mit 600 ml kochendem Wasser übergießen und 20 Minuten stehen lassen. Abseihen.
Im Kühlschrank hält sich dieser Absud drei bis vier Tage.

Dekokt gegen Windpocken, Masern, Mumps und jede fiebrige Infektion
Jeweils 15 g Mädesüß, Löwenzahnwurzeln, Ringelblumenblüten und Klettenlabkraut miteinander vermischen. Mit 1,2 Liter kaltem Wasser ansetzen. Aufkochen und 20 Minuten lang köcheln lassen.
Dosierung: täglich drei- bis viermal ein kleines Glas.

Wenn weder frische noch getrocknete Kräuter erhältlich sind, vermische die entsprechenden Tinkturen zu gleichen Teilen und nimm täglich drei- bis viermal fünf bis zehn Tropfen ein.

Emotionen

Mädesüß ist eine Pflanze für Menschen, die zu starr und unflexibel geworden sind, die lernen müssen, sich zu entspannen und sich dem Leben zu öffnen. Die Verschlossenheit kann von Angst oder von Zorn herrühren, aber in jedem Fall hat sich die Person einen Panzer geschaffen, mit dem sie sich die Außenwelt »vom Leib« hält. Mädesüß ist ein sanft öffnendes Heilmittel: Es wärmt die Psyche und dehnt sie aus. Barrieren und Schutzwälle werden in der Regel aus gutem Grund errichtet und müssen daher behutsam und sanft abgetragen werden. Das Kraut weitet und läßt Licht in diese inneren Gefängnisse ein – es erhebt ebensosehr, wie es beruhigt. Es hilft empfindlichen Menschen zu spüren, daß sie durchaus imstande sind, mit dem Leben besser fertig zu werden: Es stärkt, tröstet und besänftigt.

Mädesüß ist ganz besonders für junge Frauen geeignet, die sich vor ihrer eigenen Sexualität fürchten und unter extremer Schüchternheit und Befangenheit leiden. Es kann auch zur Überwindung der Angst und des Selbsthasses beitragen, die eine Vergewaltigung oder ein anderes sexuelles Trauma oft verursachen. Ich bringe Mädesüß mit dem Scheitel-Chakra in Beziehung, dem Zentrum, das uns mit dem Göttlichen, unserem Sinngefühl und allem Lebendigen verbindet. Mädesüß baut innere Stärke auf und hilft jenen von uns, die mehr Selbstbewußtsein und Durchsetzungskraft benötigen, wieder zu vertrauen und Hoffnung zu schöpfen.

Fülle 15 g getrocknete Blüten in ein Baumwollbeutelchen und lege dieses unter dein Kopfkissen.

Magie und Ritual

Mädesüß wird mit dem Lammasfest (1. August) in Verbindung gebracht, einer Feier zu Ehren der Mutter Erde in ihrer Erscheinungsform als Ceres Kore. Der Altar wird mit Obst und Blumensträußen geschmückt, und die Hexen tragen Girlanden von Mädesüß. Lammas, eines der vier großen Jahreszeitenfeste der Hexen, dient der Verherrlichung der Erde, ihrer Früchte und ihrer unerschöpflichen Freigebigkeit. Mädesüß hat einen berauschenden, narkotischen Duft, der es den Teilnehmerinnen erleichtert, ihren physischen Leib zu verlassen, mit der Essenz der Großen Mutter in Kontakt zu treten und sich mit ihr eins zu fühlen.

Während der Feierlichkeiten kann Mädesüßtee getrunken werden, wodurch die Wirkung des Festes verstärkt wird und eine Atmosphäre der Freude entsteht.

Meditation über das Scheitel-Chakra
Pflücke einen frischen Strauß Mädesüß oder kaufe etwas getrocknete Blüten, oder besorge dir eine Abbildung der Pflanze. Setze dich an einen geweihten Ort und nimm dir Zeit, um dich zu entspannen und in dich hinein zu versenken. Sieh die Pflanze lange aufmerksam an. Wenn du sie in natura hast, nimm sie in die Hand und lasse es zu, daß in deiner Seele ein Bild von ihren Blüten entsteht. Während du dieses Bild fest in deinem Bewußtsein hältst, spüre die Kraft und die Geschmeidigkeit, die sie wesensmäßig besitzt, und lasse es zu, daß du zur Verkörperung dieser Eigenschaften wirst. Fühle dich stark, aber ohne alle Härte oder Starrheit.

Halte diese Eigenschaft fünf bis zehn Minuten lang in dir, und schreibe dann auf, wie es sich für dich angefühlt hat. Führe diese Meditation zwei Wochen lang täglich durch und beobachte dabei, wie sich in deinem Leben mehr und mehr Kraft und Flexibilität manifestieren, wie du Stille und Konzentration in dir entwickelst und wie sehr dich dies mit dem Göttlichen verbindet.

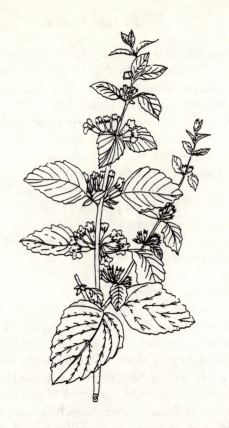

Melisse

Planetenherrscher: Jupiter

Eigenschaften: gemäßigt

Sammelzeit: Juni bis August

Verwendete Pflanzenteile: Blüten und Blätter

Wissenschaftlicher Name: Melissa officinalis

Medizinische Anwendung: für den Magen, gegen Herzbeschwerden und nervöse Störungen

Hauptwirkstoffe: ätherisches Öl, Gerbstoffe, Bitterstoffe, Mineralstoffe

MELISSE

Wissenswertes

Die Melisse, auch Zitronenkraut oder Zitronenmelisse genannt, hat eine enge Beziehung zu Bienen und Honig. Früher pflegten Imker ihre Bienenkörbe mit Melisse einzureiben, damit die Bienen in ihrer Nähe blieben. Unser Name ist die verkürzte Form von *melissophyllon*, das heißt, »Bienenblatt«, wie die alten Griechen dieses Kraut bezeichneten. In Lateinamerika wird Melisse *tronjil para la pena* genannt, d. h. Balsam für die Sorgen.

Melisse galt früher als ein Elixier ewiger Jugend.

Paracelsus verkaufte den Königen Europas ein geheimes Melissenpräparat, von dem er behauptete, es sei ein Elixier des Lebens und verhüte Senilität und Impotenz.

Kühen, die gerade gekalbt hatten, wurde früher als Stärkungsmittel ein Tee aus Melisse und Majoran eingeflößt.

Melisse soll die Fruchtbarkeit fördern und wurde zur Zubereitung verschiedener Liebestränke sowie als Aphrodisiakum bei Diana-Ritualen verwendet.

Pflücken solltest du Melisse am besten am Mittsommertag (21. Juni).

Körper

Melisse enthält ein ätherisches Öl und ist somit ein hervorragendes Heilmittel für den Verdauungsapparat: Sie beruhigt und lindert durch Blähungen oder Anspannung verursachte Schmerzen, wirkt nervösem Durchfall entgegen und fördert auf sanfte Weise den Stuhlgang, wenn er aufgrund von Depression oder Angst gehemmt ist. Warmer Melissentee hilft bei Sodbrennen und Magendrücken. Er fördert die Verdauung, namentlich von fettigen Speisen, und kann daher direkt nach einer schweren Mahlzeit getrunken werden, um dem unangenehmen Völlegefühl vorzubeugen.

Melisse ist ausgezeichnet für Menschen, die vor Anspannung und Streß »keinen Bissen herunterbekommen«: Sie beruhigt den Magen und regt die Absonderung von Verdauungssäften an. Bei Magen- oder Zwölffingerdarmgeschwüren kann Melisse in Verbindung mit anderen Heilkräutern (wie Ringelblume und Beinwell) zur Verringerung der Magensäureproduktion und zur Krampflinderung angewandt werden. Sie hilft außerdem bei Kopfschmerzen, die durch Nervosität, Magenverstimmung oder eine zu starke Gallenabsonderung verursacht worden sind.

Melisse fördert den Kreislauf und kräftigt das Herz und kann, in Verbindung mit anderen Heilkräutern, bei Hypertonie (Bluthochdruck) oder Durchblutungsstörungen angewandt werden. Sie kann weiterhin gegen Schwindel, Ohrensausen und Herzklopfen sowie gegen Schwangerschaftssymptome wie Kopfschmerzen, Benommenheit und morgendliches Erbrechen helfen.

Melisse wird bei Asthma, hartnäckigem Husten und Bronchialkatarrh zur Entkrampfung der Atemwege verabreicht. Sie vermehrt die Schweißabsonderung und kann daher bei Erkältungen und Grippe zur Senkung des Fiebers angewandt werden.

Regelmäßig eingenommen kann Melisse den Menstruationszyklus regulieren und die Schmerzen während der Periode lindern. Aufgrund der sanft stimulierenden Wirkung, die sie auf die Gebärmutter ausübt, kann sie außerdem, während der Wehen eingenommen, die Schmerzen beim Ausstoßen der Nachgeburt dämpfen. Ein Sitzbad in einem stark verdünnten Melissenabsud hilft bei sich verspätender Monatsblutung und wirkt nach der Niederkunft krampflösend.

Melisse kann auch während der Menopause wertvolle Dienste leisten, da sie alle typischen Symptome lindert, die mit diesem Eintritt in eine neue Lebensphase einhergehen, wie Hitzewallungen, Depression, Angstzustände und Herzklopfen. Das Kraut reguliert den Kreislauf und fördert namentlich die Durchblutung peripherer Körperpartien (wie Haut, Hände und Füße), wodurch das Auftreten plötzlichen Blutandrangs und dessen Folge – Hitzewallungen und Schweißausbrüche – verringert wird.

Ein zerstampftes und in ein wenig Wein gekochtes Blatt läßt, auf die betroffene Hautpartie aufgetragen, Furunkel »reifen« und aufplatzen.

Rezepte

Kräuterkissen
Vermische jeweils 50 g der folgenden Kräuter miteinander: Hopfen, Schlüsselblume, Resede und Zitronenmelisse.
Fülle die vollkommen trockene Kräutermischung in einen kleinen Kissenbezug. Jährlich erneuern.

Königin Marias Kraftbrühe
1 Huhn
1 Handvoll Petersilie
1 Zweiglein Thymian
3 Zweiglein Grüne Minze
3 Zweiglein Melisse
½ Zwiebel
1 Gewürznelke
Salz
Gib soviel Wasser hinzu, daß das Huhn gerade bedeckt ist. Wenn das Fleisch gar ist, die Brühe auf einen knappen halben Liter einkochen lassen.
Dosierung: täglich dreimal ein kleines Täßchen.

Ein erfrischender Trunk für Fieberkranke
Gib 2 Zweiglein Zitronenmelisse und etwas Sauerklee in einen Steingutkrug. Schäle eine kleine Zitrone, schneide sie in Scheiben und gib diese gleichfalls in das Gefäß. Mit 1,75 Liter kochendem Wasser übergießen, nach Geschmack süßen und zudecken.
Dosierung: nach Bedarf.

Melissensirup (nach Culpeper)
Übergieße 1 Pfund Melisse mit 2 Liter kochendem Quellwasser und laß das Ganze zwölf Stunden lang zugedeckt neben dem Feuer (oder einem Heizkörper) stehen. Abseihen und die Prozedur mit derselben Menge Blüten wiederholen. Abseihen und die zwei Flüssigkeiten vermischen. Gib auf jeden Liter Flüssigkeit 2 kg feinen Zucker hinzu. Erhitze, bis sich der Zucker vollständig aufgelöst hat, und schöpfe allen aufsteigenden Schaum sorgfältig ab. In einer verschlossenen Flasche hält sich der Sirup ungefähr ein Jahr lang.

Dosierung: täglich dreimal 1 Teelöffel in warmem Wasser aufgelöst.

Eine »purgierende Latwerge« zum Vertreiben der Melancholie (nach Culpeper)
Pulverisiere getrocknetes Melissenkraut und schlage es durch ein feines Sieb. Gib auf 25 g Pulver jeweils 75 g geklärten Honig. Gut verrühren und in einem verschlossenen Behälter aufbewahren.
Dosierung: in akuten Fällen 15 bis 25 g. Als Tonikum 1 bis 5 g. Entweder sofort nach dem Aufwachen auf leeren Magen (und anschließend noch eine Stunde lang nichts essen) oder vor dem Einschlafen, drei bis vier Stunden nach der letzten Mahlzeit.
(Um Honig zu klären, erhitze ihn behutsam in einem Topf und schöpfe allen aufsteigenden Schaum ab.)

Emotionen

Culpeper schreibt: »Zitronenmelisse läßt Sinn und Gemüt fröhlich werden und belebt das Herz«. Sie ist ein ausgezeichnetes Heilmittel gegen Depression, Trägheit und Pessimismus – wie ja auch Culpeper ausdrücklich sagt, wenn er erklärt, daß Melisse »alle Sorgen und düsteren Gedanken aus dem Sinn verscheucht, die durch Melancholie oder schwarze Galle verursacht werden«. Als Tee getrunken, hilft sie gegen Schwermut und Hoffnungslosigkeit und läßt etwas Licht ins Leben der Betrübten. Sie erhöht die geistige Widerstandskraft und befähigt deprimierte Frauen, sich wieder zu konzentrieren und neue Informationen aufzunehmen, indem sie sowohl die Aufmerksamkeit als auch das Gedächtnis stärkt.

Melisse ist beruhigend, wärmend, freundlich und stark, dabei aber zart und feinfühlig. Sie umhüllt und schützt und schenkt der Person, die sich gefangen, eingesperrt und ohne Hoffnung fühlt, Raum zum Atmen. Diese Pflanze ist für diejenigen unter uns, die Liebe brauchen, aber unfähig sind, etwas anzunehmen, ebenso für diejenigen, die sich so sehr für andere verausgaben, daß ihre eigenen Bedürfnisse immer erst an zweiter Stelle rangieren, sowie für mütterliche Typen, die sich bisweilen ausgelaugt fühlen und das Bedürfnis verspüren, ihre Reserven zu erneuern.

Melisse

Melisse wirkt auf das Herz-Chakra: Sie öffnet dieses Energiezentrum, wodurch sie der Liebe gestattet einzudringen und die Voraussetzung für die Möglichkeit bedingungsloser Liebe schafft. Sie hilft gewohnheitsmäßigen »Sorgenmachern« sowie Menschen, die sich als Opfer des Lebens empfinden. Sie ist für jene unter uns, die kein Ziel vor Augen haben oder eine Sinnkrise durchmachen. Melisse schenkt die Fähigkeit, auch dann noch die »Übersicht zu behalten«, wenn viele Dinge auf einmal geschehen, und ist somit gerade in Krisenzeiten von großem Nutzen, hilft sie uns doch, zentriert und zugleich für alles offen zu bleiben, was da kommen mag.

Melisse besitzt auch eine starke sexuelle Komponente – namentlich für Frauen, die ein sexuelles Trauma gleich welcher Art erlebt haben: eine Vergewaltigung, eine Abtreibung, eine Fehlgeburt, eine Geschlechtskrankheit oder einen gynäkologischen Eingriff. Sie kann der Frau helfen, ein Bewußtsein ihrer Weiblichkeit wiederzugewinnen und das Gefühl innerer Integrität und Ganzheit wieder aufzubauen.

Magie und Ritual

Ritual nach einer Vergewaltigung oder einem sexuellen Trauma
Lade Freundinnen zu dir ein, die dir am Herzen liegen und denen du vertraust. Jede Frau sollte eine süß duftende Blume mitbringen – etwa eine Rose, Melisse oder Geißblatt. Erfülle dein Heim mit diesen Düften, verbrenne außerdem Sandelholz-Räucherstäbchen, und wenn es warm genug ist, öffne alle Fenster. Gieße etwas Sandelholz- und Melissenöl in eine Wanne heißes Wasser und bade darin. Sieh in deiner Vorstellung, wie diese heilenden, die Aura reinigenden ätherischen Öle die Erinnerungen an den Schmerz, die Wut und die Demütigung, die diese Erfahrung verursacht haben, restlos hinwegwaschen.

Zünde blaue Kerzen an, und gib alles Gift, allen Haß und alles Böse, das du davon noch in dir spürst, in die Obhut höherer Kräfte, und wisse, daß das Gute über das Böse, das Licht über die Finsternis triumphieren wird.

Laß dir genügend Zeit, um deine Unversehrtheit, Schönheit, Reinheit und Fähigkeit, über die Grausamkeit der Menschen zu triumphieren, aufs neue zu bestätigen. Bitte eine deiner Freundinnen – oder auch alle –, die Nacht bei dir zu verbringen, und träumt gemeinsam von einer gesünderen, sichereren Zukunft.

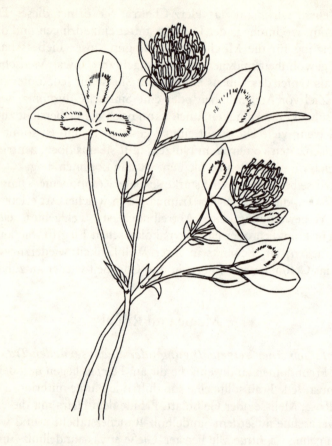

Rotklee

Planetenherrscher: Jupiter

Eigenschaften: gemäßigt und trocken

Sammelzeit: Mai bis Juli

Verwendete Pflanzenteile: Blüten

Wissenschaftlicher Name: Trifolium pratense

Medizinische Anwendung: für das Blut und die Haut

Hauptwirkstoffe: östrogenartige Substanzen, Glykoside, Kumarin

ROTKLEE

Wissenswertes

Die drei Blätter des Klees galten früher als Sinnbild jeweils eines Aspektes der dreifältigen Göttin: Eines war die Maid – die junge Frau –, eines die Mutter – das Symbol der Fruchtbarkeit –, eines die Greisin – das Alter und die Weisheit.

Nach einer anderen Tradition stellt das erste Blatt eines fünfblättrigen Klees Ruhm dar, das zweite Reichtum, das dritte treue Liebhaber, das vierte Gesundheit, und das fünfte repräsentiert, wie man glaubte, das Unglück.

Körper

Rotklee ist ein in der Tiefe wirkendes Blutreinigungsmittel und ist als solches zur Behandlung chronischer, tief sitzender Leiden geeignet. Wende ihn bei Ekzemen, Psoriasis (Schuppenflechte), Krätze und jeder anderen chronischen Erkrankung der Haut an. Er wirkt Wucherungen entgegen, indem er durch Sympathiewirkung das Wachstum von Geweben normalisiert oder wieder ins Gleichgewicht bringt, und wird bei gut- wie bösartigen Wucherungen von Haut und Geschlechtsorganen angewandt.

Jupiter ist der Planet der Expansion, somit auch des übermäßigen Wachstums von Gewebe. Er wird mit der Entstehung von Krebs, von gut- und bösartigen Geschwüren, Warzen und Polypen in Beziehung gebracht. Dementsprechend sind die von ihm beherrschten Pflanzen, wie eben Rotklee, mit Erfolg äußerlich zur begleitenden und unterstützenden Behandlung von Krebsgeschwüren wie auch bei Gicht als schmerzlindernde Mittel angewandt worden.

Rotklee beruhigt die Nerven und beseitigt durch Streß und Anspannung verursachte Kopfschmerzen sowie Krämpfe und nervöses Muskelzucken. Täglich in Form von Tee eingenommen, kann er sich auch bei chronischen Angstzuständen als hilfreich erweisen.

Rotklee ist ein Heilmittel für den weiblichen Geschlechtsapparat und kann – in Verbindung mit anderen Arzneien – bei schweren, beeinträchtigenden Störungen wie Endometriose (einer gutartigen Wucherung der Gebärmutterschleimhaut mit starken Beschwerden vor und während der Menstruation) und Dysmenorrhö (Menstruation mit kolikartigen Schmerzen) gute Ergebnisse zeitigen. Der Absud kann bei Pilzbefall und anderen lokalen Entzündungen zur Scheidenspülung verwendet werden, während Rotklee-Umschläge oder -Salbe ein gutes Mittel zur Erweichung der Milchgänge stillender Mütter sowie gegen Brustwarzenekzeme und Brustentzündung darstellen.

Rotklee kann auch als Lungenheilmittel angewandt werden: Er übt eine sedierende Wirkung auf das Lungengewebe aus und ist daher bei hartnäckigem Husten von Nutzen. Der Tee kann bei Halsschmerzen als Gurgelmittel dienen. Da er die Funktionen von Leber und Gallenblase stimuliert, kann er sich darüber hinaus bei Appetitlosigkeit und Verstopfung als hilfreich erweisen.

Rotklee-Umschläge können auch zur Behandlung von Fußpilz angewandt werden.

Rezept

Dr. Coffins Kleesalbe gegen Wucherungen und Schwellungen
Fülle einen großen Topf mit Kleeblüten, bedecke diese mit Wasser und laß das Ganze eine Stunde lang sprudelnd kochen. Abseihen und auspressen. Fülle dann den Topf ein zweitesmal mit frischen Blüten, gib den bisher gewonnenen Absud hinzu, und wiederhole die Prozedur. Abseihen. Laß jetzt die Flüssigkeit so lange simmern, bis sie zu einer teerartigen Substanz eingekocht ist, aber achte darauf, daß sie nicht anbrennt, weil dies die Wirkung der Salbe beeinträchtigen würde.
Dosierung: täglich zweimal auf die betroffene Hautregion auftragen.

Emotionen

Rotklee ist jenen Menschen zu empfehlen, die ihre Gefühle in sich eingeschlossen halten, die heftige negative Emotionen haben, aber außerstande sind, sie herauszulassen. Er hilft bei Depression, Trauer und Kummer, gegen chronisches Sichsorgen und Grübeln.

Es ist meine feste Überzeugung, daß bei bestimmten Formen von Krebs, die psychische – mental-emotionale – Grundhaltung der Patientin eine Auswirkung sowohl auf die Entstehung als auch auf den Verlauf der Krankheit hat. Menschen, die heimliche Ressentiments mit sich herumtragen, die tief in ihrem Inneren Haß, Groll, Neid oder Eifersucht hegen und außerstande oder nicht willens sind, solche Gefühle loszulassen, scheinen eine besondere Veranlagung für bösartige Geschwüre zu haben. Es ist fast so, als ob die »giftigen« Emotionen, die keinen Ausdruck in der Außenwelt finden können, sich nach innen wendeten und nach und nach den ganzen physischen Körper vergifteten. Wenn dieser Prozeß über Jahre hinweg sich selbst überlassen bleibt, wird der Körper vom Krebs buchstäblich aufgefressen.

Man hat festgestellt, daß diejenigen Menschen die besten Aussichten auf Genesung haben, die positiv eingestellt, offen, freimütig und gesellig sind und ungeachtet der relativen Schwere ihres Leidens etwas haben, wofür sie leben. Das Krebszentrum von Bristol leistet in diesem Zusammenhang ausgezeichnete Arbeit: Ärzte und Pflegepersonal behandeln den physischen Körper ihrer Patienten durch eine bestimmte Diät, den emotionalen Körper durch Visualisation und Counseling-Techniken und den mentalen Körper durch positives Denken – eine ganzheitliche Therapie, die schon einige spektakuläre Erfolge gezeigt hat.

Trinke täglich einen Tee aus Rotklee, und zwar so lange, wie du das Bedürfnis danach verspürst.

Rotklee übt eine tiefe Wirkung auf den Emotionalkörper aus: Er befähigt uns, Energie nach außen zu kanalisieren und lange unterdrückte Emotionen zum Ausdruck zu bringen. Darüber hinaus wirkt er allgemein stärkend, indem er der Lebenskraft einen regelrechten Energieschub »verpaßt«. Er hilft uns, alte Muster zu durchbrechen, und schenkt uns die notwendige Vitalität, um schwere Krankheiten seelisch durchstehen zu können. Du kannst ihn dann anwenden, wenn du keine Hoffnung mehr hast, wenn du das Gefühl hast, die schwärzeste Stunde deines Lebens sei angebrochen und alles sei verloren: Er kann dir helfen, etwas Licht in dein Leben zu bringen. Rotklee wärmt, tröstet und kräftigt und trägt zur psychischen Stabilisierung bei, indem er Konzentrationsfähigkeit und Aufmerksamkeit wiederherstellt.

Magie und Ritual

Klee wurde früher bei Fruchtbarkeitsriten verwendet. Pflücke bei Neumond – insbesondere in einem Wasser- oder Erdmond[1] – frühmorgens, bevor der Tau getrocknet ist, mehrere Handvoll blühenden Klee. Lege die Pflanzen in eine Glas- oder Kristallschüssel, die du zur Hälfte mit Quellwasser gefüllt und in die du ein paar Tropfen Sandelholzöl gegeben hast. Laß die Schüssel bis Mittag in der Sonne stehen, dann seihe das Wasser ab und verwahre es an einem kühlen Ort. Sobald der Abendstern aufgegangen ist, setz dich vor deinen Altar und zünde eine weiße Kerze an.

Rufe die Göttin der Fruchtbarkeit an, den Mutteraspekt der Dreifältigen Göttin. Indem du dich auf die Kerzenflamme konzentrierst, sprich die folgende Anrufung:

> Ceridwen,
> Aller Dinge Mutter,
> *höre mich jetzt,*
> *da ich den Geist meines*
> *ungeborenen Kindes rufe.*
> *Möge er zu mir kommen,*
> *ehe der Mond einen Umlauf vollendet.*
> *Möge er zu mir kommen.*
> *Segen!*

Nimm dann das Kleewasser und benetze damit deinen ganzen Körper. Spüre dabei die heilende Kraft und die anziehenden Eigenschaften der Pflanze, und öffne deinen Leib für den Geist des Kindes. Wenn die rituelle Waschung abgeschlossen ist, nimm alles etwaige übriggebliebene Wasser und die Kerze und entsorge beides – am besten in einem fließenden Gewässer, zumindest aber weit von deiner Wohnung entfernt.

---

[1] Die Erdzeichen sind Stier, Jungfrau und Steinbock, die Wasserzeichen Krebs, Skorpion und Fische.

Rotklee

Rotklee wurde auch als läuterndes Kraut zur Reinigung von Wohn- und Ritualbereichen verwendet.

Setze einen Eßlöffel Rotklee mit Essig an und laß das Ganze drei Tage stehen. Seihe dann die Flüssigkeit ab und gieße sie in einen Eimer gutes Wasser (das heißt, Meerwasser, Quellwasser oder gefiltertes Wasser). Wische dein Zimmer – beziehungsweise, wenn es mit Teppichboden ausgelegt ist, besprenge es reichlich – mit dem Wasser, um es von unguten Einflüssen (Dämonen) zu reinigen und um imstande zu sein, Hexen zu sehen.

Wenn du das Gefühl hast, daß der Raum zusätzlicher Reinigung bedarf, dann tue folgendes: Lege auf einen großen Teller oder eine ausgebreitete Zeitung einen Kreis aus Meersalz. In die Mitte des Kreises stelle eine blaue Kerze. Zünde sie an. Vergewissere dich, daß keine Brandgefahr besteht, dann verlasse das Zimmer, schließe die Tür, und laß die Kerze vollständig herunterbrennen. Sieh von Zeit zu Zeit nach, damit auch bestimmt nichts passiert. Wenn die Kerze vollkommen niedergebrannt ist, sammle sorgfältig alles – Papier, Salz und Dochtreste – zusammen und bringe es zum nächstgelegenen fließenden Gewässer (Bach, Fluß oder Meer), wirf es hinein und gehe wieder zurück, ohne dich umzuschauen. Wenn kein solches Gewässer erreichbar ist, vergrabe diese Reste in möglichst großer Entfernung von deiner Wohnung.

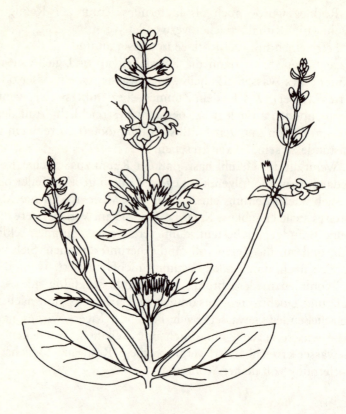

Salbei

Planetenherrscher: Jupiter

Eigenschaften: warm und trocken

Sammelzeit: Juli

Verwendete Pflanzenteile: Blüten und Blätter

Wissenschaftlicher Name: Salvia officinalis

Medizinische Anwendung: für Hals, Nase und Ohren, für das Blut und bei gynäkologischen Störungen

Hauptwirkstoffe: ätherisches Öl mit 30 Prozent Thujon, Gerbstoffe, Bitterstoffe, östrogenartige Substanzen, Harze

SALBEI

Wissenswertes

Der wissenschaftliche Name *Salvia*, von dem auch das deutsche Wort »Salbei« abgeleitet ist, hängt mit dem lateinischen Verb *salvere*, »gesund sein«, zusammen. Vom hohen Ansehen, das diese Heilpflanze früher genoß, zeugt der folgende lateinische Spruch:

> *Contra vim mortis*
> *crescit salvia in hortis.*
> *Cur moriatur homo*
> *cui salvia crescit in hortis?*

Zu Deutsch:

> *Gegen des Todes Gewalt*
> *Salbei in den Gärten wächst.*
> *Warum sollte der Mensch sterben,*
> *für den Salbei in den Gärten wächst?*

Im Mittelalter wurde Salbei zur Behandlung von Fallsucht (Epilepsie), Lethargie und gegen die Pest angewandt. Traditionell wurde Gartenraute zum Salbei gepflanzt, um Kröten von dieser wertvollen Pflanze fernzuhalten. Kröten galten damals als Hausgeister des Teufels und daher als ein böses Zeichen.

In der englischen Grafschaft Buckinghamshire sagte man, wenn der Salbei im Garten gedieh, so bedeutete dies, daß die Frau im Haus das Regiment führte. Der jeweilige Zustand der Salbeipflanzen in einem Garten galt auch als Anzeichen für den Wohlstand des Besitzers.

In manchen Teilen Frankreichs heißt es, dieses Kraut lindere den Kummer und dessen körperliche Auswirkungen, und der englische Schriftsteller Samuel Pepys berichtete im Februar 1661 in seinem

Tagebuch: »Zwischen Gosport und Southampton kamen wir an einem kleinen Friedhof vorbei, wo es Brauch war, alle Gräber mit Salbei zu bepflanzen.«

Ein alter französischer Spruch lautet:

> *Salbei hilft den Nerven,*
> *und durch ihre große Macht*
> *heilt er Gelähmte und*
> *schlägt Fieber in die Flucht.*

In *Witches Heal, Lesbian Herbal Self-Sufficiency* bezeichnet Billie Potts den Salbei als eine »Mutter-Schützerin-Pflanze« und erklärt, er stehe in tiefer Beziehung zu sogenannten *rites de passage* – Riten, die den Übergang in ein neues Lebensstadium bezeichnen.

Körper

Als ein Jupiterkraut ist Salbei gut für die Leber, weswegen Culpeper von ihm auch sagt, daß er »gutes Blut macht«. Das Kraut reinigt und entschlackt das Blut, regt das Gewebewachstum an und ist ein allgemeines Tonikum. Als kalter Tee getrunken, wirkt es übermäßiger Schweißabsonderung und namentlich dem Nachtschweiß entgegen. Darüber hinaus hellt es das Gemüt auf und zeitigt bei nervöser Erschöpfung, durch Anspannung verursachten Kopfschmerzen und sexuellen Funktionsstörungen infolge von Angst und Sorgen gute Ergebnisse.

Salbei ist ein hervorragendes Heilmittel gegen alle Hals-, Nasen- und Ohrenkrankheiten. Er kann als antiseptisches Gurgelmittel für Rachen und Mundschleimhaut sowie als stark wirkendes Adstringens zur Straffung des Zahnfleisches angewandt werden. Um Zahnverlust durch geschwächtes Zahnfleisch vorzubeugen, massiere dieses regelmäßig mit frischen Salbeiblättern. Aufgrund seiner antiseptischen Wirkung ist Salbei bei jeder Entzündung der Mundhöhle – wie eitriger Parodontitis, Zahnfleischentzündung und Abszessen – von großem Nutzen, und regelmäßig zur Mundspülung verwendet, soll er der Karies vorbeugen.

Als ein warmes und trockenes Kraut kann Salbei mit ausgezeichnetem Erfolg bei Stirn- und/oder Nebenhöhlenentzündung sowie bei

Katarrh angewandt werden: Er trocknet die überschüssigen Sekrete aus und befreit dadurch die Atemwege. Er kann auch äußerlich bei Schweißfüßen angewandt werden.

Als Antiseptikum hilft er bei Mandelentzündung, Kehlkopf-, Rachenentzündung und Halsschmerzen. In diesem Fall ist es am besten, erst mit dem Absud zu gurgeln und anschließend die Flüssigkeit zu schlucken. In seinem *English Physician. Enlarged* (S. 328), empfiehlt Culpeper ein Salbeipräparat als Mittel gegen Bluthusten bei Lungentuberkulose. Salbei lindert auch kältebedingte Kopfschmerzen und allgemein rheumatische Beschwerden. Mit warmem Wasser eingenommener Salbeisaft ist ein hervorragendes Mittel gegen Husten und Heiserkeit.

Salbei ist weiter ein ausgezeichnetes Heilmittel für den weiblichen Geschlechtsapparat. Er balanciert den Hormonausstoß aus und ist daher sowohl während der Pubertät als auch in den Wechseljahren von großem Nutzen. Salbei enthält dem weiblichen Sexualhormon Östrogen ähnliche Substanzen, die zur Regulierung des Menstruationszyklus eingesetzt werden können. In Form eines heißen Absuds eingenommen, hilft er bei sich verspätender Periode (darf also während der Schwangerschaft nicht angewandt werden!). Salbei stimuliert die Empfängnisbereitschaft, besonders wenn die Unfruchtbarkeit durch Kälte im Uterus verursacht ist. Culpeper schreibt außerdem: »Wenn Frauen aufgrund der feuchten Schlüpfrigkeit ihres Schoßes nicht empfangen können, sollen sie, ehe ihr Gatte ihnen beiwohnt, vier Tage lang Salbeisaft mit etwas Salz einnehmen. Dies wird ihnen nicht nur helfen zu empfangen, sondern auch die Leibesfrucht zu behalten« (*English Physician. Enlarged*, S. 328).

Nach einer Fehlgeburt übt Salbei eine heilende Wirkung auf die Gebärmutter aus, er fördert aber auch den Ausstoß der Nachgeburt. Als Tee eingenommen läßt er die Muttermilch versiegen, ist also sowohl in der Entwöhnungszeit von Nutzen als auch, wenn die Mutter das Kind verloren hat oder aufgrund einer Brustdrüsenentzündung abstillen muß. In solchen Fällen sollte sie fünf bis sieben Tage lang einen kalten Aufguß einnehmen. Aus diesem Grunde aber ist von der Einnahme von Salbeipräparaten während der Schwangerschaft abzuraten, da dies die Milchproduktion beeinträchtigen kann.

Salbei verringert den Blutverlust während der Menstruation. Besonders hilfreich ist er während der Menopause, indem er Hitzewallungen, Überempfindlichkeit gegen Temperaturschwankungen und schweren Blutungen entgegenwirkt. Um ein übermäßiges Austrocknen namentlich der Schleimhäute zu vermeiden, empfiehlt es sich, Salbei stets in Verbindung mit einem Mond- oder Venuskraut zu verwenden.

Da Salbei ein ätherisches Öl enthält, ist er auch ein Heilmittel für den Verdauungsapparat. Er verringert die Schleimabsonderung und wärmt den Magen. (Schleim, die bei phlegmatischem Temperament vorherrschende Körperflüssigkeit, hat die Neigung, sich im Organismus anzusammeln und vielfältige Störungen zu verursachen.) Wende Salbei bei Funktionsschwäche des Magens, schlechter Verdauung sowie bei Erbrechen und Durchfall an.

Salbei ist auch ein Nierenheilmittel: Als ein Diuretikum vermehrt er die Harnproduktion. Des weiteren übt er eine krampflösende und beruhigende Wirkung auf den Harntrakt aus und kann bei Harnverhaltung, Nierenträgheit, Gicht, Rheumatismus und Harnblasenentzündung gute Heilerfolge zeitigen. Er ist ein starkes Antiseptikum und läßt sich bei Wunden und Infektionen sowohl äußerlich als auch innerlich anwenden.

Salbei ist eines der Kräuter, die zur Regulierung des Blutzuckerspiegels angewandt werden, und kann sowohl bei Hypo- (zu niedrigem) als auch bei Hyperglykämie (zu hohem Blutzuckerspiegel) von Nutzen sein. Diabetikerinnen, die auf Insulin angewiesen sind, sollten dieses Kraut allerdings meiden, da es sonst zu unvorhersehbaren Wechselwirkungen kommen kann.

Viele Jupiterkräuter üben eine vergleichbare Wirkung auf den Blutzuckerspiegel aus. Daraus folgt, daß die typische Jupiterfunktion, das Volumen des Körpers zu vergrößern, mit all dem übereinstimmt, was wir über Blutzucker, Fettleibigkeit und Diabetes wissen.

Rezepte

Culpepers Rezept gegen Bluthusten
5 g Indische Narde
5 g Salbei
15 g im Feuer geröstete Salbeisamen
20 g Pfefferkörner
Zermahle alle diese Zutaten zu einem feinen Pulver und füge ausreichend Salbeisaft hinzu, um eine knetbare Masse zu erzielen,

Salbei

aus der du Pillen formen kannst. Nimm davon jeden Morgen 2,5 g auf nüchternen Magen und vor dem Schlafengehen dieselbe Menge, jeweils mit etwas reinem Wasser.

Culpepers Gurgelmittel
Vermische Salbei, Rosmarin, Geißblatt und Wegerich zu gleichen Teilen. Koche 5 g davon in 300 ml Wein, dem du etwas Honig zugegeben hast.
Wende diese Flüssigkeit als Mundspülung, als Gurgelmittel und für Scheidenspülungen an. Bei Bedarf können weitere »warme« Kräuter hinzugefügt werden.

Mund- und Scheidenspülung
20 g Salbeitinktur
80 ml Rosenwasser
Vermischen. Bei empfindlichem Zahnfleisch als Einreibemittel, bei Halsschmerzen als Gurgelmittel und bei Ausfluß für Scheidenspülungen zu verwenden.
Dosierung: einmal täglich 1 Eßlöffel der Flüssigkeit mit 300 ml warmem Wasser verdünnt.

Lotion für wunde Brustwarzen (nach Dr. Coffin)
Laß frische Salbeiblätter in Honig 30 Minuten lang – oder bis der Honig dunkel geworden ist – köcheln. Abkühlen lassen. Zum Auftragen auf wunde Brustwarzen.

Vier-Diebe-Essig
(Der Name rührt daher, daß dieses Präparat ursprünglich während der großen Pestepidemien in Europa von Grabräubern als Schutz gegen Ansteckung verwendet wurde.)
Vermische jeweils 1 Teelöffel Salbei, Rosmarin, Lavendel, Thymian und Wermut miteinander. Die Mixtur mit 600 ml Essig ansetzen und einen Monat stehen lassen.
Nur zum äußerlichen Gebrauch bestimmt. Zum Desinfizieren von Krankenzimmern und ähnlichen Orten im Raum versprühen.

Emotionen

Salbei wirkt auf das Kehlkopf-Chakra und hilft gegen jede Blockierung der Ausdrucksfähigkeit. Er hilft Menschen, die einen Sprachfehler haben, solchen, die etwas sagen möchten, aber die Worte nicht herausbringen, Sängern, deren Kehle aus irgendeinem Grund blockiert ist, und allgemein jedem, der etwas zu sagen hat, es aber nicht schafft, die Botschaft herüberzubringen. Wenn sich eine Blockierung deiner Kreativität bemerkbar macht – oder du Angst vor deinen eigenen schöpferischen Kräften verspürst – verwende Salbei als Räucherwerk oder gib dessen ätherisches Öl in eine Duftlampe.

Verbrenne für die Dauer einer Lunation – von Neumond bis Neumond – täglich einen Teelöffel Salbei auf glühender Räucherkohle.

Wenn Emotionen für längere Zeit der freie Ausdruck verwehrt wird, so daß sie stagnieren, trüb werden und Ablagerungen bilden, kann sich das Bedürfnis nach einer Katharsis bemerkbar machen – das Bedürfnis, die eingeschlossenen Emotionen zu äußern und neu zu erfahren. Atmen und sich auf die Gefühle und/oder die Körperregion zu konzentrieren, wo diese eingesperrt sind, kann zu deren (allerdings nicht unbedingt in sprachlicher Form erfolgender) Freisetzung führen. Dies gelingt mitunter leichter, wenn dir jemand – ein Therapeut, ein Freund oder eine Freundin – dabei hilft, die verhärteten Emotionen loszulassen. Nicht zum Ausdruck gebrachte Regungen, wie Weinen, Lachen und Stöhnen, können sich negativ auf den physischen Körper auswirken – vor allem auf die Kehle, das Medium stimmlicher Äußerung, wo Stauungen auftreten und sich als deren Folge eine Krankheit entwickeln kann.

Magie und Ritual

Meditation, um Blockierungen des Selbstausdrucks zu beseitigen
Setz dich vor eine Salbeipflanze oder das Bild einer solchen. Schließe die Augen und stell dir ihre violette Blüte vor – bemühe dich, sie möglichst deutlich zu sehen. Stell dir vor, daß sich diese Blüte dem Licht öffnet, im Sonnenlicht eines warmen Sommermorgens gebadet wird. Spüre die Wärme der Sonne auf den zarten violetten Blüten-

blättern – spüre, wie sich die Blüte sanft erweitert, um noch mehr Licht in sich aufzunehmen – spüre, wie sie die Güte und Gesundheit des Sonnenlichts einatmet.

Jetzt konzentriere dich auf deine Stimmbänder: Sie ähneln den Blüten des Salbeis. Stell dir vor, wie das warme Licht des Sommersonnenscheins diese Stimmbänder entspannt, öffnet und geschmeidig macht, stell dir vor, wie sie sich ausdehnen, sich dem Licht öffnen. Tauche sie in dieses Licht, und spüre, wie die Heilkraft der Sonne sie neu belebt und ihnen neue Leistungsfähigkeit schenkt. Halte dieses Bild fünf bis zehn Minuten lang fest. Führe diese Meditationsübung wenigstens zwei Wochen lang täglich durch.

Übergangsriten – der Tod und seine Rituale
Sterberituale sind äußerst wichtig, doch da unsere abendländische Kultur vom Zwang beherrscht wird, Alter und Tod zu verdrängen, haftet dem ganzen Prozeß etwas irgendwie Beschämendes an. Wir fühlen uns oft schuldig, enttäuscht, zornig und frustriert, wenn jemand, den wir kennen, nicht »kuriert« werden konnte und stirbt. Wir haben die Fähigkeit verloren, Sterben, Leben und Gebären als Teile eines einzigen Kontinuums, eines ewigen Kreislaufs anzusehen.

Wenn es offensichtlich ist, daß jemand aus deinem Bekanntenkreis kurz vor dem Tode steht, vergegenwärtige dir, daß er oder sie es ist, der im Mittelpunkt der Aufmerksamkeit stehen sollte und nicht die trauernden Freunde, die mit ihren Tränen und Klagen die Seele zurückhalten könnten. Zündet Kerzen an, bringt Blumen ins Zimmer des Sterbenden. Tragt weiße Kleider – Weiß ist die Farbe, die traditionell mit dem Tod in Verbindung gebracht wurde. Verbrennt süß duftende Räucherstoffe und Öle – Myrrhe, Jasmin, Weihrauch und Salbei.

Setzt euch um das Bett des Sterbenden und betrachtet ihn als eine müde Seele, die bereit ist, sich vom physischen Körper zu trennen. Seht das weiße Licht der Seele aus dem Scheitel hervorscheinen, emporsteigen und sich mit dem helleren weißen Licht vereinigen, das alle umgibt. Singt, chantet, summt, während die Seele sich vom Körper löst und das Licht emporsteigt und sich immer weiter entfernt. Bleibt aufmerksam und gesammelt, bis das Licht vollkommen verschwunden ist.

Öffnet dann alle Fenster der Wohnung und schaltet alle Lampen ein (wenn es Nacht ist). Legt Blumen rings um den Leichnam aufs

Bett und brüht einen Salbeitee mit Honig auf. Reicht etwas zu essen und sprecht über das Leben der abgeschiedenen Person: Geschichten, Anekdoten, ihre besten und ihre schlechtesten Eigenschaften. Feiert ihre Befreiung vom physischen Körper und eure Freundschaft zu ihr.

YSOP

Wissenswertes

In der Bibel heißt es: »Entsündige mich mit Ysop, daß ich rein werde, wasche mich, daß ich schneeweiß werde« (Psalm 51, 9). In jener Zeit wurde Ysop als läuterndes Kraut verwendet; es diente zur Behandlung von Aussätzigen und zur Reinigung ihrer Häuser. Ysop wurde bei der Einweihung der Westminster Abbey verwendet. Im Mittelalter war er eines der »Streukräuter« – Kräuter, die man auf den Fußboden streute und dann mit allem Staub und Schmutz zusammenkehrte, um das Haus zu säubern und von unangenehmen Gerüchen zu befreien.

Ysop wird von Bienen und Schmetterlingen sehr gern besucht, weswegen Imker dafür Sorge tragen, daß stets ein paar dieser Pflanzen in der Nähe ihrer Bienenkästen wachsen.

Der Name Ysop stammt aus dem lateinischen *hyssopus* und dem griechischen *hyssôpos*, welches wiederum von einem semitischen Wort abgeleitet ist: Im Alten Testament heißt die Pflanze *êzôb*, heiliges Kraut, weil sie zum Reinigen der Tempel verwendet wurde.

Das ätherische Öl wird wegen seines feinen Duftes in der Parfümindustrie verwendet.

Körper

Ysop reinigt die Atemwege und hilft bei einer Vielzahl von Leiden, wie Husten, Schnupfen, Katarrh, Stirn- oder Nebenhöhlenentzündung und Infektionen des Nasen- und Rachenraums. Er löst den Schleim und hemmt die Entstehung neuer Sekrete. Er kann bei Halsschmerzen, geschwollenen Lymphdrüsen und Mandelentzündung als Gurgelmittel verwendet werden. Er wirkt auf den Verdauungsapparat und zeitigt bei Appetitmangel, Rückstau von Schleim im Darm und Blähungen gute Heilerfolge. Er hat eine leicht abführende Wirkung. Er kräftigt die Mund- und Darmschleimhaut

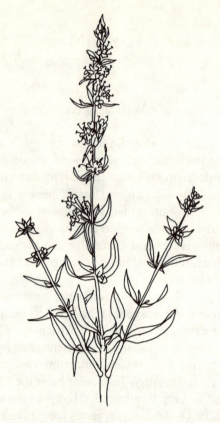

Ysop

Planetenherrscher: Jupiter

Eigenschaften: wärmend

Sammelzeit: Juli und August

Verwendete Pflanzenteile: oberirdische

Wissenschaftlicher Name: Hyssopus officinalis

Medizinische Anwendung:
für die Lunge und die Leber

Hauptwirkstoffe: ätherisches Öl, Gerbstoffe, Flavonoidglykosid, Schwefel

und lindert dadurch alle Krämpfe oder Spannungen in diesen Bereichen.
Ysop ist ein gutes Aufbaumittel, das sich nicht nur nach einer schweren Krankheit empfiehlt, sondern auch allgemein zur Steigerung der Abwehrkräfte beiträgt. Als ein Jupiterkraut reinigt und entschlackt er das Blut.

Rezepte

Königin Elisabeths Likör
Bringe 600 ml Honig zum Kochen und schöpfe den aufsteigenden Schaum gründlich ab. Gib zwei Handvoll kleingehackten Ysop hinzu und laß das Ganze so lange weiter kochen, bis der Honig den Geschmack der Pflanze angenommen hat. Dann abseihen und 10 g zerstampfte Süßholzwurzel, 10 g Anissamen, 5 g Echten Alant, 5 g Engelwurz und je 1½ Teelöffel Pfeffer und Ingwer zufügen. Kurz weiter kochen lassen und dabei kräftig rühren. Dann vom Herd nehmen und unter ständigem Rühren abkühlen lassen. Abseihen und in Flaschen abfüllen.
Dosierung: sieben bis zehn Tage lang täglich drei bis vier Teelöffel in warmem Wasser.
Hilft gegen Husten, Katarrh, Kurzatmigkeit und Magenschmerzen.

Für blutunterlaufene und »blaue« Augen
Knüpfe eine kleine Handvoll Ysop in ein Stück Musselin. Tauche die Kompresse in kochendes Wasser und lege sie auf die Augen.

Ysop-Öl
600 ml kaltgepreßtes Öl (z. B. Olivenöl)
25 g getrocknete Ysopblüten
Einen Monat lang ziehen lassen.
Zur Entlausung von Menschen und Tieren.
Bei Ohrenschmerzen tränke einen kleinen Wattebausch mit dem Öl und stopfe ihn in das Ohr.

Emotionen

Ich bringe Ysop mit dem Wurzel-Chakra, mit Angst und Nicht-Geerdetsein in Verbindung. Verwende Ysop bei extremen Angstzuständen, bei Phobien, Zwangssyndromen und Zwangsvorstellungen. Er ist für jene Menschen, die das Gefühl haben, in ihren Emotionen zu ertrinken, die ihr Leben in der Dunkelheit verbringen und das Licht des Mittags nicht ertragen – für jene, die mehr Eigenliebe entwickeln müssen und die gegenwärtig außerstande sind, ihren wahren Wert einzuschätzen. Er ist für diejenigen unter uns, die ihren Platz in der Gesellschaft nicht kennen und die etwas Hilfe benötigen, um ihre Richtung und einen Sinn im Leben zu finden. Das Wurzel-Chakra hat mit unseren elementaren Überlebens- oder Selbsterhaltungsinstinkten zu tun, und Menschen, die in diesem Chakra »festsitzen«, werden von Zwängen und Abhängigkeiten geleitet und sind außerstande, freie Entscheidungen zu treffen.

Trinke jeden Morgen, bevor du in die »feindliche Welt« hinausgehst, eine Tasse Ysoptee. Setze dies so lange fort, wie du das Bedürfnis danach verspürst.

Magie und Ritual

Ysopwasser wird benutzt, um Altäre und geweihte Räume zu reinigen, und hat allgemein eine läuternde Wirkung.

Meditation zur Bewältigung der Lebensangst

Kaufe Ysopsamen und laß sie keimen. Hege und pflege sie und gestatte den Schößlingen, sich zu entfalten. Setze sie zur rechten Zeit liebevoll um und trauere über diejenigen Pflänzchen, die es nicht schaffen, im Freien zu überleben – denn die Natur kennt keine Rücksichten. Verfolge mit echter Anteilnahme ihren Wachstumsprozeß, bis sie in voller Blüte stehen. Achte und bewundere diese Früchte deiner Bemühungen, und wenn sie voll erblüht sind, pflücke sie – am Tag und zur Stunde Jupiters – und lasse sie an einem geweihten Ort behutsam trocknen. Wenn sie vollkommen getrocknet sind, verwahre sie in einem luftdichten Behälter und verwende sie bei Bedarf für die folgende Meditation oder allgemein als Räucherwerk.

Die Meditation

Setz dich mit der – frischen oder getrockneten – Pflanze hin und lasse es zu, daß du eins mit ihr wirst: Spüre, wie dein Bewußtsein mit ihr verschmilzt. Werde dir des Chakras am unteren Ende deiner Wirbelsäule bewußt. Konzentriere deine Energie in diesen Bereich. Spüre die tief in dir schlummernde Kraft und Energie. Gestatte ihrer Hitze und lebenspendenden Kraft, deinen ganzen Körper zu durchfluten. Verharre fünf bis zehn Minuten lang in diesem Zustand. Steige dann wieder »empor« und schreibe deine Erfahrungen nieder. Führe diese Meditation mehrere Monate lang zweimal die Woche durch.

Ritual

Ysop steht in Beziehung zu Schlangen, Drachen und der am unteren Ende der Wirbelsäule schlummernden Kundalini-Energie. Wann immer du das Bedürfnis verspürst, aus dieser Energie zu schöpfen, kann Ysop – als Tee getrunken, als Räucherwerk verbrannt oder in ein Ritualfeuer geworfen – dir dabei wertvolle Dienste leisten.

Der Tag des Drachen wurde zweimal im Jahr gefeiert, jeweils am Herbst- (September) und am Frühjahrsäquinoktium (März). Wir wissen nicht viel über diese Riten, außer daß der Drache im September herbeigerufen wurde, damit er die Feuerenergie über den Winter trug, und im Frühling, wenn die Säfte stiegen, zur Ruhe gebettet (oder unter die Erde geschickt) wurde. Der Drache ist ein uraltes Symbol der Feuergöttin: Er stellt Dynamik, Kraft, Wille und Mut dar.

7

SATURNKRÄUTER

♄

ELEMENT: Erde

ORGANE: Milz

REICH: Denken

TEMPERAMENT: melancholisch

FUNKTION: Zurückhaltung

EIGENSCHAFTEN: kalt und trocken

Saturnkräuter gleichen den Wasserhaushalt des Körpers aus, machen alles kälter und trockener, fördern die Bildung von Ablagerungen, verdichten und verfestigen Gewebe und Sekrete. Sie haben die Eigenschaft zu binden. Gehemmt wird ihre Wirkung am stärksten durch Jupiterkräuter und in schwächerem Maße durch die Kräuter der Sonne und des Mars. Saturn seinerseits hemmt Mond und Venus.

Die in diesem Buch behandelten Saturnkräuter sind Ackerschachtelhalm, Beinwell, Hirtentäschel und Königskerze.

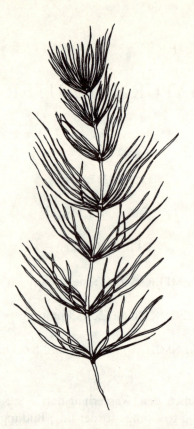

Ackerschachtelhalm

Planetenherrscher: Saturn

Eigenschaften: kalt und trocken

Sammelzeit: Juni und Juli

Verwendete Pflanzenteile: ganze Pflanze

Wissenschaftlicher Name: Equisetum arvense

Medizinische Anwendung:
für die Knochen und das Blut

Hauptwirkstoffe: Kieselsäure, Saponine, Alkaloide, Kaliumsalze, Aluminium

ACKERSCHACHTELHALM

Wissenswertes

Der wissenschaftliche Name *Equisetum* bedeutet auf lateinisch soviel wie »Roßhaar« und spielt auf die Gestalt der Pflanze an. Aufgrund seines Kieselsäuregehalts wurde Ackerschachtelhalm früher zum Putzen von Zinn- und anderen Metallgefäßen verwendet, weswegen er auch »Scheuerkraut« oder »Zinnkraut« genannt wurde. Man glaubt, daß die Römer die »Borsten« der Pflanze als Wundheilmittel verwendeten.

Körper

Ackerschachtelhalm wirkt knochen- und gewebebildend. Die Kieselsäure und anderen Mineralstoffe reichern das Blut mit Kalzium, Eisen und anderen Spurenelementen an. Er ist nach starkem Blutverlust – wie nach einer Entbindung, einer Fehlgeburt oder einem schweren Unfall – oder bei chronischer Anämie infolge Hypermenorrhö (verstärkte Regelblutung), Schwangerschaft in fortgeschrittenem Alter, Magen- oder Zwölffingerdarmgeschwür angezeigt.

Zusammen mit Brennessel eingenommen, kann Ackerschachtelhalm den Hämoglobingehalt der roten Blutkörperchen in Rekordzeit erhöhen und ist daher bei einfacher Eisenmangelanämie sehr zu empfehlen. Darüber hinaus hat Ackerschachtelhalm (bedingt durch seine saturnische Kälte und Trockenheit) eine adstringierende Wirkung und stillt dadurch Blutungen der Lunge, der Nieren und des Verdauungsapparates.

Auch bei Entzündungen der Nieren und der Blase erweist sich Ackerschachtelhalm als überaus nützlich: Indem er die »Süßigkeit« der Venus neutralisiert, macht er den Harn saurer, wodurch keine Bakterien in ihm gedeihen können. Aus demselben Grund ist Ackerschachtelhalm auch eines der pflanzlichen Heilmittel, die zur Regulierung des Blutzuckerspiegels verwendet werden.

WARNUNG: Insulinabhängige Diabetikerinnen sollten auf keinen Fall versuchen, ihren Blutzuckerspiegel ohne ärztliche Aufsicht mit Hilfe von Ackerschachtelhalm zu regulieren.

Als knochenbildendes Mittel kann sich Ackerschachtelhalm, zusammen mit Beinwell und Brennessel eingenommen, bei altersbedingter Sprödigkeit der Knochen gerade für Frauen nach der Menopause als nützlich erweisen. Hierbei ist körperliche Bewegung unerläßlich, um die Durchblutung des Knochengewebes und damit dessen Regenerierung und Wachstum zu fördern. Tai Ch'i oder Hatha Yoga sind in diesem Zusammenhang besonders zu empfehlen, da sie nicht nur Muskulatur und Gelenke kräftigen, sondern auch die Lebenskraft aufbauen – und damit die Widerstandsfähigkeit und Vitalität stärken.

Über einen längeren Zeitraum eingenommen, fördert Ackerschachtelhalm die Regenerierung von Haaren, Nägeln und Haut und beschleunigt die Heilung von Knochenbrüchen.

Früher wurde die Pflanze bei Tuberkulose zur Unterstützung der natürlichen Heilungsprozesse und zur allgemeinen Kräftigung verabreicht. Die enthaltene Kieselsäure trägt dazu bei, dem angegriffenen Lungengewebe seine Elastizität und Spannkraft zurückzugeben.

Als ein Adstringens hilft Ackerschachtelhalm auch bei Blasenschwäche und Blasen- oder Gebärmuttervorfall, indem er die Muskulatur von Blase, Scheide und Gebärmutter strafft. Hierzu kann er oral eingenommen oder zu Scheidenspülungen verwendet werden.

Rezepte

Ein Bad gegen rheumatische Schmerzen
30 g getrockneten Ackerschachtelhalm eine Stunde lang abkochen. Abseihen und die Flüssigkeit dem Badewasser zusetzen. Möglichst lange im Wasser bleiben.

Eine Spülung gegen Gebärmuttervorfall
50 g Ackerschachtelhalm
50 g Hirtentäschel
Mit 1 Liter Wasser ansetzen und auf die halbe Flüssigkeitsmenge einkochen.

Nimm täglich mit Hilfe eines Irrigators oder einer Klistierspritze eine Spülung vor und bemühe dich, die Flüssigkeit möglichst lange in der Scheide zu behalten.

Emotionen

Ackerschachtelhalm steht in Beziehung zum Wurzel-Chakra, hat also mit Erdung, Überleben und grundlegenden Strukturen zu tun. Er hat eine reinigende, ordnende Wirkung.
Trinke den Absud (am besten spätabends), solange du das Bedürfnis danach verspürst.
Als Saturnkraut hilft Ackerschachtelhalm, die negativen emotionalen Aspekte des melancholischen Temperaments (Depression, das Gefühl, isoliert oder ungeliebt zu sein) auszugleichen, während er zugleich den Ausdruck seiner positiven, konstruktiven Elemente (Besonnenheit, Konzentrationsfähigkeit, methodisches Denken) fördert.

Magie und Ritual

Samhain-Ritual – Begraben der Streitaxt
Dieses Fest bezeichnet das Ende des keltischen (und des Hexen-)Jahres und ist also der geeignetste Zeitpunkt, um alte Rechnungen zu begleichen und reinen Tisch zu machen, damit das neue Jahr unvorbelastet in Angriff genommen werden kann. Das Ritual wird am besten in der Gruppe durchgeführt.

Trefft euch irgendwo im Freien, wo ihr gefahrlos ein kleines Feuer machen könnt. Bringt einen Kessel oder einen großen Kochtopf mit und stellt ihn in die Mitte. Schließt einen Kreis, wobei ihr die vier Elemente und Hekate anruft, die dunkle Göttin, die über alle verborgenen, geheimen Dinge herrscht. Jede Teilnehmerin nimmt ein Stück Papier und schreibt alles auf, was für sie zum vergangenen Jahr gehört und sie hinter sich lassen möchte: schmerzliche Ereignisse, Dinge, denen sie mittlerweile entwachsen ist, alte Rechnungen und Ressentiments, die sie nicht länger mit sich herumzuschleppen wünscht. Sobald sie alles aufgeschrieben hat, hält sie ihren Zettel ans Feuer, legt ihn brennend in den Kessel und verabschiedet sich feierlich von all dem, was darauf steht.

Wenn alle fertig sind, löst den Kreis auf[1], streut die Asche in alle vier Winde und verlaßt die Ritualstätte, ohne euch umzublicken.

---

[1] Die Auflösung eines Hexenkreises wird auf Seite 163 (unter: Thymian, Magie und Ritual) erklärt.

BEINWELL

Wissenswertes

Der wissenschaftliche Name *Symphytum* ist vom griechischen Verb *symphyô*, »ich lasse zusammenwachsen«, abgeleitet und spielt – wie übrigens auch der deutsche Name, dessen Bestandteil »Bein-« ja »Knochen« bedeutet – auf die Wirkung der Pflanze an, Knochenbrüche schneller ausheilen zu lassen. Weitere Namen dieser Pflanze sind Beinwurz und Schwarzwurz (nicht mit der als Gemüse verwendeten Schwarz*wurzel* zu verwechseln).

In Irland wurde Beinwell früher als Gemüse gegessen und als blutstärkendes Mittel verwendet.

Körper

Kraut
Wie man festgestellt hat, enthalten die Blüten des Beinwells Vitamin B12, wodurch sie für strenge Vegetarier eine wichtige Ergänzung ihrer Diät darstellen können. (Soweit bekannt, kommt dieses lebenswichtige Vitamin ansonsten nur in Leber, Rindfleisch, Austern und Eidotter vor.) Das Kraut hat große Affinität zu Lunge und Nieren und kühlt die warmen trockenen Entzündungen, die diese Organe befallen können. Allantoin, ein weiterer Inhaltsstoff der Blüten, scheint für die wundheilende und zellregenerierende Wirkung der Pflanze verantwortlich zu sein. Wann immer es also darum geht, durch Infektion oder Trauma verursachte Gewebeschäden zu beheben und das Zellwachstum anzuregen, empfiehlt es sich, eher die oberirdischen Pflanzenteile als die Wurzel zu verwenden. Sobald eine Wunde beginnt, auszutrocknen und sich zu schließen, kann Beinwell angewandt werden, um den Heilungsprozeß zu beschleunigen.

Saturn regiert Skelett, Haut, Bänder und Gelenke, woraus folgt, daß Saturnkräuter allgemein eine positive Wirkung auf diese Teile

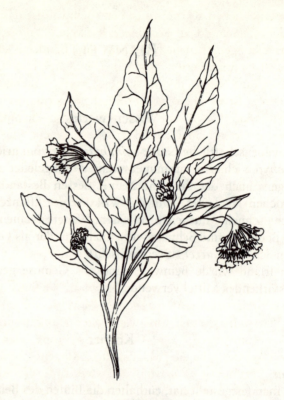

Beinwell

Planetenherrscher: Saturn

Eigenschaften: kalt und trocken

Sammelzeit: Blüten und Blätter: Juni bis August,
Wurzel: November bis März

Verwendete Pflanzenteile: Blüten, Blätter und Wurzel

Wissenschaftlicher Name: Symphytum officinale

Medizinische Anwendung: für die Knochen,
zur Wundbehandlung und für den Verdauungsapparat

Hauptwirkstoffe: Allantoin, Gerbstoffe, Schleim,
Harze, Pyrrolizidin-Alkaloide[2],
Kalzium, Vitamin B_{12} (in den Blüten)

des menschlichen Körpers ausüben. Beinwell ist das Heilmittel für Bänder und Sehnen par excellence. Verwende ihn bei Verrenkungen, Verstauchungen, Brüchen, Sehnen- und Bänderrissen, Quetschungen und nichtinfizierten Wunden. Das Kraut heilt Gewebe in Rekordzeit und beugt der Entstehung von Narbengewebe vor. Zu empfehlen ist es auch bei chronischen Dermatosen (krankhaften Hautveränderungen), vor allem bei Psoriasis (Schuppenflechte), da er die für dieses Leiden charakteristische Wucherung der Zellen der Oberhaut unterbindet und das Zellwachstum reguliert. (Hierin zeigt sich sehr schön die normalisierende und harmonisierende Wirkung, die Saturn auf die gewebebildende Funktion des Jupiter ausübt.)

Sehr nützlich ist Beinwell auch bei Arthritis, insbesondere dann, wenn das Leiden von seiner warmen, entzündlichen Phase in die kalte, tiefsitzende Form übergegangen ist.

Wurzel

Die Wurzel enthält einen hohen Anteil an Schleimstoffen und kühlt und beruhigt dadurch entzündetes Gewebe, vor allem im Bereich des Verdauungstrakts. Ihre wichtigsten Indikationen sind warme trockene Störungen – wie Verdauungsstörung oder -schwäche infolge Übersäuerung des Magensaftes, Magengeschwüre und Reizkolon –, bei denen sie spasmolytisch wirkt (die von Mars verursachten Krämpfe löst) und die entzündeten Schleimhäute mit einer schützenden Schicht überzieht, damit sie in Ruhe ausheilen können.

---

[2] Von den in Beinwell enthaltenen Alkaloiden erfüllen zumindest einige die strukturellen Voraussetzungen, um hepatotoxisch (als Lebergift wirksam), kanzerogen und mutagen (Mutationen auslösend) zu sein. Auch wenn bisher keine Schäden dokumentiert sind und über die Giftigkeit der Droge widersprüchliche Auffassungen bestehen, raten viele Ärzte und Apotheker deshalb von einer innerlichen Verwendung des Beinwells ab. Ich persönlich habe das Heilkraut im Laufe der letzten zwölf Jahre wiederholt über längere Perioden eingenommen und habe keinerlei unerwünschte Nebenwirkungen feststellen können.

Rezept

Die folgende Zubereitung ist für Frauen gedacht, die an Hypermenorrhö (übermäßig starker Menstruation) oder Anämie leiden, sowie für solche, die zahlreiche Schwangerschaften hinter sich haben und sich unausgewogen ernähren.

Gegen Schwäche und Entkräftung, insbesondere für Frauen im gebärfähigen Alter *(nach Dr. Coffin)*
1 große Handvoll Beinwellwurzeln
50 g zerstückelte Ingwerwurzel
1 Handvoll Weißer Andorn
2 Muskatnüsse
1 Teelöffel Cayennepfeffer
1 kg Zucker
Beinwell, Ingwer und Weißen Andorn mit reinem Regenwasser ansetzen und zum Kochen bringen, dann Muskatnüsse, Cayennepfeffer und Zucker hinzufügen. Unter ständigem Rühren simmern lassen, bis der Zucker vollständig aufgelöst ist. In Flaschen abfüllen.
Dosierung: drei- bis viermal täglich 1 Teelöffel.

Emotionen

Beinwell steht mit dem Wurzel-Chakra in Beziehung, dem Zentrum, in dem Energie gespeichert, ein Potential aufgebaut wird. Kraft seiner Zugehörigkeit zu Saturn und dem Erdelement sowie seiner Beziehung zu den unteren Energiezentren hilft Beinwell jenen Menschen, deren Leben es an Struktur und Form mangelt, die also eine solide »Ausgangsbasis« in sich entwickeln müssen. Beinwell hat Affinität zur Dunkelheit des Chaos und der Verzweiflung und kann uns helfen, dem Chaos, das wir gerade heutzutage allenthalben erleben, eine gewisse Ordnung und Sinnhaftigkeit zu geben.

Als ein starkes Wundheilmittel kann Beinwell auch zur Heilung emotionaler Traumata beitragen, insbesondere wenn diese durch einen Verlust bedingt sind und eine schmerzhafte Wunde in der Seele hinterlassen haben. Beinwell kann während der Zeit des Ausheilens eine beruhigende und erdende Schutzschicht bilden. Das

Kraut ist besonders Frauen zu empfehlen, die eine Nahtoderfahrung gehabt oder eine schwere Verletzung erlitten haben. Es hilft, allmählich neue Widerstandskraft aufzubauen, wobei es auf spiralförmige, zyklische Weise wirkt und die Frau wieder ans Leben anbindet.

Trinke morgens auf nüchternen Magen eine Tasse Beinwelltee. Setze die Behandlung so lange fort, wie du das Bedürfnis danach verspürst.

Magie und Ritual

Auch als »Hekates Glocken« bekannt, wird Beinwell bei Ritualen der dunklen Mondin verwendet, dem Greisin-Aspekt der Göttin, bei denen Riten der Macht und Weisheit durchgeführt werden, um Strebungen zu erden und in der Welt zu manifestieren. Verwende die Pflanze, um Bande, die dich an einen anderen Menschen gefesselt halten, loszulassen oder zu durchschneiden sowie um nach einem tätlichen Angriff neue Kraft zu sammeln.

Beinwell hat die Macht, zu zerstören und aufzubauen. Er ist kalt, besitzt eine natürliche Würde und Autorität und ist der Hekate geweiht, der Göttin der Nacht und wilder, wintriger Stätten. Er ist ein Organisator und Transformator und kann als solcher bei alchemistischer Arbeit verwendet werden. Mit Echtem Beifuß vermischt, vertieft er die Trance und fördert die Konzentration bei magischer Arbeit und Visualisation.

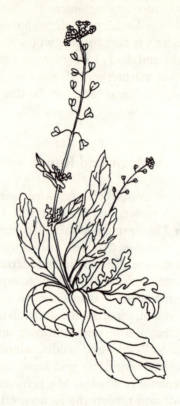

Hirtentäschel

Planetenherrscher: Saturn

Eigenschaften: kalt und trocken

Sammelzeit: Juni bis September

Verwendete Pflanzenteile: ganze Pflanze

Wissenschaftlicher Name: Capsella bursa-pastoris

Medizinische Anwendung: für das Blut und bei gynäkologischen Störungen

Hauptwirkstoffe: biogene Amine (Cholin, Acetylcholin, Tyramin), Flavonoide, Gerbstoffe, Alkaloide, ätherisches Öl, Harz

Hirtentäschel

Wissenswertes

Der Name der Pflanze – sie wird auch *Hirtentäschelkraut* genannt – spielt auf die Form ihrer Früchte an, die außerdem einem Herzen oder einer Pfeilspitze ähneln.

Körper

Dank seiner Trockenheit und Kälte läßt Hirtentäschel Blut gerinnen und abkühlen. Es stillt daher Blutungen und stoppt Ausfluß und flüssige Ausscheidungen, wie etwa Durchfall. Es ist ein stark wirkendes Kraut und kann zur Stillung heftiger Blutungen während der Pubertät und der Menopause eingesetzt werden, wobei es die ausstoßende Funktion der Venus und eine unausgewogene Blutzusammensetzung des Jupiters neutralisiert. Darüber hinaus wirkt es der verkrampfenden Funktion des Mars entgegen und lindert dadurch die Symptome der Dysmenorrhö (Monatsblutungen mit kolikartigen Schmerzen). Hirtentäschel trocknet – unspezifische – Vaginalsekrete aus und hilft bei Pilzerkrankungen der Scheide, die mit Rötung, Hitzeempfindung und Jucken einhergehen, indem es die Schleimhäute dieses Bereichs kühlt und strafft. Verwende das Kraut, wenn sich im Uterus Ansammlungen geronnenen Blutes gebildet haben – etwa bei Endometriose (einer gutartigen Wucherung von Gebärmutterschleimhaut) – in Verbindung mit einem ausstoßenden Heilmittel, also einer Venus- oder Mondpflanze.

Hirtentäschel hilft bei Ansammlungen von Schleim in Harnblase oder Gebärmutter, wie sie etwa bei Harnblasenentzündung auftreten, wenn die Entzündung sich festgesetzt hat oder erkaltet ist, sowie bei ähnlichen Infektionen des Harntrakts. Gute Erfolge zeitigt das Kraut auch bei Bettnässern. (Vermische es in solchen Fällen mit etwas Odermennig und verabreiche es in Form einer Tinktur, nicht als Tee.)

Verwende bei Durchfall – nachdem die Ursache für die Erkrankung festgestellt worden ist – einen Absud aus dem frischen Kraut. Durchfall kann, namentlich bei Kindern, ein reinigender Prozeß sein, aber wenn er zu lange andauert, kann er den Körper austrocknen. Bei zu großem Verlust von Körperflüssigkeit und Elektrolyten können sich Kinder tödliche Darminfektionen zuziehen.

Hirtentäschel wirkt der Entstehung von Nieren- und Blasensteinen entgegen. Solche Steine gehören insofern zu Saturn, als sie konzentriertes, getrocknetes Material darstellen, das sich im Organismus angesammelt hat. Im allgemeinen entstehen Steine dann, wenn die Körperflüssigkeiten einen so hohen Konzentrationsgrad erreichen, daß sich feste Niederschläge bilden und in Hohlorganen wie Gallenblase, Nieren und Harnblase zusammenballen.

WARNUNG: Hirtentäschel darf von Schwangeren nicht eingenommen werden, da es eine kontrahierende Wirkung auf die Gebärmutter ausübt.

Allerdings täten Frauen, die eine Hausgeburt planen, sowie Hebammen, die mit Heilkräutern arbeiten, gut daran, Hirtentäscheltinktur stets griffbereit zu haben. Als ein stark wirkendes blutstillendes Mittel kann es von größtem Nutzen sein, wenn die der Geburt folgenden Blutungen ein bedenkliches Ausmaß annehmen. 15 Tropfen in einem Likörgläschen kaltem Wasser, alle 10 bis 15 Minuten eingenommen, stillen die Blutung rasch und zuverlässig. Durch seine adstringierende Wirkung ist Hirtentäschel auch bei Gebärmuttervorfall von Nutzen. Verwende es zu Scheidenspülungen oder nimm es mehrere Monate lang täglich als Tee ein.

Hirtentäschel stillt Nasenbluten und Blutungen aus offenen Wunden. Tränke einen Wattebausch mit dem etwas verdünnten frischen Saft und presse ihn auf die blutende Körperstelle.

Beachte: Die Wirksamkeit der (getrockneten) Droge nimmt rasch ab. Verwende also entweder die frische Pflanze (sie ist sehr häufig und wächst als »Unkraut« auf Äckern, in Gärten und Weinbergen, auf Bahndämmen, auf Schuttplätzen und an Wegen) oder fertige eine Tinktur (Alkoholauszug) aus dem frischen Kraut an.

Rezept

Gegen Harnblasenentzündung
75 g Hirtentäschel
75 g Beinwell
75 g Thymian
Die Kräuter mit 500 ml Wasser ansetzen, zum Kochen bringen und zehn Minuten lang zugedeckt simmern lassen.
Dosierung: die gesamte Flüssigkeit im Laufe des Tages austrinken. Bei Bedarf wiederholen. Wenn die Symptome nach fünf Tagen noch nicht abgeklungen sind, suche einen Arzt auf.

Emotionen

Hirtentäschel ist ein Kraut des Solarplexus, das kräftigt und Grenzen zieht. Entsprechend seiner Zugehörigkeit zum Erdelement stabilisiert und erdet es. Wende es an, wenn dein Solarplexus zu weit geöffnet und zu energisiert ist, wenn Eindrücke, Sinneswahrnehmungen und Gefühle ungebremst hereinstürzen und du dich überwältigt und »dezentriert« fühlst. Hirtentäschel stärkt den Willen, indem es Klarheit, Bestimmtheit, Genauigkeit sowie die Fähigkeit schenkt, innerhalb vorgegebener Grenzen zu arbeiten. Dies wiederum befähigt die Frau, sich darüber klar zu werden, was sie will, so daß sie weniger Gefahr läuft, sich anderer Leute Willen aufzwingen zu lassen. Für übersensible und beeinflußbare Frauen ist Hirtentäschel von größtem Nutzen: Es verleiht ihnen emotionale Stärke und erfrischt ihren Geist.
Trinke es als Tee, wann immer du Bedürfnis danach verspürst.

Magie und Ritual

Wie Beinwell ist Hirtentäschel ein Heilkraut, das spiralförmig wirkt, sich gleichsam »in die Tiefe schraubt«. Es hat etwas Hellseherisches an sich, was die Verwenderin befähigt, zum Kern der Dinge vorzustoßen. Es besitzt eine verwurzelnde und erdende Wirkung und zugleich etwas wie »Jenseitigkeit« – es ist tief und geheimnisvoll. Es steht mit Hekate und dem Samhain-Fest in Beziehung –

also zu anderen Welten, zu Tod und Magie und strebt nach den Mysterien, die sich hinter dem Schleier der Illusion verbergen.

Weissagung
Begib dich am Vollmond von Samhain (das heißt, dem Vollmond, der dem 31. Oktober am nächsten ist) an einen einsamen Ort. Visualisiere ein Dreieck von weißem Licht und setz dich in dessen Mittelpunkt nieder. Beschwöre in jede der Spitzen des Dreiecks eines der Gesichter der Göttin: Mutter, Jungfrau und Greisin. Streue getrocknetes Hirtentäschel und Beifuß auf glühende Räucherkohle. Gieße reines Quellwasser in eine Keramikschüssel und stell diese so hin, daß sich die Scheibe des Vollmonds darin spiegelt. Laß das Wasser zur Ruhe kommen. Rufe die Parzen an, auf daß sie zu dir in das Dreieck kommen und dir Mut, Weisheit und Klarheit schenken. Rufe Hekate an, die Mutter der Schatten, auf daß sie den Schleier der Illusion lüftet und dir die Dinge so zeigt, wie sie sind.

Wenn du genug gesehen hast, danke der Göttin und bringe das Wasser ihrer Weisheit als Trankopfer dar. Danke den Parzen und entlaß sie, indem du visualisierst, wie sich das Dreieck auflöst. Beseitige alle Spuren deiner Anwesenheit und verlasse dann die Stätte, ohne dich noch einmal umzublicken.

KLEINBLÜTIGE KÖNIGSKERZE

Wissenswertes

Wie es heißt, verwendeten römische Damen einen mit Lauge vermischten Aufguß aus den frischen Blüten, um sich die Haare blond zu färben.
Königskerzensamen wirken narkotisch und sollen früher von Wilderern dazu verwendet worden sein, Fische zu betäuben.
Ein weiterer Name der Pflanze lautet *(Kleinblütiges) Wollkraut*. Früher sollen Hexen sie bei ihrer magischen Arbeit verwendet haben. Der Königskerze wurde die Fähigkeit zugeschrieben, böse Geister zu vertreiben – wobei solche Pflanzen als besonders wirksam galten, die gesammelt worden waren, wenn die Sonne in der Jungfrau und der Mond im Widder stand.
Odysseus soll Königskerze eingenommen haben, um sich vor der Zauberin Circe zu schützen, die die Pflanze bei ihren magischen Ritualen verwendete.
Nach Hildegard von Bingen war der Absud aus der Königskerze speziell bei Heiserkeit angezeigt.

Körper

Königskerze kühlt und befeuchtet die warme und trockene Lunge. Sie strafft die Membranen dieses Organs, lindert Reizungen und hat eine allgemein sedierende Wirkung. Sie macht den Schleim in der Lunge flüssiger und löst dadurch Verstopfungen und Schleimpfropfe auf, wie sie bei Asthma und chronischer Bronchitis vorkommen. Sie ist ein Bestandteil vieler pflanzlicher Fertigpräparate und Hustentees und kann bedenkenlos bei Bronchitis, Mandelentzündung, Rippenfellentzündung und Asthma eingenommen werden.
Traditionell wurde Königskerze zur Behandlung von Tuberkulose verwendet. (Tuberkulose kann in gewissem Sinne als Saturnkrankheit betrachtet werden, insofern als die Tuberkel und verkalkten

Saturnkräuter

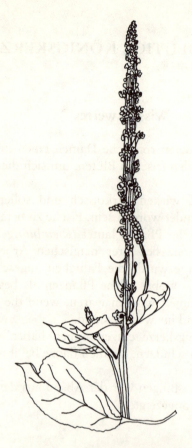

Kleinblütige Königskerze

Planetenherrscher: Saturn
Eigenschaften: kalt und feucht
Sammelzeit: Juli und August
Verwendete Pflanzenteile: Blüten und Blätter
Wissenschaftlicher Name: Verbascum thapsus
Medizinische Anwendung: für die Lunge und die Ohren
Hauptwirkstoffe: Schleimstoff, ätherisches Öl, Saponine, Harze, Flavonoide, Glykoside

Kleinblütige Königskerze

Kavernen Verfestigungen oder Verdichtungen von Materie darstellen.) Königskerze lindert den Hustenreiz und verringert die Schleimproduktion. Sie kann dem Marsprinzip entgegnend bei Keuchhusten zur Entkrampfung der Atemwege und zur Kühlung der heißen, gereizten Lunge verwendet werden.

Saturn regiert die Ohren, und Königskerze ist *das* Kraut für alle Leiden und Beschwerden dieses Organs: Ohrenschmerzen, Tinnitus (Ohrensausen), Mittelohrentzündung, Zeruminalpfropf (Ansammlung von Ohrenschmalz) und durch Ohrenleiden verursachte Kopfschmerzen. Königskerze wirkt auf den Hörnerv und kann in Verbindung mit anderen Heilmitteln bei Leiden angewandt werden, die den Gleichgewichtssinn beeinträchtigen. Meiner Meinung nach ist es unnötig und sogar potentiell gefährlich, Arzneien in das Ohr einzuführen, und ich würde alle obengenannten Beschwerden durch Verabreichung von Königskerzentee oder -tinktur behandeln. Das Heilkraut wirkt auch bei oraler Einnahme hervorragend, und die Methode hat den zusätzlichen Vorteil, daß sie weniger Risiken in sich birgt.

Umschläge aus Königskerzenblütensirup haben sich bei Scherpilzflechte und anderen Hautinfektionen als hilfreich erwiesen.

Rezepte

Gegen Heuschnupfen
10 g einer Mixtur aus Königskerze und Augentrost und ½ Teelöffel Blütenpollen mit einer Tasse kochendem Wasser überbrühen. Täglich einnehmen. Beginne die Behandlung, wenn sich die ersten Blätter der Königskerze zeigen, und setze sie den ganzen Sommer über fort.

Sirup zur äußerlichen Behandlung von Flechte und Wundrose
Gib 25 g Königskerzenblüten in einen großen Steinguttopf und übergieße sie so mit Honig, daß sie gerade bedeckt sind. Sechs Wochen stehenlassen, dann abseihen und in eine Flasche füllen. Dieses Präparat kann auch innerlich als Hustensirup eingenommen werden.
Dosierung: täglich drei- bis sechsmal 1 Teelöffel in warmem Wasser aufgelöst.

Königskerzenöl
25 g frische Blüten
500 ml Olivenöl
Bei schwacher Wärmezufuhr köcheln lassen, bis alle Feuchtigkeit verdunstet ist. Abseihen und in eine Flasche füllen.
Zur äußerlichen Behandlung von Hämorrhoiden und Frostbeulen.

Emotionen

Königskerze wird dem Stirn-Chakra zugeordnet, dem für paranormales und spirituelles Sehen zuständigen Zentrum. Es ist die höhere Oktave des Solarplexus-Chakras und ein Empfangszentrum höherer, verfeinerter Art. Das Stirn-Chakra gilt als der Sitz des spirituellen Willens und ist bei Menschen, die sich unter Ausschluß aller »höheren« Impulse von ihren Emotionen leiten lassen, im allgemeinen nicht erweckt.

Wenn du das Bedürfnis verspürst, dich etwas »emporziehen« zu lassen, brühe dir eine Kanne Königskerzentee, trinke ihn schlückchenweise und bestätige dir deine Göttlichkeit und Heiligkeit.

Magie und Ritual

Das Stirn-Chakra hat mit Sehen zu tun, mit der Fähigkeit, vorauszuplanen und vorauszuwissen. Königskerze verwendeten die Amazonen, um die Schlachtpläne ihrer Feinde zu erschauen, wobei sie das Kraut auf Kristallkugeln legten.

Königskerze kann als Räucherwerk verbrannt werden, aber da sie viel Rauch erzeugt, solltest du sie besser nicht in geschlossenen Räumen verwenden. Mit Echtem Beifuß vermischt, fördert sie die Entwicklung der Hellsichtigkeit. Stopfe mit dieser Kräutermischung ein Kissen und verwende dieses bei Astralreisen und Astralprojektionen. Königskerze eignet sich hervorragend zur abschließenden Reinigung von Ritualräumen: Wasche nach Beendigung deiner magischen Arbeit Altar, Fußboden und Geräte mit einem Absud aus dem Kraut.

DRITTER TEIL

Praktische Informationen

Das Sammeln von Heilkräutern

Es ist selbst für diejenigen unter uns, die in Großstädten wohnen, ohne weiteres möglich, Kräuter zu sammeln. Die meisten der gebräuchlicheren Heilpflanzen finden sich auf unbebauten Grundstücken, in Grünanlagen und Parks, auf Wiesen und Feldern am Stadtrand. Gute Fundstätten sind auch die Ufer von Flüssen oder Kanälen sowie verwilderte Gärten und Brachland.

Eines der reichsten Vorkommen von Frauenmantel, das ich in London kenne, befindet sich in den Blumenbeeten des *Royal College of Physicians* (Königliche Ärztekammer) im Regent's Park. Hat sich die Göttin hier einen Scherz erlaubt? Oder war der Gärtner vielleicht eine Gärtner*in* und Hexe? Was auch der Grund sei, erfreut der Anblick der Pflanzen jedesmal, wenn ich dort spazierengehe, mein Herz und bestätigt mir aufs neue, daß die Große Mutter durch nichts besiegt werden kann.

Oft sind die Leute erstaunt, wenn sie hören, daß ich meine Kräuter in einer Großstadt sammle, und wenden ein, daß die durch Industrie und Autoabgase verursachte Verschmutzung von Luft und Boden doch deren Wirksamkeit beeinträchtigen oder sie sogar toxisch machen müsse. Aber in unserer heutigen Welt ist jeder Flecken Erde mehr oder weniger verunreinigt. In größeren Städten sind Luft und Boden durch Blei und andere Schadstoffe aus Autoabgasen belastet, aber in ländlichen Gebieten gibt es dafür die Pestizide, die durch Wind und Niederschläge auch auf landwirtschaftlich nicht genutzte Flächen sowie in die Gewässer getragen werden. Feste und gasförmige Schadstoffemissionen von Industrieanlagen breiten sich gleichfalls ungehindert aus, und all diese Gifte werden von den Pflanzen auf dem einen oder anderen Weg aufgenommen. Auch die radioaktive Strahlung aus unseren Kernkraftwerken führt zu einer immer größeren Belastung der Umwelt und zieht jegliches Leben – einschließlich des pflanzlichen – in Mitleidenschaft.

So sehr wir auch versuchen mögen, uns zu schützen, indem wir natürliche Nahrung und biologisch angebautes Gemüse zu uns nehmen und so weit wie möglich auf synthetische Medikamente verzichten, können wir doch nicht verhindern, daß über Atemluft, Trinkwasser und Nahrung die verschiedensten Giftstoffe in unseren Organismus gelangen.

Ich selbst verwende Kräuter, die in London wachsen, weil das nun einmal der Ort ist, an dem ich wohne und arbeite. Ich betrachte dies als Einnahme einer »homöopatischen Dosis meiner Umwelt« und bin der Ansicht, daß dies meine Widerstandskraft gegen schädliche Umwelteinflüsse erhöht. Hinzu kommt noch, daß ich soweit wie möglich den makrobiotischen Grundsatz befolge, mich von dem zu ernähren – und mich mit dem zu behandeln –, was in meiner näheren Umgebung wächst, um dadurch im Einklang mit meiner Umwelt zu sein.

Sammle Blüten und Blätter während der Sommermonate. Jede Heilpflanze ist dann am wirksamsten, wenn die Blüten gerade im Begriffe sind, sich zu öffnen, d. h., wenn ihre Lebenskraft am höchsten ist. Wurzeln wiederum werden im November gesammelt, wenn der Saft sich für den Winter in sie zurückgezogen hat, oder aber im März, gerade bevor er wieder anfängt emporzusteigen.

Wenn du dein Leben nach astrologischen Gesichtspunkten ausrichtest, pflücke die oberirdischen Teile von Heilpflanzen bei zunehmendem Mond oder Vollmond und die unterirdischen bei abnehmendem Mond. Sammle Kräuter an dem Wochentag, der ihrem jeweiligen Planetenherrscher entspricht – also Sonnenpflanzen am Sonntag, Mondpflanzen am Montag, Marspflanzen am Dienstag, Merkurpflanzen am Mittwoch, Jupiterpflanzen am Donnerstag, Venuspflanzen am Freitag und Saturnpflanzen am Samstag.

Wirkliche »Astro-Freaks« können den günstigsten Zeitpunkt für ihre Sammelaktionen durch Erstellung eines Stundenhoroskops bestimmen. Um die Wirksamkeit von Heilkräutern zu maximieren, pflücke sie während der ihnen entsprechenden Planetenstunde. Die Zählung der Planetenstunden beginnt bei Sonnenaufgang. Die erste Stunde eines Tages wird vom selben Planeten regiert, der über den jeweiligen Wochentag herrscht. Am Montag beispielsweise wird die erste Planetenstunde, ebenso wie der ganze Tag, vom Mond regiert. Die Reihenfolge der Planeten (und ihrer Stunden) lautet wie folgt: Mond, Merkur, Venus, Mars, Jupiter, Saturn und Sonne. Den

Das Sammeln von Heilkräutern

genauen Zeitpunkt des Sonnenaufgangs kannst du in der Tageszeitung nachlesen.

Wenn es dir aus irgendwelchen Gründen nicht möglich ist, eine Pflanze an »ihrem« Wochentag zu pflücken, kannst du auch auf einen Tag ausweichen, dessen Planet sich mit dem Planetenherrscher der Pflanze »gut verträgt«, wie Mond mit Venus, Saturn mit Merkur und so weiter.

Wähle die Pflanzen sorgfältig aus: Sammle nur die gesündesten und kräftigsten Exemplare und pflücke eher solche, die in dichten Ansammlungen wachsen (woran du erkennen kannst, daß für die bestimmte Pflanzenart hier die besten Bedingungen herrschen). Nimm die Pflanze nie mit der Wurzel heraus – außer es geht dir gerade um sie. Ganz abgesehen davon, daß dies gedankenlos und wenig liebevoll wäre, könnte es zudem verboten sein. Achte stets darauf, daß du genügend Pflanzen stehenläßt, damit ihr Bestand gesichert ist – und damit andere Kräutersammlerinnen auch etwas finden.

Ich spreche gern eine Anrufung und einen Segen, um der Pflanze für ihr Leben zu danken und um zu erklären, warum ich sie sammle. Dies kann kurz sein oder auch so lang wie das folgende:

Erde, erhabenste Göttin, Mutter Natur, die du alle Dinge gebierst und die Sonne, die du den Völkern geschenkt, täglich aufs neue hervorbringst, Hüterin von Himmel und Meer und allen Göttern und Kräften: Durch deine Macht verstummt die Natur und versinkt dann in Schlaf. Und wiederum bringst du das Licht zurück und verscheuchest die Nacht, und wieder hüllst du uns ein in die Geborgenheit deiner Schatten.

Du birgst in dir unendliches Chaos, ja, und Winde und Regen und Stürme – du sendest sie aus, wann du willst, und lässest die Meere tosen. Du vertreibst die Sonne und rufst den Sturm hervor. Wiederum wann du willst, schickst du den freudigen Tag herauf und spendest die Nahrung des Lebens mit wandelloser Verläßlichkeit: Und wenn die Seele verscheidet, kehren wir zu dir zurück.

Zu Recht wirst du wahrlich die große Mutter aller Götter geheißen: Du siegst durch deinen göttlichen Namen. Du bist die Quelle der Kraft aller Völker und Götter: Ohne dich kann nichts zur Vollendung gelangen oder zum Dasein. Du bist die große

Herrin der Götter. Göttin! Dich, Erhabenste, bete ich an. Deinen Namen rufe ich an. Gewähre mir gnädig, worum ich dich bitte, und ich will dir, Göttin, mit unerschütterlichem Glauben danken. Vernimm, ich flehe dich an, mein Gebet und erhöre es. Jegliches Kraut, das deine Macht hervorbringt, schenke gütig allen Völkern, ich bitte dich, um sie zu retten, und gewähre mir dieses Heilmittel. Komm zu mir mit deinen Kräften und gib, daß ich guten Gebrauch von ihnen machen und Gutes durch sie bewirken möge. Was immer du gewährst, das möge gedeihen. Zu dir kehren alle Dinge zurück. Wer von mir diese Kräuter empfängt, den mache du heil. Göttin, ich flehe dich an: Demütig bitte ich darum, daß du mir dieses gewähren mögest.
Nun bitte ich euch alle, Kräfte und Kräuter und eure Majestät – euch alle, die Mutter Erde gezeugt und geboren und allen Völkern als Heilmittel geschenkt und mit Erhabenheit begabt hat: Seid allen Menschen von Nutzen! Darum bitte und ersuche ich euch, und stellt eure Kräfte zur Verfügung, denn sie, die euch erschaffen hat, versprach, daß ich euch sammeln dürfte zum Zwecke des Heilens, und gewährt durch eure Kräfte gute Medizin.
Ich bitte euch, gewährt, daß alles, was durch mich kraft eurer Tugenden gewirkt wird, rasch helfe und zum erwünschten Erfolg führe und daß mir stets vergönnt sei, euch zu sammeln und eure Früchte zu ernten. Also werde ich die Majestät rühmen, die eure Geburt bestimmte. (Aus E. S. Rohde, *The Old English Herbals*, S. 41.)

Wenn du beabsichtigst, verschiedene Kräuter zu sammeln, vergiß nicht, sie mit entsprechenden Schildchen zu versehen oder sonstwie zu kennzeichnen, denn sind sie erst einmal getrocknet, ist es zum Teil recht schwierig, sie auseinanderzuhalten. Lege die Pflanzen, die du sammelst, in einen Weidenkorb, einen Stoffbeutel oder eine Papiertüte, auf keinen Fall aber in einen Plastikbehälter, andernfalls werden sie in der Wärme anfangen zu gären und könnten später schimmeln.

Einer der Vorzüge des Kräutersammelns ist in meinen Augen die Tatsache, daß es eine herrliche Ausrede dafür bietet, an sonnigen Tagen durch die Natur zu streunen und die Umgebung zu erkunden. Wurzeln zu sammeln ist hingegen nicht immer ein reines Vergnügen, da das Wetter im Herbst und im Vorfrühling – zumindest in unseren Breiten – oft einiges zu wünschen übrigläßt. Die Wurzeln werden ausgegraben, sorgfältig mit klarem Wasser gewaschen und zum Trocken in Stücke von einem Zentimeter Länge geschnitten. Auch die oberirdischen Teile von Kräutern können nach dem Pflücken gewaschen werden, und das folgende Verfahren soll die Auswirkungen der Umweltverschmutzung wenigstens teilweise neutralisieren:

Vermische eine Tasse Apfelweinessig mit 3½ Litern Wasser. Schwenke die Pflanzen ein paarmal in dieser Flüssigkeit. Laß die Kräuter aber nicht länger darin liegen, da viele ihrer Wirkstoffe wasserlöslich sind und auf diese Weise verlorengehen würden.

Das Trocknen von Heilkräutern

Kräuter sollten zum Trocknen entweder »kopfunter« aufgehängt oder auf Holzrosten – ersatzweise auf Tabletts, die du mit saugfähigem Papier ausgelegt hast – ausgebreitet werden. Auf gute Durchlüftung ist zu achten, anderfalls trocknen die Pflanzen nicht richtig und fangen früher oder später an zu schimmeln. Ich persönlich binde die Kräuter zu kleinen Sträußen und hänge sie an unterschiedlich langen Schnüren an Kleiderbügel: Auf diese Weise nehmen sie wenig Platz weg und stoßen doch nicht aneinander (was den Trocknungsprozeß beeinträchtigen würde).

Dein Trockenraum sollte gut durchlüftet und vor direkter Sonneneinstrahlung geschützt sein – ein Dachboden oder ein Gartenschuppen sind ideal, aber notfalls tut's ein (offener) Wandschrank auch. Vergiß nicht, alles mit Namensschildchen zu versehen. Die Kräuter werden in der Regel sechs bis acht Wochen benötigen, um vollkommen auszutrocknen. Um ihren Trockenheitsgrad zu überprüfen, brich einen Stengel entzwei: Wenn die Bruchstelle sauber ist und keine Fasern zwischen den zwei Stücken verbleiben, ist das Kraut trocken.

Hänge die Kräuter nicht in der Küche auf, da sie sonst alle fettigen Ausdünstungen in sich aufsaugen, wodurch sie erstens langsamer und schlechter trocknen und zweitens einen unangenehmen Geschmack annehmen.

Die Aufbewahrung von Kräutern

Auch im getrockneten Zustand sollten die Kräuter vor direkter Sonneneinwirkung – und natürlich vor Feuchtigkeit – geschützt werden. Verwahre sie also in Papiertüten, Holz- oder Glasgefäßen. Plastikbehälter eignen sich für diesen Zweck nicht, da die Pflanzen mit den im Kunststoff enthaltenen Chemikalien reagieren und ihre Wirksamkeit einbüßen. Luftdicht verschließbare – und an einem schattigen Ort aufgestellte – Glasgefäße sind wahrscheinlich die beste Lösung, aber notfalls tun es Papiertüten auch, solange du darauf achtest, daß sie nicht mit Feuchtigkeit in Berührung kommen.

Die oberirdischen Pflanzenteile halten sich im getrockneten Zustand ein bis zwei Jahre, die Wurzeln etwas länger. Ob ein bestimmtes Kraut noch gut ist, erkennst du an dessen Aussehen, Geruch und Geschmack: Aromatische Kräuter beispielsweise (also solche, die ätherische Öle enthalten) sollten eine (relativ) leuchtende Farbe, einen intensiven Duft und einen klaren, charakteristischen Geschmack haben. Alles, was muffig riecht oder schmeckt oder blaß und ausgebleicht aussieht, ist entweder unsachgemäß gelagert worden oder ist schlicht zu alt.

Die Zubereitung von Heilkräutern

Die »richtige« Dosierung

Es ist eine unleugbare Tatsache, daß die von verschiedenen Autorinnen und Autoren empfohlenen Dosierungen zum Teil stark variieren, was bei der Leserin – insbesondere, wenn sie schon andere Kräuterbücher verwendet hat (oder weiterhin verwendet) – eine gewisse Verwirrung auslösen könnte. Indes sind fast alle empfohlenen Dosierungen »korrekt«, und du solltest dich für diejenige entscheiden, die bei dir die besten Ergebnisse zeitigt. Meine Empfehlungen stützen sich auf meine persönlichen Erfahrungen mit den jeweiligen Kräutern und auf das Feedback, das ich von meinen Patienten über die Jahre empfangen habe. Diese Dosen »stimmen« bei mir – müssen dies aber nicht unbedingt auch bei dir tun. Experimentiere also, und bedenke: Je weniger du nimmst, desto besser. Eine höhere Dosis wirkt nicht notwendigerweise besser als eine niedrigere. Nach meiner Erfahrung verhält es sich sogar umgekehrt,

Die Zubereitung von Heilkräutern 279

da bei geringeren Mengen subtilere Energien freigesetzt werden. Andererseits besteht bei den in diesem Buch vorgestellten Kräutern durch eine Überdosis kaum eine Gefahr – es sei denn, es wurde speziell darauf hingewiesen: Das schlimmste, was dir allgemein bei den üblichen Kräutern passieren kann, ist, daß du Magenschmerzen, unter Umständen Durchfall und/oder Kopfschmerzen bekommst.

Absude (Tees)
Am häufigsten verwendet man Heilkräuter in Form eines Absuds oder Tees, da sie auf diese Weise am besten wirken. Diese Darreichungsform eignet sich für Kinder aber weniger, da viele Kräutertees bitter oder sonstwie »unangenehm« schmecken.

Ich habe eine besondere Kanne, die ich nur für Kräutertees benutze, und wenn ich einen Tee für mich selbst aufbrühe, mache ich dies soweit wie möglich zu einem Ritual: Das Zubereiten und Trinken eines solchen Tees ist ein Akt der Selbstbestätigung, eine Weise, sein Leben und seine Gesundheit selbst in die Hand zu nehmen, und täglich eine Gelegenheit, sich auf sich selbst und die eigene Heilung zu konzentrieren. Wenn du es im richtigen Bewußtsein tust, ist es ein äußerst wirkungsvolles Ritual.

Ich nehme gewöhnlich eine große Handvoll des betreffenden Krauts auf einen halben Liter kochendes Wasser. Gieße das Wasser auf, decke dann die Kanne sorgfältig zu, damit kein Dampf entweichen kann, und laß den Tee wenigstens zehn Minuten ziehen. Sofern nicht anders angegeben, trinke dreimal am Tag je eine Tasse. Wenn du möchtest, kannst du die Flüssigkeit vorsichtig wieder aufwärmen, aber achte darauf, daß sie nicht kocht. Du kannst den Tee aber auch kalt trinken. Ein solcher Absud hält sich im Kühlschrank zwei bis drei Tage.

In einem Notfall oder wenn du einen besonders starken Tee haben willst, setze die Droge (im selben Mengenverhältnis) mit kaltem Wasser an und erhitze dieses dann. Laß die Flüssigkeit zehn Minuten köcheln und anschließend ebensolang zugedeckt stehen. Die meisten Kräutertees werden – in der Regel eine halbe Stunde – vor den Mahlzeiten eingenommen; manche trinkt man vor dem Schlafengehen.

Dekokte

Ein Dekokt ist ein dem Absud vergleichbarer, aber konzentrierterer Drogenauszug. Normalerweise wird die zerkleinerte Pflanze mit kaltem Wasser (15 g auf ½ Liter) angesetzt, dann (30 bis 90 Minuten lang) erhitzt, im noch warmen Zustand vom Rückstand abgepreßt und durch Mull geseiht. Diese Methode eignet sich besonders für härtere Pflanzenteile wie Stengel und Wurzeln. Diese sollten zuvor kleingehackt oder – wenn sie zu holzig sind – wenigstens zerstoßen werden.

Mazeration

Darunter versteht man den Kaltauszug einer Droge. Kräuter, die, wie etwa Beinwell, Schleim enthalten, dürfen nicht gekocht werden, da die Hitze diesen Inhaltsstoff zerstören würde. Setze sie statt dessen mit kaltem Wasser an und lasse sie über Nacht stehen. Am nächsten Morgen wird das Wasser eine geleeartige Konsistenz angenommen haben.

Tinkturen

Unter einer Tinktur versteht man einen flüssigen, mit Äthylalkohol (Weingeist) hergestellten Auszug einer Droge. Eine solche Zubereitung hat eine weit höhere Wirkstoffkonzentration als ein Dekokt (und erst recht als ein Tee), und so wird sie in sehr kleinen Mengen eingenommen. Üblicherweise wird das Kraut mit Weingeist oder Wodka angesetzt: Beides zieht einen Teil der Wirkstoffe aus und hat zugleich einen konservierenden Effekt. Ich persönlich verwende aber lieber – pflanzliches – Glyzerin. Glyzerin ist magenschonend und eignet sich auch für Menschen, die keinen Alkohol vertragen. Außerdem schmeckt es süß, macht also Auszüge bitterer Kräuter für Kinder erträglicher, ohne die erwünschte Wirkung der Bitterstoffe zu beeinträchtigen.

Gib 50 g des auszuziehenden getrockneten Heilkrauts in ein weithalsiges Gefäß (z. B. ein Einmachglas) und überbrühe es mit 150 ml kochendem Wasser. Gieße 250 ml Glyzerin hinzu, rühre gründlich um und drücke, wenn nötig, das Kraut nach unten, bis es vollständig mit dem verdünnten Glyzerin bedeckt ist (andernfalls wird es anfangen zu schimmeln). Verschließe das Gefäß, versieh es mit einem Etikett und laß es für die Dauer eines lunaren Monats – vorzugsweise von Vollmond bis Vollmond – an einem geeigneten Ort

Die Zubereitung von Heilkräutern

stehen. Ich lasse alle meine Tinkturen in meinem Meditationsraum ziehen, wodurch die geweihte Atmosphäre den Essenzen zusätzliche Kraft verleiht.

Schüttle das Gefäß von Zeit zu Zeit, so daß die pflanzlichen Extrakte sich immer wieder gleichmäßig in der Flüssigkeit verteilen. Wenn du dich mit Magie oder Hexenkunst beschäftigst, kannst du die verschiedenen Stadien der Herstellung einer solchen Tinktur mit geeigneten Zaubersprüchen und Ritualen begleiten.

Nach Ablauf des Mondmonats seihe die Flüssigkeit ab (die festen Rückstände geben einen hervorragenden Kompost ab) und verwahre sie in einer Flasche aus getöntem – grünem oder braunem – Glas. Die Tinktur hält sich normalerweise fast unbegrenzt lange. Wenn sie einmal doch »umkippen« sollte, erkennst du es daran, daß sich Schimmel auf der Oberfläche bildet. Tinkturen auf Glyzerinbasis sollten im Sommer besser im Kühlschrank aufbewahrt werden, da sie höhere Temperaturen schlechter vertragen als alkoholische Auszüge.

Von Kräutertinkturen werden – sofern nicht anders angegeben – dreimal täglich fünf bis zehn Tropfen eingenommen. Du kannst sie entweder unverdünnt verwenden oder in ein halbes Glas Wasser geben und in kleinen Schlucken trinken.

Wenn ich Heilmittel verschreibe, »gebe« ich ihnen gewöhnlich eine Farbe, die mir für die betreffende Person geeignet zu sein scheint. Zu diesem Zweck stelle ich mir vor, die entsprechende Farbe fließe in die Tinktur ein und durch diese in meine Patientin. Visualisiere eine Farbe, wie Grün oder Rot, und stell dir vor, sie durchziehe die Flasche mit dem Heilmittel. Auf diese Weise »trinkst« du zusätzlich zu den pflanzlichen Wirkstoffen auch die jeweilige Farbe. Farben haben spezifische Wirkungen. Blau zum Beispiel beruhigt, Grün heilt, und Rot hat eine energetisierende Wirkung.

Tinkturen aus Frischkräutern

Neuerdings experimentiere ich mit Frischkrautextrakten. Solche Präparate haben den Vorzug, daß die frische Pflanze mehr Wirkstoffe enthält als die getrocknete. Am besten eignen sich dafür »fleischige«, saftreiche Pflanzen, wie etwa Brennesseln. Andererseits ist mir nicht wohl bei dem Gedanken, lebende Pflanzen im Mixer zu zerkleinern, und so habe ich hinsichtlich dieses Verfahrens gewisse Vorbehalte.

Gib eine Handvoll des frischen Krauts und etwas Wasser in einen Mixer oder einen Entsafter und verarbeite das Ganze zu einem Brei. Die exakte Menge Wasser, die du benötigen wirst, hängt vom spezifischen Feuchtigkeitsgehalt der verwendeten Pflanze ab. Nimm anfangs lieber weniger und füge bei Bedarf – d. h., wenn du merkst, daß die Rotorklingen Schwierigkeiten haben, sich zu drehen – nach und nach etwas hinzu.

Stelle mit Hilfe eines Meßbechers das Volumen der gewonnenen Flüssigkeit fest und gieße dann dieselbe Menge an Glyzerin hinzu. Verrühre die Mixtur sorgfältig und laß sie einige Tage stehen. Wenn sich die festen Bestandteile gesetzt haben, kannst du die Flüssigkeit durch Mull abseihen und die Rückstände gründlich auspressen. Gieße die Tinktur in eine Flasche um und versieh diese mit einem Etikett. Eine solche Frischzubereitung hält sich genausolang wie andere Tinkturen, ist aber dickflüssiger und hat ein charakteristisches grasartiges Aroma.

Frischkrauttinkturen sind weniger konzentriert als Trockenpräparate und können bei akuten Krankheiten wie Schnupfen und Grippe ruhig großzügiger dosiert werden. Einzelgaben von bis zu 1½ Teelöffeln sind zulässig.

Öle und Salben

Heilkräuter eignen sich hervorragend zur äußeren Anwendung, und mit geringer Mühe kann jeder, der kochen kann, auch ein Kräuteröl oder eine Kräutersalbe herstellen. Es gibt viele mögliche Rezepte und Verfahren zur Zubereitung solcher – medizinischer und/oder kosmetischer – Präparate. Ich persönlich bevorzuge folgende Methoden:

Öl

500 ml kaltgepreßtes Olivenöl (Erste Pressung)
50 g getrocknetes Kraut
Die Droge mit dem Öl übergießen und in einem verschlossenen Glasbehälter einen Monat in der Sonne stehen lassen. Wahlweise (etwa im Winter oder während einer längeren Schlechtwetterperiode) kannst du das Gefäß im Wasserbad erhitzen und das Öl vier Stunden simmern lassen. Abseihen.

Öle und Salben

Ein solches Kräuteröl läßt sich zu Massagen verwenden. Ich verwende Olivenöl, weil ich große Mengen herstelle, aber wenn du es dir leisten kannst, nimm statt dessen Mandelöl (es erhitzt die Haut weit weniger und hinterläßt einen milden, frischen Geruch). In die Haut eingerieben, wird das Öl rasch absorbiert, und die Wirkstoffe des Krauts gelangen so in die Blutbahn.

Salbe

500 ml Kräuteröl (nach dem obigen Rezept hergestellt)
3 Eßlöffel Lanolin (Wollfett) oder Kakaobutter
50 g Bienenwachs

Das Öl sanft erhitzen und Lanolin (oder Kakaobutter) und Bienenwachs hineinrühren. Sobald alles geschmolzen ist, von der Herdplatte nehmen und mit dem Schneebesen schlagen, bis die Masse abgekühlt und eingedickt ist. Das Wachs verleiht der Salbe Festigkeit, und das Wollfett macht sie geschmeidiger, also kannst du das Mengenverhältnis dieser zwei Bestandteile entsprechend variieren, um die erwünschte Konsistenz zu erzielen. Um den Wirkstoffgehalt der Creme zu erhöhen, kannst du auch etwas Tinktur hineinrühren – etwa 20 ml auf 500 ml Grundmasse. Die meisten Salben, die ich herstelle, sind ziemlich fettig, aber dafür ziehen sie nicht so schnell ein.

Ätherische Öle

Diese sind hochwirksame Extrakte. Ätherische Öle sind flüchtige aromatische Substanzen, die durch verschiedene Verfahren (wie Heißdampfdestillation) aus bestimmten Pflanzen gewonnen werden. Es ist kaum möglich, sie selbst herzustellen, aber du kannst sie in Drogerien, Reformhäusern, Öko- und Naturkostläden und in der Apotheke kaufen. Aufgrund ihrer hohen Wirkstoffkonzentration sollten die meisten von ihnen nur äußerlich angewandt werden, und auch dies nur in verdünnter Form.[1] Besonders gern nehme ich sie für Inhalationen – etwa Fenchel- oder Kamillenöl bei Entzündungen der Atemwege. Als Badezusatz helfen sie bei einer Vielzahl von Leiden.

---

[1] Es gibt dazu eine Reihe guter Fachbücher, z. B. Marcel Lavabre: *Mit Düften heilen*. Verlag Hermann Bauer, Freiburg 1994.

Ätherische Öle eignen sich besonders zur Behandlung nervöser Störungen und sind namentlich bei Schlaflosigkeit zu empfehlen. Hervorragend geeignet sind sie für Säuglinge und Kleinkinder, die sich ja, wie jede Mutter weiß, oft genug gegen die Einnahme von Arzneien sträuben. Ich gebe ungefähr zehn bis fünfzehn Tropfen ätherisches Öl in ein Vollbad oder, für Inhalationen, zwei bis fünf Tropfen in eine Schüssel heißes Wasser. Wenn du ätherische Öle zur Massage verwenden möchtest, verdünne sie mindestens in einem Verhältnis von 1:10 mit Mandel- oder Olivenöl.

WARNUNG: Bringe ätherische Öle nie in unmittelbare Berührung mit der Haut, da sie Reizungen und Brennen verursachen können.

Hustensirup

Heutzutage leiden viele Menschen – außer aus klimatisch-meteorologischen Gründen vor allem wegen der zunehmenden Luftverschmutzung – an Erkrankungen der Atemwege. Es ist daher nützlich zu wissen, wie sich ein natürliches Heilmittel herstellen läßt, das die Brust sanft befreit, ohne den Husten zu unterdrücken. Ein Sirup ist im wesentlichen eine konzentrierte wäßrige Lösung von Zucker mit Zusatz von – in unserem Fall pflanzlichen – Wirkstoffen. Er kann pur oder in warmem Wasser aufgelöst eingenommen werden.

Wenn du es dir leisten kannst oder eine günstige Bezugsquelle hast, solltest du lieber Honig anstatt Rohzucker verwenden, da er schon von sich aus eine sanft sedierende und antiseptische Wirkung hat. Allerdings gilt es dabei zu berücksichtigen, daß Honig Wasser enthält, weswegen du zur Zubereitung des Sirups mehr Honig nehmen mußt, als Zucker verlangt wäre.

50 g getrocknete Kräuter
1,2 Liter kaltes Wasser
450 g brauner Zucker oder
500 g Honig
Die Kräuter und das Wasser 30 Minuten simmern lassen. Abseihen und Rückstände auspressen. Den Absud in den Topf zurückgießen und bei kleiner Hitze auf die halbe Flüssigkeitsmenge ein-

kochen lassen. Gib jetzt den Zucker oder den Honig hinzu und rühre gründlich, bis alles vollständig aufgelöst ist. Gieße die noch heiße Flüssigkeit in saubere vorgewärmte Flaschen. Solch ein Sirup wird sich zwei bis drei Jahre halten.
Dosierung: täglich drei- bis viermal einen Teelöffel (pur oder – besser – in warmem Wasser aufgelöst).

Lotionen

Eine Lotion ist eine wäßrige Suspension (d. h. Aufschwemmung mikroskopisch kleiner, nicht-löslicher Teilchen) zur äußerlichen Anwendung. Lotionen haben im allgemeinen eine kühlende Wirkung und sind dann angezeigt, wenn eine Salbe zu fettig oder erhitzend wäre, also bei warmen Hautleiden wie juckenden Ausschlägen oder Entzündungen.

Als Grundlage verwende ich Rosenwasser, aber ebensogut eignet sich dafür etwa Orangenblüten- oder Kamillenwasser. Hamameliswasser hat zwar eine lindernde, beruhigende Wirkung, trocknet aber die Haut aus und ist daher weniger zu empfehlen. Die verschiedenen Blütenwasser (sie sind die Rückstände der Wasserdampfdestillation, durch die das jeweilige ätherische Öl aus der Pflanze extrahiert wird) eignen sich schon für sich genommen hervorragend zur Behandlung von Verbrennungen, Ausschlägen, Insektenbissen und -stichen, Sonnenbrand, Windelausschlag und Hitzebläschen, da sie die Haut kühlen und die Reizung lindern. Ich verwende sie auch gern – mit verschiedenen Zusätzen – für Mund- und Scheidenspülungen.

Das folgende Rezept ist nur als »Grundmuster« zu verstehen, das du je nach Bedarf entsprechend variieren kannst.

Lotion gegen Candidamykose
100 ml Rosenwasser
5 ml Myrrhe
5 ml Ringelblumentinktur
Die Zutaten gründlich miteinander vermischen.
Dosierung: 1 Teelöffel der Lotion in 300 ml warmem Wasser. Je nach Bedarf beliebig für Mund- oder Scheidenspülungen zu verwenden.

Für meine Begriffe ist die Zubereitung eigener Heilmittel ein unabdingbarer Bestandteil der Kräuterheilkunde. Die Jahreszeiten, die Mondphasen und die Planetenzyklen spielen dabei eine wesentliche Rolle. Nach dem Glauben der Hexen ist die Göttin in allen Dingen gegenwärtig und so das Heilige auch im Alltäglichen zu finden.

Mir persönlich hat die Vorstellung, fertig abgepackte Tinkturen zu kaufen, nie so recht behagt. Ich möchte an der Herstellung der Präparate, die ich selbst anwende oder verschreibe, vom Anfang bis zum Ende beteiligt sein. Dies bedeutet, daß ich während der Woche vor Vollmond diejenigen Kräuter sammle, die jeweils erntereif sind, und meine eigenen Tinkturen ansetze.

Die Herstellung einer Tinktur ist eine beschauliche Tätigkeit, die mir die Zyklen und Phasen des Mondes deutlicher zu Bewußtsein bringt, und mit der Zeit habe ich gelernt, die Zubereitung pflanzlicher Präparate mit Ehrfurcht zu betrachten – es ist nicht einfach eine Alltagsarbeit, die es irgendwie zu »erledigen« gilt. Ich glaube fest daran, daß die spezifische Energie der Kräuterkundigen in die Heilmittel einfließt, die sie zubereitet. Wenn sie ungeduldig ist und schlampig arbeitet, werden ihre Arzneien entsprechende Eigenschaften aufweisen. Geht sie hingegen mit Liebe und Sorgfalt an ihre Tätigkeit, vermischt sich dieses mit der Essenz der verwendeten Pflanzen und wird von der Person, die das fertige Präparat einnimmt, aufgenommen und assimiliert.

Ich möchte, daß meine Patienten klare, gesunde, wirkungsvolle Heilmittel erhalten – wahrhaft lebendige und kraftgeladene Substanzen!

Wirkstoffe

Im folgenden werden die wichtigsten chemischen Substanzen, die die im Hauptteil dieses Buches genannten Heilkräuter enthalten, mit einfachen Worten charakterisiert.

Alkaloide
Diese sind die stärksten und mannigfaltigsten pflanzlichen Wirkstoffe überhaupt. Viele allopathische Medikamente enthalten natürliche Alkaloide – wie Morphin, Kodein, Hyoscyamin und Atropin.

Wirkstoffe

Allantoin
Diese u. a. in den Blüten des Beinwells enthaltene Substanz fördert die Heilung von Wunden, Knochenbrüchen und Bänderrissen.

Ätherische Öle
Diese Substanzen verleihen aromatischen Pflanzen ihren charakteristischen Duft. Salbei, Lavendel und Thymian etwa enthalten große Mengen an ätherischen Ölen. Diese werden extrahiert und bilden dann beispielsweise die Grundlage der Essenzen, die bei der Aromatherapie Verwendung finden. Extrahiert werden ätherische Öle z. B., indem man die betreffende frische oder getrocknete Pflanze mit kochendem Wasser übergießt und dann mit einem Tuch abdeckt. Viele ätherische Öle haben bestimmte Wirkungen gemeinsam: Sie lösen Krämpfe (namentlich im Bereich des Darms und der Atemwege) und wirken antiseptisch, anästhetisch und verdauungsfördernd. Darüber hinaus üben sie einen entspannenden Effekt auf das Nervensystem aus.

Bioflavonoide
Die insgesamt auch als Vitamin P bekannten Bioflavonoide finden sich unter anderem in Zitrusfrüchten und manchen Beeren (z. B. Mehlfäßchen, den Früchten des Weißdorns). Sie wirken synergistisch mit Vitamin C sowie antihämorrhagisch (blutstillend), entzündungswidrig und antiallergisch. Sie besitzen außerdem östrogene Eigenschaften.

Bitterstoffe
Intensiv bitter schmeckende Substanzen, die in zahlreichen Pflanzen enthalten sind. Sie wirken durch Reflexauslösung: Ihr bitterer Geschmack regt Speicheldrüsen, Magen und Leber zu einer gesteigerten Produktion ihrer jeweiligen Sekrete an. Aus diesem Grund sollten Magen- und Lebermittel nicht gesüßt werden. Sogenannte Amara (Mehrzahl von *Amarum*: Bitterstoffe enthaltende pflanzliche Zubereitungen) werden überall auf der Welt als verdauungsfördernde und allgemein den Organismus reinigende Mittel verwendet.

Flavone und Flavonoide
Diese gelben oder roten bis blauen Farbstoffe sind die häufigsten pflanzlichen Inhaltsstoffe überhaupt. Ihre Wirkungen auf den

menschlichen Organismus sind überaus mannigfaltig. Sie beeinflussen den Kreislauf auf ähnliche Weise wie die Bioflavonoide, sind außerdem krampflösend, harntreibend und wirken als Herzstimulanzien.

Gerbstoffe
Gerbstoffe haben eine adstringierende (zusammenziehende) Wirkung: Sie verringern den Wassergehalt von Geweben, binden und vermindern Sekretionen und Blutungen. Sie sind Bestandteil zahlreicher Heilpflanzen und Zubereitungen, die zur Behandlung von Wunden und als blutstillendes Mittel verwendet werden.

Kumarin
Dieses in vielen Pflanzen vorkommende Glykosid verzögert die Blutgerinnung (wirkt also thrombosehemmend) und dient in der Pharmazie als Baustein synthetischer Antikoagulanzien.

Milchsäfte und Schleimstoffe
Diesen Inhaltsstoffen gemeinsam ist ihre zähflüssige Konsistenz und Klebrigkeit: Sie schmieren, überziehen und schützen Gewebe. Verwende sie bei jeder Art von Entzündung, um den betroffenen Bereich zu beruhigen und zu kühlen und dadurch den Heilungsprozeß zu beschleunigen. Sie sind namentlich für Lunge, Verdauungsapparat und Urogenitaltrakt (Harn- und Geschlechtsapparat) angezeigt. Hitze zerstört Schleimstoffe, also darfst du Pflanzen, die du wegen dieser Inhaltsstoffe verwendest, nicht kochen, sondern mußt sie entweder roh verwenden oder mazerieren.

Saponine
Diese Glykoside zerfallen in zwei Klassen, deren eine – die sogenannten Steroid-Saponine – eine ähnliche chemische Struktur aufweisen wie die Steroidhormone. Aus diesem Grund sind viele Saponine als »Matrix« für die Herstellung synthetischer Hormone verwendet worden. Die wilde Yamswurzel beispielsweise diente als Grundlage für die Synthese von Geschlechtshormonen. Viele Saponine wirken expektorierend, d.h., sie fördern den Ausstoß von Schleim aus der Lunge. Darüber hinaus unterstützen sie die Verdauung und Absorption von Nährstoffen und reinigen und heilen die Haut.

SCHLUSS

Dieses Buch ist aus einem langen, gewundenen Faden hervorgegangen, den ich 1971 in Amsterdam – als Fremde in einem fremden Land – ergriff, als mir ein junger Mann, dessen Namen ich inzwischen vergessen habe, drei Bücher zu lesen gab. Eines handelte von Makrobiotik, das zweite war ein Kräuterbuch mit dem Titel *Back to Eden*, und wie das dritte hieß, ist mir entfallen. Ich las diese Bücher nicht nur einmal, sondern wiederholt. Durch sie entdeckte ich die ganze Welt der Naturheilkunde. Türen öffneten sich, und Zusammenhänge stellten sich her. Jetzt, 20 Jahre später, halte ich noch immer den Faden in Händen, und ich habe das Gefühl, näher an seinen Ursprung gelangt und ihm zugleich so fern wie eh und je zu sein. Trotzdem ist er mir nie entglitten. Hier habe ich den Faden zu einem Netz geknüpft und Geschichte, Medizin, Astrologie und weibliche Mystik hineingewoben. Für eine Weile habe ich mich im Mittelpunkt dieses Netzes ausgeruht und die Symmetrie und Schönheit der einzelnen Fäden bewundert. Im Wissen um die Zerbrechlichkeit und Unbeständigkeit jeder Schöpfung hoffe ich, daß die Winde der Veränderung das Gewebe hierhin und dorthin wehen und daß andere Frauen die Fragmente auffangen und zu eigenen, neuen Werken ausspinnen werden.

> *Du magst vergessen, doch*
> *laß mich dir eines*
> *sagen: Jemand wird*
> *dereinst einmal*
> *unser gedenken.*
> Sappho

GLOSSAR
der wichtigsten medizinischen Begriffe

Adstringenzien: »zusammenziehende Mittel«, Substanzen, die an Wunden und Schleimhäuten Membranen bilden und dadurch entzündungswidrig, antiseptisch, austrocknend und blutstillend wirken.

Alterantia: den Stoffwechsel verändernde Mittel, »Blutreinigungsmittel«.

Amara: Bittermittel, Bitterstoffe enthaltende pflanzliche Drogen mit verdauungsfördernder Wirkung.

Analgetika: schmerzlindernde oder schmerzstillende Mittel.

Antikoagulanzien: die Blutgerinnung (und damit die Entstehung von Thrombosen) hemmende Mittel.

Antiseptika: das Bakterienwachstum hemmende Mittel (Wundbehandlung)

Antispasmodika: Mittel gegen Krämpfe der glatten Muskulatur.

Bakterizide: Mittel mit bakterienabtötender Wirkung, die sowohl zur Wundbehandlung als auch zur Bekämpfung innerer Infektionen verwendet werden können.

Dekokt: dem Absud vergleichbarer, aber konzentrierter Drogenauszug.

Diaphoretika: schweißtreibende Mittel.

Diuretika: harntreibende Mittel.

Expektoranzien: Heilmittel, die die Schleimentfernung aus den oberen Luftwegen fördern, unterschieden als *Sekretolytika* und *Sekretomotorika.*

Hypnotika: Mittel mit starker sedierender Wirkung, den Schlaf herbeiführende Mittel.

Latwerge: reinigende (abführende) Arznei.

Laxativa: Abführmittel, Mittel zur Beseitigung der Stuhlverstopfung.

Linctus: eine siruppartige dickflüssige Heilmittelzubereitung.

Narkotika: Betäubungs- oder Rauschmittel.

Sedativa: das Zentralnervensystem dämpfende Mittel, »Beruhigungsmittel«.
Sekretolytika (auch *Mukolytika*): Mittel, welche die Bildung dünnflüssigeren Schleims stimulieren, der leichter ausgehustet werden kann. Siehe auch *Expektoranzien*.
Tonikum (Pl.: *Tonika*): den allgemeinen Gesundheitszustand förderndes Mittel, »Stärkungsmittel«.

Bezugsquellen für Heilkräuter

Auch wenn es, wie ich schon sagte, in mehr als einer Hinsicht besser ist, seine Heilkräuter selbst zu sammeln, läßt sich dies nicht immer verwirklichen: Einige wenige der Pflanzen, die für die in diesem Buch enthaltenen Rezepten verlangt werden, wachsen in unseren Breiten nicht, andere sind selten und stehen zum Teil unter Naturschutz. Hinzu kommt noch, daß es für die Novizin auf dem Gebiet der Kräuterheilkunde mitunter schwierig sein kann, selbst relativ häufig vorkommende Pflanzen zweifelsfrei zu identifizieren, weswegen du es in der Anfangszeit vielleicht vorziehen wirst, solche, bei denen du dir noch nicht so sicher bist, getrocknet und fertig abgepackt zu kaufen.

Grundsätzlich kannst du jede pflanzliche Droge (getrocknete Heilpflanze) über deine Apotheke beziehen. Naturkostläden, Reformhäuser und Ökoläden führen gleichfalls eine große Auswahl an Heilkräutern. Darüber hinaus gibt es in den meisten größeren Städten Lieferanten für Naturheilmittel (du findest ihre Namen in den Gelben Seiten).

Eine »stilechtere« Alternative bestünde allerdings darin, die Heilpflanzen selbst zu ziehen. Wenn du einen Garten hast (er braucht gar nicht groß zu sein!), kannst du dir deine eigenen Kräuterbeete anlegen. Manches gedeiht sogar auf dem Balkon oder der Fensterbank. Neuerdings sind im Fachhandel auch Samen von Wildpflanzen erhältlich.

BIBLIOGRAPHIE

Adler, Margot: *Drawing Down the Moon: Witches, Druids, Goddess Worshipers and Other Pagans in America Today.* Beacon Press, Boston 1979.
Assagioli, Roberto: *Die Schulung des Willens. Methoden der Psychotherapie und Selbsttherapie.* Junfermann, Paderborn 1994.
Psychosynthese, Prinzipien, Methoden und Techniken. Astrologisch-Psychologisches Institut, 1988
Bailey, Alice: *Esoterische Astrologie.* (Eine Abhandlung über die sieben Strahlen, Bd. 3) Lucis Trust, London 1988.
Die Seele und ihr Mechanismus. Lucis Trust, London 1976.
Bairacli de Levy, Juliette: *The Illustrated Herbal Handbook.* Faber and Faber, London 1974.
Blome, Götz: *Das neue Bach-Blüten-Buch.* Verlag Hermann Bauer, Freiburg 1992.
Boston Woman's Health Book Collective. The New Our Bodies, Ourselves. New York 1984. Dt.: *Unser Körper – Unser Leben. The New Our Bodies, Ourselves. Ein Handbuch von Frauen für Frauen.* Rowohlt, Reinbek 1994.
Brooke, Elisabeth: *A History of Women Healers.* The Women's Press, London 1992.
Kräuter für Frauen. Fischer, Münsingen 1994.
Buchman, Dian: *Feed Your Face.* Duckworth, London 1973. Herbal Medicine. Rider, London 1979.
Budapest, Zsuzsanna: *The Holy Book of Women's Mysteries.* Teil I.
Teil II. *Herrin der Dunkelheit, Königin des Lichts. Das praktische Anleitungsbuch für die neuen Hexen.* Verlag Hermann Bauer, Freiburg 1994.
Mond-Magie. Kreative Begegnung mit der dunklen Seite der Weiblichkeit. Goldmann, München 1993.
Cohn, Norman: *Das neue irdische Paradies. Revolutionärer Millenarismus und mystischer Anarchismus im mittelalterlichen Europa.* Reinbek, Rowohlt o. J.
Culpeper, Nicholas: *A New Method of Physick.* William Cole, London 1654.
A Physicall Directory. William Cole, London 1649.
Culpeper's Astrologicall Judgement of Diseases. William Cole, London 1655.
Culpeper's Last Legacy. William Cole, London 1655.
Culpeper's School of Physick. William Cole, London 1659.
Galen's Art of Physick. William Cole, London 1652.
Medicaments for the Poor. William Cole, London 1656.
Semeiotica Uranica. William Cole, London 1655.
The English Physician. Enlarged. William Cole, London 1653.

Cunningham, Donna: *Astrologie und spirituelle Entwicklung.* Hier & Jetzt, Hamburg 1994.
Moon Signs: Der Einfluß des Mondes auf unser Leben. Knaur, München 1992.
Ehrenreich, B., und D. English: *Hexen, Hebammen und Krankenschwestern.* Frauenoffensive, München 1975.
Ferrucci, Piero: *Werde was du bist. Selbstverwirklichung durch Psychosynthese.* Rowohlt, Reinbek 1986.
Frazer, James G.: *Der Goldene Zweig. Das Geheimnis von Glauben und Sitten der Völker.* Rowohlt, Reinbek 1989.
Freeman, Martin: *Astrologische Prognosemethoden.* Edition Astrodata, Wettswil 1986.
Fulder, Stephen: *The Root of Being.* Hutchinson, London 1980.
Gage, Mathilda: *Women Church & State.* Arno Press, New York 1972.
Gerard: *Herbal.* Bracken Books, London 1985 (Nachdruck).
Gordon, B.L.: *Medieval and Renaissance Medicine.* Peter Owen, London 1959.
Gordon, Lesley: *A Country Herbal.* Peerage Books, London 1980.
Graves, Robert: *The White Goddess. A Historical Grammar of Poetic Myth.* Vintage Books, New York 1959; dt.: *Die weiße Göttin. Sprache des Mythos.* Rowohlt, Reinbek 1985.
Greene, Liz: *Saturn.* Hugendubel, München 1988.
Schicksal und Astrologie. Hugendubel, München 1985.
Griggs, Barbara: *Green Pharmacy.* Jill Norman & Hobhouse, London 1981.
Harmer, Juliet: *The Magic of Herbs and Flowers.* Macmillan, London 1980.
Hoffman, David: *The Holistic Herbal.* Findhorn Press, Moray, Schottland, 1983.
Hoyt, C.A.: *Witchcraft.* South Illinois University Press, Carbondale 1981.
Hughes, M.J.: *Women Healers in Medieval Life and Literature.* Kings Crown Press, New York 1943.
Jung, C.G. und Marie L. von Franz (Hrsg.): *Der Mensch und seine Symbole.* Mit Beiträgen von C.G. Jung, Marie L. von Franz, Joseph L. Henderson, Jolande Jacobi, Aniela Jaffé. Walter, Olten 1988.
Kieckhefer, R.: *European Witch Trials.* Routledge & Kegan Paul, London/University of California Press, Berkeley 1976.
Magie im Mittelalter. C.H. Beck, München 1992.
Kloss, Jethro: *Back to Eden.* Woodbridge, Santa Barbara 1972.
Krutch, Joseph Wood: *Herbal.* Phaidon Press, London 1976.
Mariechild, Diane: *Traumkraft. Handbuch zur psychischen Entwicklung.* Frauenoffensive, München 1987.
MutterWitz. Handbuch zur Heilung von Körper, Geist und Seele. Rowohlt, Reinbek 1994.
Mellor, Constance: *Natural Remedies for Common Ailments.* Mayflower, London 1979.
Mességué, Maurice: *Das Mességué-Heilkräuter-Lexikon.* Moewig, Rastatt 1980.

Die Natur hat immer Recht. Rezepte für die Gesundheit und Schönheit durch die geheimen Kräfte der Pflanzen. Ullstein, Berlin 1989.

Neumann, Erich: *Die große Mutter. Eine Phänomenologie der weiblichen Gestaltungen des Unbewußten.* Walter, Olten und Freiburg 1988.

Packwood, Marlene: *Witchcraft in the Middle Ages.* Broschüre, London 1980.

Parvati, Jean: Hygieia. *A Woman's Herbal.* Wildwood House, London 1979.

Perera, Sylvia Brinton: *Der Weg zur Göttin der Tiefe. Die Erlösung der dunklen Schwester; eine Initiation für Frauen.* Ansata, Interlaken 1990.

Philosophus, William: *Occult Physic.* London 1651.

Potts, Billie: *Witches Heal, Lesbian Herbal Self-Sufficiency.* Hecuba's Daughters Inc., New York 1981.

River, Lindsay, und Sally Gillespie: *Zeitknoten. Astrologie und weibliches Wissen.* Goldmann, München 1991.

Rohde, E. S.: *Old English Herbals.* Longmans Green & Co, London 1922.

Schlapp, Peter: *Astrologie und Bach-Blüten.* Verlag Hermann Bauer, Freiburg 1995.

Sprenger, Jakob, und Heinrich Institoris: *Der Hexenhammer* (Malleus maleficarum). Deutscher Taschenbuch Verlag, München 1982. (Nachdr. der Ausgabe 1906)

Starhawk: *Der Hexenkult als Ur-Religion der Großen Göttin. Magische Übungen, Rituale und Anrufungen.* Verlag Hermann Bauer, Freiburg 1988.
Wilde Kräfte. Sex und Magie für eine erfüllte Welt. Verlag Hermann Bauer, Freiburg 1987.

Stone, Merlin: *Als Gott eine Frau war. Die Geschichte der Ur-Religion unserer Kulturen.* Goldmann, München 1989.

Uyldert, Mellie: *Verborgene Kräfte der Pflanzen.* Hugendubel, München 1987.

Van Slooten: *Lehrbuch der Stundenastrologie.* Verlag Hermann Bauer, Freiburg 1994.

Walker, Barbara G.: *Das geheime Wissen der Frauen. Ein Lexikon.* Herausgegeben von Dagmar Kreye. Zweitausendeins, Frankfurt 1993.

Woodman, Marian: *The Owl Was A Baker's Daughter: Obesity, Anorexia Nervosa and the Repressed Feminine.* Inner City Books, Toronto 1980.
Heilung und Erfüllung durch die Große Mutter. Eine psychologische Studie über den Zwang zur Perfektion und andere Suchtprobleme als Folge ungelebter Weiblichkeit. Ansata, Interlaken 1987.

REGISTER

Abschürfungen 67
Abstillen 130
Abszesse 182, 238
Abtreibung 131, 194, 229
Abwehrkräfte, schwache 54
– seelische 54
– körperliche 54
– Steigerung der 51
Addison-Krankheit 105
Akne 147, 153, 176
Alkoholismus 170
Allergien 46
Alpträume 153, 155
Anämie 176, 253
Anfall, kleiner epileptischer 90
Angina 100, 160
Angina pectoris 199, 209
Angst 47, 123, 248
– objektlose 92
– psychogene 91
– überwältigt werden von 91
Ängstlichkeit 54, 81
Angstzustände 46, 47, 90, 123, 171, 210, 226, 231
Appetitlosigkeit 51, 61, 114, 232
– mangel 214, 245
Ärger 217
Arterienverkalkung 58, 209
Arteriosklereose 58, 199, 209
Arthritis 65, 90, 105, 169, 188, 214
Asthma 46f, 96, 105, 124, 138, 176, 215, 267

– akute Anfälle 46, 125 137
Augen, blutunterlaufen 247
– entzündete 53
– infektion 52
Augenlider, Erkrankung der 96
Ausfluß 25, 241, 263
Ausschläge 52, 61, 285
– juckende 24, 79 160, 285

Bänderrisse 259, 287
Benommenheit 58, 148
Bettnässen 263
Bewußtheit, prämenstruelle (PMB) 46, 52
Bindehaut, Erkrankung der 96
– entzündung 52
Blähungen 46 ,51, 58, 65, 67, 96, 100, 147, 188, 225, 245
Blase, Entzündung der 74
– schwäche 254
– steine 264
– vorfall 254
Blindheit, durch Erschütterung 154
Blutdruck, hoher 197, 209, 226
– niedriger 58, 188, 197
Blutergüsse, Neigung zu 153
Bluthusten 239f
Blutreinigung 114, 215, 231
Blutung, starke 131
– aus offenen Wunden 264
Blutvergiftung 77

Blutverlust nach Entbindung 253
– Fehlgeburt 253
– Unfall 253
– Verringerung des Blutverlusts 130
Blutzuckerspiegel, zu hoher 214
– zu niedriger
Bronchialasthma, akutes 83
Bronchialkatarrh 226
Bronchitis 77, 83, 96, 135, 138, 147, 160, 176, 215, 267
Brüche 259
Brustbeschwerden 138, 205, 232
Brustfellentzündung 77, 160
Brustwarzen, wunde 241
– ekzeme 232

Candidamykose 52f., 193, 285
Cholera 89
Cholesterinspiegel 105

Darm, Entzündung des 74, 77
Depression 25, 48, 58 f, 65, 123, 149, 217, 226, 228, 233, 255
Dermatosen, chronische 259
Divertikulitis 51
Durchblutungsstörungen 58, 226
Durchfall 46, 225, 240, 263,
Dysmenorrhö 90, 124, 130, 193, 232, 263

Eifersucht 138
Eingriff, chirurgischer 131, 194, 229
– gynäkologischer 183
Eisenmangelanämie 253
Eisprung, Förderung des 193
Ekzeme 51, 63, 65, 74, 76, 214, 231
Emphysem 84
Encephalomyelitis myalgica 124
Endometriose 232, 263
Entbindung 90, 141, 161
– erleichtern 142
– traumatische 183
Entkräftung 260
Entlausung 247
Entzündung 46
– innere 77, 221
Epilepsie 89, 209, 237
Erbrechen 240
Erkältung 138, 153, 160, 188, 226
– fiebrige 147, 155, 210
Erlebnisse, traumatische 161
Erregung, nervöse 148
Erschöpfung 48
Eßsucht 97

Fallsucht 209, 237
Faltenbildung, vorzeitige 147
Fehlgeburt 90, 106, 131, 194, 229, 239
– Angst vor 130
– Gefahr einer 193
Feindseligkeit 217
Fettleibigkeit 25, 77
Fieber 24, 124, 138, 181, 221, 227
– intermittierend 61
– Senkung des 160, 226
Fußpilz 232
Flechte 269
Frostbeulen 58, 188, 270
Fruchtbarkeit, Steigerung der 131
Funktionsstörungen, sexuelle 238

Furunkel 51, 53, 63, 76, 79, 176, 182, 226
Füße, kalte, chronisch 58
Fußpilz 53

Gallenabsonderung, starke 226
Gallensteine 61, 203, 214
Gebärmutter, Heilung der 131
Gebärmutterhals, Erkrankung des 52
– geschwächt 130
Gebärmutterschmerzen 61
– vorfall 68, 130, 254
Geburt, schwere 194
Gedächtnisschwäche 58
Gelbsucht 51, 61, 123, 203, 213
Gelenke, schmerzende 67, 177
Genitalbereich, Verletzung im 131
– Wunden im 52
Geschlechtskrankheiten 114, 169, 229
Geschwüre 79, 123
– Ausheilen von 219
Gesichtsschmerzen, neuralgische 124
Gewebe, Straffung des 47
Gewebeschäden durch Infektion 257
– Trauma 257
Gicht 61, 100, 169, 177, 214, 231, 240
Grippe 147, 155, 160, 226
Gürtelrose 90

Halskrankheiten 238, 176
Halsschmerzen 124, 142, 239, 245
– chronische 51, 153
Hämorrhoiden 169, 214, 270
Hände, kalte, chronisch 58
Harnblasenentzündung 53, 74, 114, 160, 169, 215, 240, 263, 265

– röhrenentzündung 74, 160, 169, 215
– verhaltung 52, 153, 240
– wege, Infektion der 65
Haut 46, 254
– chronische Erkrankung 231
– abschürfungen 53
– erkrankungen, chronische 65
– flechte 160
Hautirritation, juckende 77
– warme 77
Hautleiden, chronische 214
– juckende 182
Hautreizung 176
– unreinheiten 147, 155
– veränderungen, krankhafte 259
Heiserkeit 77, 105, 239
Hepatitis 51, 61, 203, 213
Herzjagen 197
Herzklopfen 46, 90, 100, 124, 226
Heuschnupfen 46 f, 188, 269
Hitzebläschen 285
Hitzewallungen 100, 193, 226, 239,
Hoffnungslosigkeit 149, 228
Husten 77, 84, 137 ff, 239, 245, 247
– chronischer 215
– hartnäckiger 226, 232
Hustenreiz 147, 269
Hyperglykämie 214, 240
– menorrhö 193, 253, 260
– tonie 209, 226
Hypoglykämie 214, 240
– menorrhö 193
– tonie 188

Infektion 51, 84, 100
– Nasenraum 245
– Rachenraum 245
– fiebrige 222

Register 301

- chronische 214
Insektenbisse 285
- -stiche 100, 285
Jähzorn 47, 54

Kaiserschnitt 52
Karies 124, 238
Katarrh 25, 83, 138, 153, 176, 188, 203, 245, 247
Kehlkopfentzündung 135, 176, 239
Keuchhusten 83, 124, 135, 160, 269
Kinder, sexuell mißbraucht 59
Kinderkrankheiten 74, 221
Knochen, Sprödigkeit 254
Knochenbrüche 287
- Heilung von 254
Knochenschmerzen 188
Koliken 58, 65
Kolitis 51, 123
Konzentrationsschwäche 58
Kopfschmerzen 46, 48, 123, 142, 147f, 221, 228
- lindern 147
- kältebedingte 239
- nervöse 160
- stechende 54
- wärmebedingte 181
Kopfschmerzen durch
- Anspannung 238, 231
- Streß 231
- Ohrenleiden 269
Körperpartien, schmerzende 154
Krampfadern, entzündete 52, 137, 214
Krämpfe 77, 90, 231
Krankheiten, ansteckende 54
Kreativität, blockiert 91, 242
Krätze 77, 231
Krebsgeschwüre 231
Kreislaufschwäche 188

Kropf 176
Kummer 233
Kurzatmigkeit 84, 176, 247

Lähmungen durch Infarkt 59
Lähmungserscheinungen 58
Lebensangst, Bewältigung der 248
Leberleiden 25, 51, 213
Leidenschaft, sexuelle 107
- Steigerung der 48
Lethargie 58
Liebe 107
- benötigen 228
Liebesbeziehung, Auflösung einer 149
Lippen, Entzündung der 74
Loslassen, Angst vor 48
Lunge, Reinigung der 105
Lungenpfeifen 84
- emphysem 135
- entzündung 77
- infekte 148
- tuberkulose 239
Lymphdrüsenentzündung 74
Lymphknoten, geschwollene 51, 245

Magen, Funktionsschwäche des 240
Magen-Darm-Trakt, Störung des 123
Magendrücken 225
- entzündung 77
- geschwür 46, 51, 105, 181, 214, 219, 221, 226, 253, 259
- krämpfe 124
- probleme 214
- schmerzen 247
- saft, Übersäuerung des 259
- schleimhaut, Regeneration der 219
- verstimmung 226

Magersucht 97
Mandelentzündung 51, 100, 124, 135, 153, 160, 176, 239, 245, 267
Märtyrertum, Neigung zum 63
Masern 74, 107, 222
Mattigkeit, extreme 73
Melancholie 188, 228
Menopause 193, 226, 239, 263
Menstruation 130
- ausbleibend 63,106, 115, 193
- Blutverlust während 239
- schmerzhaft 114
- starke 169
- unregelmäßige 51
- verspätete 61, 114, 204, 226
- verstärkte 253
Menstruationskrämpfe 46, 188
- schmerzen 96, 181, 204
- störungen 25
- zyklus, 114, 193, 239
Migräne 90, 100f, 210
- kältebedingte 58
- prämenstruelle 124, 193
- zyklusbedingt 193
Migräneanfälle, akute 100
Milchdrüsen, Anregung der 96, 176,181
Mißbrauch 183
Mißhandlung 59
- körperliche 125
Mittelohrentzündung 160, 269
Mumps 74, 221f
Mundhöhle, Entzündung der 74, 238
- Geschwüre in der 100
Mundschleimhaut, Entzündung der 107
Muskelkrämpfe 61
Muskelzucken, nervöses 231

Muttermilch, Versiegen
  der 239
Mykosen 114

Nachgeburt, Abstoßen
  der 160, 239
– Schmerzen beim 226
Nachgeburtswehen 61
Nachtangst 155
Nachtschweiß 193, 238
Nahrungsmittelvergif-
  tung 214
Nasenbluten 264
– krankheiten 238
– raum, Infektion des
  245
– schleimhaut, Reizun-
  gen der 46
Nebenhöhlenentzündung
  203, 238, 245
– probleme 153
Nervenentzündungen,
  schmerzhafte 147
Nervensystem, überreizt
  81
Nervosität 46, 54, 226
Nesselfieber 76, 160, 176
Neuralgie 46, 90 f, 147,
Niedergeschlagenheit 59
Nierenentzündung 169
– grieß 169, 181
– sand 65, 124
– steine 65, 74, 169,
  181, 215, 264
– trägheit 240

Ödem 25, 74
– hepatogenes 61
– kardiales 199
Ohnmacht 100
Ohrenkrankheiten 238
– sausen 226, 269
– schmerzen 46, 182,
  247, 269
Organismus,
  Entschlackung des 160
– Reinigung des 77

Panik 91 ff, 210
Parodontitis, eitrige 238
Paralyse 59
Parasiten 61

– befall 100, 203
Pessimismus 149, 228
Pfeiffer-Drüsenfieber 214
Phobien 248
Pickel 51, 53, 153, 155
Pilzbefall 232
– erkrankung 193
– infektion 51, 131
Pneumokoniose 84
Polyarthritis 221
Polypen 153
Prostataentzündung 74
Psoriasis 65, 74, 79, 231,
  259
Pubertät 106
Pubertätsakne 51, 74,
  193

Quetschungen 259

Rachenentzündung 239
Rachenraum, Entzün-
  dung des 176
Rastlosigkeit 48
Regenerierung von
  Haaren 254
– Haut 254
– Nägeln 254
Reisekrankheit 100
Reizbarkeit 52, 123
– husten 91, 96, 106,
  135
– kolon 46, 181, 259
Rheumatismus 61, 65,
  77, 90, 177, 214, 240
Rippenfellentzündung
  267
Rückenschmerzen 67

Scheide, Pilzerkrankun-
  gen der 263
– ausfluß, unspezifischer
  169, 203
Scherpilzflechte 182, 269
Schilddrüsenhypertrophie
  176
Schlaflosigkeit 46, 90,
  99, 123, 148, 160, 209
– störungen 153, 147,
  181
Schleimproduktion,
  vermehrt 96

Schmerzen, arthritische
  221
– heftige 90
– kolikartige 263
– rheumatische 160, 254
– stechende 24
Schnittwunden 51
Schnupfen 77, 137, 245
Schock 54, 90 f, 125
Schüchternheit, extreme
  222
Schuppenflechte 65, 74,
  79, 214, 231, 259
Schwäche 123, 260
Schwangerschaft, im
  Alter 253
Schwangerschaftssym-
  ptome 226
Schweißabsonderung
  übermäßige 131, 238
– Förderung der 203
Schweißausbrüche 226
– bläschen 76, 176
– füße 239
Schwellungen 46, 154,
  232
Schwermut 228
Schwindel 100, 142, 188,
  226
Seekrankheit 100
Sehnenrisse 259
Seitenstiche 84
Selbsthaß 217, 222
Selbstmitleid 178
Sexualität, Furcht vor
  222
Sichsorgen, chronisches
  233
Sinnlichkeit, Angst vor
  97
Skorbut 125
Sodbrennen 46, 67, 123,
  225
Solarplexus, Filter für
  den 101
Sonnenbrand 155, 285
Staublunge 84
Sterbende 156
Stirnhöhlenentzündung
  203, 238, 245
Stoffwechsel 114
– Anregung des 215

Register

Störung, nervöse 123
- hormonelle 106
Streß 106
Struma 176
Suchtkranke 170
Syndrom, postvirales 61
- prämenstruelles 193

Tabakrauch, negative Auswirkungen des 135
Tachykardie 197
Temperaturschwankung, Überempfindlichkeit 239
Trägheit 47, 153, 228
Trauma 54, 125
- sexuelles 229
Trostlosigkeit 149
Tuberkulose 125, 135, 267

Übelkeit 61, 114
Überaktivität, psychische 99
Überempfindlichkeit, allgemeine 123
Übergewicht 176
Unfruchtbarkeit 106, 115
- zeitweilige 193
Ureteritis 160, 169

Vagina, Entzündung der 74
- Trockenheit der 193

Verbitterung 59
Verbrennungen 53, 79, 100, 285
Verdauung
- Anregung der 114
- schlechte 51, 240
- stimulierend 96
- träge 61
Verdauungssäfte, Absonderung von 226
Verdauungsschwäche 259
- störungen 46, 58, 61, 100, 114, 214, 259
Vergewaltigung 131, 229
Verlassenheit, Gefühl von 149
Verletzlichkeit 189
Verrenkungen 259
Verstauchungen 259
Verstopfung 46, 51, 79, 232
Verwirrung 156
Virushepatitis 123
Virusinfektion 51
- langwierige 73
Viruskrankheiten 61, 214
Völlegefühl 58, 96, 100, 225

Wasseransammlung 181
Wechseljahre 106
Wehenschmerzen, Linderung der 46
Windelausschlag 285

Windpocken 54, 74, 221f.
Wochenbett-Blutungen 115
Wucherungen 232
Wunden 53, 154
- entzündete 46, 54
- Heilung von 287
- infizierte 142
- juckende 67
- nichtinfizierte 259
Wundrose 137, 269
Würmer 203

Zahnfleisch, empfindliches 241
- Straffung des 238
- bluten 176
- entzündung 100, 107, 142, 238
- erkrankungen, infektiöse 124
Zahnschmerzen 46, 100, 182
Zellulitis 74
Zeruminalpfropf 269
Zirrhose 123, 203, 213
Zunge, Entzündung der 107
Zwangsvorstellung 248
Zwölffingerdarmgeschwür 46, 181, 214, 219, 226, 253
Zystitis 53, 169, 265

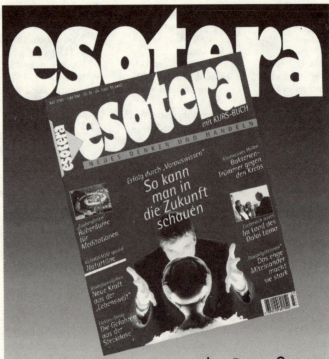

Die neuen Dimensionen des Bewußtseins

esotera
seit vier Jahrzehnten das führende Magazin für Esoterik und Grenzwissenschaften: Jeden Monat auf 100 Seiten aktuelle Reportagen, Hintergrundberichte und Interviews über **Neues Denken und Handeln**
Der Wertewandel zu einem erfüllteren, sinnvollen Leben in einer neuen Zeit.
Esoterische Lebenshilfen
Uralte und hochmoderne Methoden, sich von innen heraus grundlegend positiv zu verändern.
Ganzheitliche Gesundheit
Das neue, höhere Verständnis von Krankheit und den Wegen zur Heilung – und vieles andere.

Außerdem: ständig viele aktuelle Kurzinformationen über **Tatsachen die das Weltbild wandeln.** Sachkundige Rezensionen in den Rubriken **Bücher, Klangraum, Film und Video** sowie **Alternative Angebote.** Im **Kursbuch** viele Seiten Kleinanzeigen über einschlägige **Veranstaltungen, Kurse und Seminare** in Deutschland, Österreich, der Schweiz und im ferneren Ausland.

esotera erscheint monatlich. Probeheft kostenlos bei Ihrem Buchhändler oder direkt vom Verlag Hermann Bauer KG, Postfach 167, 79001 Freiburg